儿童康复

护理案例分析

主编 董婵 许令 王倩 邵秋岚 杨留林 刘欣欣

中国出版集团有限公司

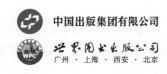

世界图书出版公司

广州 · 上海 · 西安 · 北京

图书在版编目（CIP）数据

儿童康复护理案例分析 / 董婵等主编 . -- 广州：
世界图书出版广东有限公司 , 2024. 12. -- ISBN 978-7-
5232-1926-3

Ⅰ . R720.9；R473.72

中国国家版本馆 CIP 数据核字第 2025JJ5100 号

书　　名	儿童康复护理案例分析
	ERTONG KANGFU HULI ANLI FENXI
主　　编	董　婵　许　令　王　倩　邵秋岚　杨留林　刘欣欣
责任编辑	刘　旭　曾跃香
责任技编	刘上锦
装帧设计	树青文化黄琪瑞
出版发行	世界图书出版有限公司　世界图书出版广东有限公司
地　　址	广州市海珠区新港西路大江冲 25 号
邮　　编	510300
电　　话	（020）84460408
网　　址	http://www.gdst.com.cn
邮　　箱	wpc_gdst@163.com
经　　销	新华书店
印　　刷	广州小明数码印刷有限公司
开　　本	710 mm×1000 mm　1/16
印　　张	24.25
字　　数	361 千字
版　　次	2024 年 12 月第 1 版　2024 年 12 月第 1 次印刷
国际书号	ISBN 978-7-5232-1926-3
定　　价	298.00 元

主编简介

董　婵

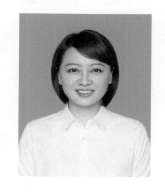

　　现工作于郑州大学第三附属医院，主管护师，护士长。擅长小儿神经系统疾病（脑性瘫痪、脑炎后遗症、智力低下、语言障碍）、小儿遗传性疾病（神经肌肉病、遗传代谢病、染色体病）的康复护理。所在科室获医院年度"明星病区"及"人文爱心科室"荣誉称号，个人获郑州大学"三育人"、郑州大学第三附属医院"医德医风先进个人"及"优秀护士长"等荣誉称号。发表论文2篇，参编著作1部。

许　令

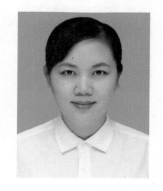

　　现工作于郑州大学第三附属医院，主管护师。从事康复护理工作多年，具有丰富的护理理论知识与护理实践经验。任中国残疾人康复协会康复护理专业委员会青年学组组员。发表论文5篇，参编著作1部，参与省级研究课题1项，获省级科研成果奖1项，获国家实用新型专利2项。

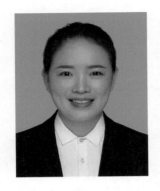

王 倩

　　现工作于郑州大学第三附属医院，主管护师。擅长儿童康复护理、肌肉骨骼康复护理。河南省康复专科护士，曾获郑州大学"百名护理标兵"、郑州大学第三附属医院"护理技能标兵"、郑州大学第三附属医院"三甲创建先进个人"等荣誉称号。曾获河南省康复医学会首届康复护理技能大赛单项个人奖、河南省康复医学会第二届康复护理技能竞赛二等奖、河南省护理学会护理人文辩论赛"最佳思辨奖"、郑州大学第三附属医院护理技能教学竞赛二等奖等荣誉。获国家实用新型专利 2 项，发表论文 3 篇。

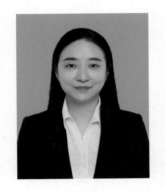

邵秋岚

　　现工作于郑州大学第三附属医院，主管护师。国家级儿童康复专科护士，擅长儿童康复护理。任亚太卫生健康协会儿科医学分会护理学专业委员会委员。曾获河南省"援沪医疗先进个人"、郑州大学第三附属医院"三甲创建先进个人"等荣誉称号。发表论文 1 篇，获国家实用新型专利 1 项。

杨留林

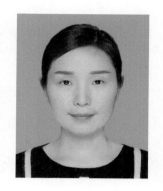

　　现工作于郑州大学第三附属医院，主管护师。从事康复科护理工作多年。2021年取得河南省康复专科护士证，2023年获医院"护理服务标兵"荣誉称号。发表论文1篇，获国家实用新型专利3项。

刘欣欣

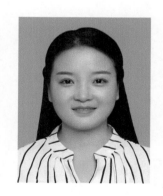

　　现工作于郑州大学第三附属医院，主管护师。从事康复护理工作多年，具有丰富的护理理论知识与护理实践经验，擅长脑瘫儿童的家庭康复指导、婴儿操指导训练技术等专科操作。发表论文1篇。

前　言

　　康复护理是康复医学中的一个亚专科领域，体现了多学科交叉与多领域融合的特点，作为一个新兴领域而备受瞩目。近年来，随着儿童医疗各学科的迅速发展及其临床应用的日益拓展，新的评估诊断和治疗技术不断出现，越来越多的疑难重症得到了及时而精准的诊断，为患儿和家长带来了希望。这得益于儿童康复理念和技术的推陈出新，儿童康复护理工作者也逐步由原来的被动接受他科转诊患儿，到主动提前关注有产前、产时及产后高危因素的患儿，并及时进行早期筛查、干预治疗和密切随访，这种措施使许多患儿的生存机会及生活质量大幅度提高。

　　本书涉及脑性瘫痪、脑外伤恢复期、缺血缺氧性脑病后遗症、全面性发育迟缓、智力发育障碍、慢性意识障碍、语言发育障碍等多个临床常见的儿童康复护理案例。本书对每个案例的分析都是在临床病例资料的基础上，评估病情严重程度，并判断当前必须解决的问题，理清护理思路，从病例及疾病两个层面进行剖析并总结经验教训。希望儿童康复护理工作者通过对某个案例的学习，可以对该疾病有一个比较全面的认识，并对其合并某些情况进行分析和判断，在错综复杂的临床表现中快速抓住矛盾的主要方面，并做出针对性的处理。

　　本书汇聚了前沿临床护理实践的精髓，以详尽案例与深入分析，为提升临床护理水平提供了专业且实用的指南，期待成为业界同仁共同进步的坚实基石。

编　者

目 录

▼

第一章 儿童颅脑疾病的康复护理

第二章 儿童生长发育障碍的康复护理

第三章 儿童其他疾病的康复护理

chapter one

第一章

儿童颅脑疾病的康复护理

案例 1
脑性瘫痪 1（不随意运动型）

案例介绍

患儿男性，9 个月 13 天。

入院日期：2023-05-17 11：38。

主诉：出生至今 9 个月 13 天头控不稳、反应迟。

现病史：患儿为第 2 胎第 2 产，母孕 36^{+6} 周，阴道自然分娩，羊水、胎位、脐带、胎盘未见明显异常，出生体重 2 400 g，生后 3 天发现黄疸，诊断为"①新生儿败血症；②新生儿硬肿症；③新生儿高胆红素血症；④胆红素脑病；⑤早产儿；⑥低出生体重儿；⑦心肌酶异常；⑧肾功能异常；⑨低蛋白血症；⑩电解质紊乱；⑪血小板减少症"，予以抗感染、换血及对症支持等治疗 20 余天。患儿 6 个月就诊于外院，予以综合康复治疗 3 个疗程。患儿 7 个月 30 天因头控制不稳，不会翻身，不会坐，门诊以"①脑性瘫痪（不随意运动型）；②听力障碍"为诊断住院治疗，期间发现发作性肢体屈曲，脑电图考虑婴儿痉挛症，转小儿神经一科继续行激素冲击及抗癫痫治疗，查基因示点变异，在 G6PD 基因上检测到致病性变异，治疗 1 个月后好转出院。现患儿 9 个月 13 天头控不稳、反应迟再次入院，门诊以"①脑性瘫痪（不随意运动型）；②婴儿痉挛症；③蚕豆病"为诊断收入院。

既往史：平素体质可；无肝炎、结核等传染病史，无手术史，无外伤史，有输血史，生后因"高胆红素血症"行换血治疗。预防接种卡介苗 1 次，乙肝疫苗 2 次，百白破疫苗 2 次，脊灰疫苗 1 次，麻风疫苗 1 次，A 群流脑多糖疫苗 1 次。

个人史：母孕期无接触史，母孕期合并贫血，母孕期间有"上呼吸道感染"史，母孕期应用过药物（具体不详），生后至 6 个月母乳喂养，现混合喂养。

家族史：患儿出生时父亲 31 岁，母亲 25 岁，均身体健康，非近亲结婚。有 1 个哥哥约 2 岁，体健。否认家族中有遗传病史、传染病史及类似疾病史。

↗ 查体

体格检查：T 36.6℃，P 126 次 / 分，R 32 次 / 分，Wt 6.5 kg。体格发育正常，营养良好，神志清晰，精神可。皮肤及黏膜色泽正常，温度和湿度正常，弹性正常，毛发正常。左侧腋下一红色不规则瘤体，为 1.8 cm × 1 cm，明显隆起于体表，瘤体表面较光滑，质软，与周围组织界限清晰，无水肿，无皮疹无瘀点、紫癜、缺失。全身浅表淋巴结无肿大。头颅正常。头围 41.3 cm，前囟平软，为 1 cm × 1 cm。双眼睑正常，眼球正常，巩膜正常。双侧瞳孔等大等圆，对光反射正常，耳鼻无畸形，无异常分泌物。口唇红润，口腔黏膜光滑完整，双侧扁桃体无肿大，无充血、分泌物。咽腔黏膜无充血、红肿。颈部两侧对称，无强直，气管居中。双侧胸廓正常。呼吸节律正常，双肺听诊呼吸音粗，未闻及干、湿性啰音。心律齐，心音可。腹部对称，平坦，腹部柔软。肝脏肋缘下未触及，剑突下未触及。胆囊未触及，脾脏肋缘下未触及。肠鸣音正常。肛门及外生殖器未见异常。脊柱无畸形，脊柱活动度正常，无压痛、叩击痛。四肢无畸形，双下肢皮纹对称。

专科检查：意识清醒，反应迟钝，追视欠佳，对声音无反应，叫名无反应，可笑出声，认母亲，不会无意识地叫"爸爸、妈妈"，竖头不稳，仰卧呈非对称性紧张性颈反射（ATNR）姿势，四肢伸展，拉起头后仰，俯卧位抬头小于 90°。不会支撑，不会翻身，坐位半前倾，侧方平衡差，不会主动抓物，扶立位双下肢支撑力差，不会迈步，四肢肌力差，肌张力不全，内收肌角 60°，腘窝角 90°，足背屈角 15°，降落伞反射未引出、蒙面征未引出、腱反射可引出。

↗ 护理

△ 治疗护理

1. 完善相关检查

（1）遵医嘱完善血常规、尿常规、大便常规、肝功能、肾功能、心肌酶、电解质、血凝分析七项、血药浓度检测（丙戊酸钠）、康复评估等相关检查、检测，定期复查视频脑电图及头颅核磁检查，明确发育程度。

（2）遵医嘱给予运动疗法、悬吊治疗、仪器平衡功能训练，提高头控制能力，改善手眼协调能力，提高患儿躯干抗重力水平；予以推拿治疗，缓解痉挛，通经活络，改善患儿体质；继续口服丙戊酸钠口服液 2 毫升/次，2 次/天；托吡酯 0.5 片，2 次/天；泼尼松片 2 片/次，1 次/天；维生素 AD 滴剂 1 粒/次，1 次/天；碳酸钙 D$_3$ 1 袋/次，1 次/天；枸橼酸钾颗粒 1 袋/次，1 次/天。

2. 生长发育迟缓

除在住院期间进行专业的康复训练外，根据生长发育状况指导父母及家庭其他成员，正确护理患儿，如穿衣、脱衣、抱姿、卧姿等，促进生长发育。

3. 语言沟通障碍

（1）当患儿有兴趣尝试沟通时，要耐心倾听。

（2）与患儿交流时，使用简洁语句，语速放慢，重复关键词。

（3）训练语言表达能力，从简单的字开始，循序渐进。提供患儿认字和词的卡片、纸板、铅笔、纸。

（4）鼓励熟悉患儿状况的家属陪伴，促进与医护人员的有效沟通，利用一些技巧来加强理解。

（5）使用不复杂的一般要求和指导，使用语言应和行为相配。指导做同样的事情时，使用同样的词汇。

（6）通过家属或其他人协助交流。安排熟悉患儿情况、能够与患儿有效沟通的护士提供连续性护理，以减少无效交流次数。

4. 运动障碍

（1）组织康复治疗师会诊，对患儿进行运动功能评估，治疗组成员共同为患儿拟定一个康复锻炼计划，鼓励患儿经常进行活动，每日至少 3 次。

（2）住院期间进行肢体功能训练，从简单到复杂，从被动到主动，促进肌肉、关节活动，改善肌张力，抑制异常姿势。

5. 患儿生活自理能力缺陷

（1）患儿在睡眠时使用床栏，防止坠床。

（2）住院期间协助患儿洗漱、进食、大小便、保持个人卫生等，将患儿的食物放在方便患儿拿取的位置。

（3）患儿活动期间，保持活动空间光线充足，防止跌倒。

6. 言语障碍

言语障碍的矫治实际上是指言语及交流障碍的矫治。

（1）日常生活交流能力的训练。

（2）进食训练：儿童的进食训练可以提高口腔诸器官的协调运动功能，这对构音运动有很大的促进作用，可以说进食训练是发音训练的基础。

（3）构音障碍训练：吞咽障碍训练包括吞咽器官运动训练、感觉促进综合训练、摄食直接训练、对吞咽障碍患儿及其家属的健康教育及指导等。

（4）语言发育迟缓训练：根据每个儿童语言发育迟缓检查及评价结果、语言特征来制定训练目标及方法。

（5）构音器官运动训练：是改善脑性瘫痪患儿呼吸和发音功能的训练。

（6）计算机言语矫正训练。

△ 观察护理

（1）密切观察患儿的运动功能，包括肢体的活动范围、协调性、肌张力等，看是否有异常改变。

（2）观察患儿生命体征变化，预防并发症的发生，每日测量体温、脉搏、呼吸1次，每周监测体重及血压，同时要注意观察患儿精神反应、体重及大小便情况，观察患儿用药后反应，发现异常情况要及时告知医生进行处理。

（3）病情需要时要进行心电监护，监测患儿呼吸、脉搏、体温、血氧饱和度、血红蛋白等，体温达38.5℃以上，给予高温护理。注意患儿意识、末梢神经循环情况，注意巩膜是否黄染，注意患儿年龄、尿色，做好相关记录。若患儿尿量减少或尿色加深，面色进行性苍白、黄疸严重、意识不清、嗜睡甚至出现休克、惊厥等，则警惕溶血进展，需及时通告医生，给予相关处理。

△ 生活护理

（1）对蚕豆病患儿除了进行有针对性的治疗外，还需在掌握患儿具体情况的基础上给予其有针对性的综合护理，加强生命体征变化观察，做好心理护理，加强并发症护理等，促进患儿早日康复。

（2）饮食上应停食蚕豆、蚕豆制品及具有氧化性的药物，宜进高蛋白、高维生素、高热量、易消化的低脂食物，要鼓励家属给患儿多饮水，一方面，可以补充水分；另一方面，可促进代谢产物及毒物的排泄；患儿多卧床休息，减少组织耗氧，减轻临床症状；保持病房空气新鲜，避免吹对流风，以防感冒，及时更换内衣，保持皮肤清洁，做好口腔护理。

△ 心理护理

脑性瘫痪患儿由于运动受限而与外界的接触交流较少，每天的活动空间也比较窄小。受此类因素影响，患儿心理状况普遍并不理想，多存在自卑、孤僻、胆小等状况，故临床应先帮助患儿战胜心理障碍，获取生活信心与动力，肯定与支持患儿的进步，支持其积极、主动参与集体活动，确保内心愉悦。帮助患儿树立生活信心及健康的心理状态，养成健康生活方式与卫生习惯，促使其能够以积极乐观的心态面对生活。另因该病导致患儿病程长且康复疗效慢，患儿家属也易出现焦虑、烦躁等负性心理，甚至放弃对孩子的治疗。针对这种状况，临床护理时应做到换位思考，在充分理解其心理顾虑的同时，加强沟通交流，告知其良好的心态对病症治疗的重要性，还可列举成功病例帮助其恢复治疗信心，护理人员要耐心细致地做好病情解答，既要向家长介绍蚕豆病的发病原因及治疗方法，又要帮家长和患儿树立战胜疾病的信心，减少其恐惧心理，使其积极配合，从而早日康复。

△ 健康教育

在患儿出院前指导患儿家长禁止患儿进食蚕豆、蚕豆制品及某些氧化性药物等，避免患儿接触蚕豆花粉或去蚕豆种植区。

脑性瘫痪患儿的康复治疗是一项长期、艰巨的任务，针对患儿家长的健康教育工作十分重要，因其直接关系到脑性瘫痪患儿康复治疗效果。护理人员可采取多种手段加强对患儿家长的宣教，对引起该病的原因、如何进行康复治疗及效果等予以详细耐心地宣教，使其不丢失治疗信心，意识到家庭配合治疗与护理对康复的重要性，提升护理依从性。同时，家长应注意患儿进步迹象，挖掘其康复潜力，持续进行相应指导及教育，促进患儿的不断进步。加强与患儿的交流沟通，使其充分感受到来自外界的温暖、关爱与鼓励，这样有利于提升患儿对医护工作的依从性。针对存在语言与认知功能障碍的患儿，护理时可通过循序渐进的方式对其进行训练。医护人员及患儿家属应多与患儿进行眼神与手势交流，这样有助于刺激其语言能力的恢复，帮助其尽早开口说话。护理人员对患儿的语言训练采取"一对一"训练模式，发音时先从单音节词语训练，再逐渐过渡到双音节与多音节。最开始可以从单个词语开始训练，从易到难逐渐提高患儿的听、说、读、理解能力。加强蚕豆病知识宣传，将患儿慎用、禁用的食物及药物制成便携卡片，发放到患儿家长手中。

↗ 小结

脑性瘫痪虽然是一种非进行性脑损伤综合征，但其功能障碍的程度会随着年龄的增加、个体及环境条件的变化而发生变化。脑性瘫痪预后的相关因素：①与脑损伤的程度及是否存在并发损害或继发损害有关；②与是否早期发现异常早期干预有关；③与是否采用正确的康复治疗策略，实施包括医教结合在内的综合康复有关；④与是否实施正确的康复护理、管理及康复预防措施有关；⑤与包括社会因素、辅助技术、环境改造等各类环境因素有关。

脑性瘫痪患儿的康复护理是一个长期和需顽强意志克服困难的过程，家长对患儿的护理应做到无微不至、坚定信心不放弃，并严格遵循循序渐进的原则。切勿心浮气躁和缺失信心，应最大限度促进患儿身心及心智的全面康复。

↗ 参考文献

［1］中华医学会儿科学分会康复学组. 中国脑性瘫痪儿童登记管理专家共识［J］. 中华实用儿科临床杂志，2021，36（19）：5.

［2］胡国敏. 脑性瘫痪患儿母亲康复知识和技能水平与患儿运动功能康复的关系［J］. 河南医学高等专科学校学报，2024，36（02）：233-236.

［3］陈丽华，黄小莉，肖建辉，等. 综合康复护理对脑性瘫痪患儿功能恢复的影响［J］. 黑龙江医学，2023，47（20）：2512-2515.

［4］罗秀萍. 脑性瘫痪患儿的康复护理研究进展［J］. 中国农村卫生，2021，13（7）：31-33.

▌董　婵

案例 2
脑性瘫痪 2（不随意运动型）

⬈ 案例介绍

患儿女性，6 岁 4 个月。

入院日期：2024-06-05。

主诉：出生至今 6 岁 4 个月行走不稳伴姿势异常。

现病史：患儿为第 1 胎第 1 产，孕 40^{+1} 周，经产道自然分娩，羊水、胎位、脐带、胎盘未见明显异常，出生体重 3.00 kg，出生后不会哭，Apgar 评分 3 分，因重度窒息在外院给予"甘露醇、苯巴比妥、神经节苷脂、磷酸肌酸"等对症治疗 15 天好转出院；后再次因"缺血缺氧性脑病恢复期"至外院给予营养神经及康复训练等对症治疗 10 天好转出院，生后未发现明显黄疸。患儿 4 个月时因竖头不稳，姿势不对称于神经科康复治疗 2 个疗程。现患儿 6 岁 4 个月姿势控制困难，在行走、站立及物品操作时明显，可以独站数分钟，精细活动差，构音障碍，流涎，门诊以"脑性瘫痪"为诊断收入院。近日来精神可，饮食吞咽有呛咳，睡眠可，大小便正常。

既往史：平素体质可；无肝炎、结核等传染病史，无手术史，无外伤史，无输血史。预防接种按计划免疫进行。

个人史：母孕期无异常接触史，无先兆流产史，无感染史，孕期无用药史，妊娠期无并发症，出生后至 7 个月人工喂养，7 个月时添加辅食，现普食，有进食困难。

家族史：父亲体健，母亲有乙肝小三阳，否认家族中有遗传病史，否认家族中有类似疾病发生。

↗ 查体

体格检查：T 36.3 ℃，P 90 次 / 分，R 22 次 / 分，BP 110/65 mmHg，Wt 14.5 kg。年龄别体重 Z 值 –2.71，年龄别身高（长）Z 值 –1.61，BMI Z 值 –2.49。

专科检查：患儿可以说完整句子，存在较明显的构音障碍，家属可以听懂患儿大多数表达，吞咽过程中会出现呛咳，特别是喝水或容易出现碎屑时，流涎近期明显。患儿认识常见事物，可以听懂指令，情绪控制差，容易出现哭闹等表现，双手可以在中线抓物，不会拇食指对捏，手尺侧抓握，抓物时存在头眼手协调障碍，可以使用水杯喝水，用勺子吃饭容易洒，拉起头前屈，俯卧手支撑，可以四点支撑，可以四爬，四爬时双下肢交替动作差，可以爬楼梯，可以直腰坐，可以短距离独走，步幅较小，步速较快，踮脚，足外翻明显，膝关节屈曲，容易摔跤，有一定保护性姿势反应，下肢肌张力可，腱反射存在。

↗ 辅助检查

外院 MRI（会诊，2018–03–14）：①双侧豆状核区、双侧丘脑内可见较对称异常信号影并胶质增生，结合病史，考虑缺血缺氧性脑病后遗改变；②大脑中央沟沿周围皮层可见条状短 T_1、长 T_2 信号，考虑缺血缺氧性脑病脑损伤后改变。

头颅 MRI（会诊，2018–09–26）：①双侧基底节区、丘脑及双侧中央沟旁皮质区对称性异常信号，考虑缺血缺氧性脑病后遗改变；②轻度侧脑室旁脑白质软化；③左侧侧脑室形态饱满。

入院后完善粗大运动、平衡功能及日常生活能力评定等相关检查及相关评估。根据患儿的症状表现，结合辅助检查及病史，诊断如下：①脑性瘫痪（不随意运动型，GMFCS Ⅲ）；②营养不良；③构音障碍；④流涎症。患儿目前存在运动落后，加强运动训练及平衡能力训练；患儿存在认知落后，精细活动差，加强儿童行为干预及作业治疗；患儿语言落后，加强语言训练；患儿心理脆弱，胆小，给予沙盘治疗。

↗ 护理评估

1. 健康史

了解患儿一般情况，了解就诊者出生时有无窒息、早产；了解母孕期有无感染、宫内缺氧、宫内感染等。

2. 身体状况

测量患儿生命体征，检查患儿精神状态、四肢活动情况，以及肌张力改变、言语、认知、生活自理能力等情况；询问家长患儿的进食及大小便情况。

3. 心理 – 社会状态

评估家长对该疾病的了解程度、护理知识的掌握程度，是否能积极配合治疗。

↗ 护理诊断

（1）行走障碍：与脑性瘫痪所致的肢体不随意动作有关。

（2）语言沟通障碍：与脑性瘫痪所致的颜面肌肉、发音和构音器官受累有关。

（3）吞咽功能障碍：与脑性瘫痪所致的咀嚼吞咽困难有关。

（4）营养失调：低于机体需要量，与吞咽困难所致的进食减少有关。

（5）自理能力缺陷：与脑性瘫痪导致的运动损伤有关。

（6）有误吸的危险：与吞咽障碍所致的饮水呛咳有关。

↗ 护理

△ 治疗护理

1. 一般护理

保持病室安静清洁、空气新鲜，每日开窗通风，室内保持适宜的温湿度。给予患儿二级护理，定时巡视，根据护理级别观察患儿的体温、脉搏、呼吸等生命体征，预防并发症。详细评估及记录观察结果，动态观察有无病情变化。为患儿家长讲解康复训练的相关知识，根据临床症状进行康复训练指导。

2. 行走准备及行走训练

（1）抗重力伸展姿势的准备：使患儿于立位时保持头部在正中位，使上肢能从躯干产生分离动作，应用上肢支持。让患儿站在一个高桌前面，右手支持于桌面上，左手伸向前方抓玩具，或用手握笔指点玩具，家长在其后握持患儿的双大腿根部，防止患儿因兴奋而突然失去站立的控制能力跌倒。这类型患儿在过度努力、兴奋时会产生因不随意运动而导致的躯体扭转，难以维持原有的姿势，所以应尽量避免过度兴奋，给予患儿帮助，使其长时间保持对称的姿势。这种姿势的保持可促使抗重力伸展、抑制全身的过度伸展及非对称姿势。

（2）应用助行器的准备训练：使患儿双手同握一根木棒，家长握持患儿肘部来控制双上肢，使双上肢及躯干保持对称性。患儿拿棒的双手轻轻抵在家长的胸部，使腕关节保持背屈位。腕关节的背屈是抓握物体的基本保证，同时可促使肩胛带与躯干的对称性，为抓握助行器进行行走训练做准备。

（3）应用助行器进行行走训练：即使做了行走训练前的各种准备，不随意运动型患儿握持助行器的把手还是很困难的，所以训练时需要用绑带把双手固定于助行器的把手上，家长在其后面控制患儿的躯体，左手操持患儿左肩部，右手操持右侧胸腹部，在保证患儿的对称性姿势的同时，使患儿慢慢行走。由于患儿姿势的动摇性，行走过程中经常会出现身体的后倾，下肢的过剩运动，头部控制不良等非对称姿势的出现，需要及时调整，使之保持正中位的姿势，缓慢地行走训练。

3. 构音障碍的训练

（1）呼吸训练是改善发声的基础。呼吸训练可采取的方法：①仰卧位平静呼吸；②过渡状态平静呼吸；③坐位平静呼吸；④站立位平静呼吸等。

常用的训练包括，①增加呼气时间的训练：护士数 1、2、3 时，患儿吸气，然后数 1、2、3 憋气，再数 1、2、3 患儿呼气，以后逐渐增加呼气时间直至 10 秒。呼气时尽可能长时间地发"s""f"等摩擦音，但不出声音，经数周的练习，呼气时发音达 10 秒，并维持这一水平；②呼出气流控制训练：继续上述练习，在呼气时摩擦音由弱至强，或由强至弱，加强和减弱摩擦音强度；在一口气内尽量作多次强度改变。指导患儿感觉膈部的运动和压力，这表明患儿能够对呼出气流进行控制。也可以让患儿在数 1、2、3、4、5 时改变发音强度。

（2）发音训练：①发音启动训练，深呼吸，用嘴哈气，然后发"a"，或做发摩擦音口型，然后做发元音口型如"s……u"。②持续发音训练，由一口气发单元音逐步过渡到发 2~3 个元音。③音量控制训练，指导患儿由小到大，再由大到小交替改变音量。④音高控制训练，帮助患儿找到最适音高，在该水平稳固发音。⑤鼻音控制训练，控制鼻音过重。

（3）口面与发音器官训练。①唇运动：练习双唇闭合、外展、鼓腮。②舌的运动：练习舌尽量向外伸出、上抬，由一侧口角向另一侧口角移动，舌尖沿上下齿龈做环形"清扫"动作。③软腭抬高。④交替运动：主要是唇舌的运动，是早期发音训练的主要部分。

4. 吞咽障碍的护理

（1）选择坐位进食，保持头部正中位，躯干挺直，双手自然地放在小餐板上。

（2）护士站在孩子的健侧，给孩子佩戴一个血氧饱和度监测仪，戴上围兜，以免弄脏衣物。

（3）一般选择边缘钝厚、勺体偏平的长柄勺，有利于食物的摄取，孩子可以自主进食的话一定要选择一个带吸盘的碗。

（4）根据患儿的情况选择合适的食物，进食注意一口量及进食速度。

（5）进行气脉冲感觉刺激、K点刺激、口腔运动器官的训练等改善患儿的吞咽障碍。

5. 流涎护理

（1）指导家长用温水洗净患儿面颊、下颌等部位，用干净柔软手帕擦干流涎处并涂润肤霜；及时更换口水巾，尽量保持患儿流涎部位干燥。指导家长不要对患儿的面部进行随意捏揉，避免因刺激唾液腺而增加流涎，同时给患儿洗漱时，尽量使用软毛巾或纸巾，禁止对脸颊用力搓洗。

（2）应指导家长吮吸患儿食指，然后让患儿自吸，以体会吮吸感觉。用拇指和示指分别置于患儿两侧面颊部轻压，协助吮吸动作，以训练面颊部、口轮匝肌的力量。

（3）每日使用冰冻棉签蘸水刺激患儿软腭、舌根及咽后壁，促进口腔闭合，提高下颌随意运动，使患儿慢慢学会自我控制随意运动的能力。

（4）进行口舌训练，指导患儿每天进行张口、伸舌、缩舌、缩口、摩擦牙龈、吸吮、咀嚼、吞咽等训练。指导家长控制患儿进食速度，每餐进行摄食、咀嚼、吞咽训练。

（5）还可采用主动呼吸循环技术，如激励式呼吸：利用肥皂泡、蜡烛、难度递增的笛子等呼吸训练工具进行训练，在视觉反馈下增强患儿的主动性。

（6）可用口轮匝肌的无创肌内效贴（kinesio taping，KT）快速改善包括脑性瘫痪在内的神经系统损伤儿童的口腔运动技能和流涎问题。指导家长频繁提醒患儿吞咽口水，有助于改善患儿的流涎症状。

6. 营养不良

（1）详细了解患儿的饮食习惯，要细嚼慢饮，避免粗糙的食物，选择易消化、高蛋白、高维生素、低盐、低糖、低脂肪的食物，并在色、香、味上加以调整，以保证患儿营养的供应。

（2）指导患儿养成良好的饮食习惯，不要挑食。每日适当进行户外运动，让阳光照射皮肤，可增进食欲，促进钙吸收。

（3）给予口腔感觉运动训练、吞咽姿势调整、体位管理、使用进食辅具及配合神经肌肉电刺激等改善吞咽功能。

（4）进食体位保持身体左右对称，促进正中指向为原则，可采用面对面进食和坐姿矫正进食等方法，调整双手的位置靠近胸前正中，进而辅助进食。

（5）辅助进食：对于咀嚼、吞咽困难的患儿，护理人员要积极进行辅助进食，将食物喂到患儿口内时，要立即用手托起患儿下颌，促使其闭嘴，若食物不能及时吞咽，可轻轻按摩患儿颌下舌根部，以促进吞咽动作的完成。

（6）患儿进食时应创造良好的进食环境，避免精神刺激，鼓励患儿学习进食动作，逐步过渡到独立进食。

7. 日常生活能力训练

（1）指导进食训练。

（2）穿脱衣物的训练：①穿套头衫或背心时，先穿患侧（功能较差侧）袖子，再穿健侧（功能较好侧）袖子，然后以健侧手为主将衣服套入头部，拉下衣角；脱衣服时，先健侧手为主拉起衣角，将衣服从头上脱下，然后，健侧先脱下衣袖，患侧后脱。②穿对襟的衣服时，可先将其下面的纽扣扣好，留 1~2 个上面的纽扣不扣，然后按照套头衫的穿脱方法进行训练。③裤子的穿脱，取坐位，先将患侧的下肢套入裤筒，再穿另一侧，然后躺下，边蹬健足，边向上提拉裤子到腰部并系好。脱法与穿法相反。

（3）洗漱训练：①指导患儿一手抓握物体做支撑，另一手进行洗脸，毛巾可做成手套，洗起来更加方便。②洗澡时采取坐位，可采取躯干加固定带的方法，更有利于沐浴动作的顺利完成。

（4）如厕训练：如厕训练是一项综合训练，包括穿脱裤子、坐位平衡、蹲起训练、手功能训练等。可将过程拆分，逐步训练。训练患儿养成定时大小便的习惯，并掌握在便盆上排泄的方法，学会使用手纸和穿脱裤子。

△ 观察护理

（1）严密观察患儿生命体征，即体温、脉搏、呼吸、血压及大小便情况。

（2）观察患儿运动功能、构音障碍、流涎、吞咽功能改善情况。

（3）观察患儿营养状况改善情况。

（4）观察患儿社会适应能力及日常生活能力提高情况。

△ 心理护理

（1）护理人员应给予脑性瘫痪患儿更多的爱心，给予患儿家长更多的理解，对其运动、语言、智力等方面的功能障碍不歧视、不嘲讽，对长期接受护理的患儿不厌其烦、态度和蔼，耐心细致地照顾患儿，让其感受到温暖和关爱。

（2）经常与患儿交流，包括眼神鼓励、语言沟通和身体爱抚，给患儿讲故事，组织集体游戏，创造良好的成长环境。

（3）脑性瘫痪儿童的康复训练是一项长期而艰苦的工作，需要极大的耐心并持之以恒。在训练过程中要积极提供语言刺激，激发患儿对训练的兴趣，树立患儿的信心，在患儿表现好时，要给予眼神鼓励、点头示意，同时予以表扬及鼓励。

（4）患儿康复周期长，应经常与家长沟通，倾听家长的心声，及时给予心理支持。帮助其克服困难，减轻负面情绪，以利于疾病的康复。

△ 健康教育

（1）对家长进行脑性瘫痪的知识普及，并根据患儿的特点制定家庭康复训练的方法。

（2）告知家长方案执行的注意事项，并在方案实施过程中，持续与家属保持沟通和交流，不断调整优化，最大程度保证方案发挥实效，指导家长利用肢体语言及有趣的表达方式，以鼓励为主，激发患儿主动进行功能锻炼的兴趣。

（3）指导家长合理的喂养方法，加强营养，给予高热量、高蛋白、高维生素、易消化的食物，保证各种营养素的供给。

（4）指导家长平常给患儿播放中医五行音乐、莫扎特弦乐小乐曲、肖邦小调夜曲等舒缓的音乐，营造轻松舒适的环境，减轻患儿肌肉紧张程度。

小结

不随意运动型脑性瘫痪是脑性瘫痪中比较难治疗的一种临床类型，由于患儿存在不随意运动增多、手足徐动、舞蹈样动作、肌张力不全、震颤等异常，患儿康复效果往往欠佳，合适的护理方法对改善患儿的康复预后有积极作用。通过加强一般护理、康复护理，提高健康教育水平，对患儿和家长进行必要的心理疏导，为患儿营造轻松愉快的康复环境，普及家庭护理知识，融康复治疗于日常生活护理之中，对减轻家长经济负担、提高患儿康复效果有着积极的作用。

参考文献

［1］中国康复医学会儿童康复专业委员会，中国残疾人康复协会患儿脑性瘫痪康复专业委员会，中国医师协会康复医师分会儿童康复专业委员会，等. 中国脑性瘫痪康复指南（2022）第六章：康复护理［J］. 中华实用儿科临床杂志，2022，37（19）：1441-1451.

▌王　倩

案例 3
脑性瘫痪 3（痉挛型双瘫）

↗ 案例介绍

患儿男性，5 岁 4 个月。

入院日期：2024-06-17 13：20。

主诉：出生至今 5 岁 4 个月独走不稳。

现病史：患儿为第 4 胎第 3 产，孕 38^{+3} 周，经剖宫产娩出，出生体重 3.60 kg，生后窒息，遂转至外院，诊断为"脑损伤、颅内出血、新生儿窒息、低血糖"，治疗 8 天（具体不详）后转至外院，呼吸机辅助呼吸等治疗 30 天（具体不详）。后间断康复至今。现患儿 5 岁 4 个月因独走不稳，精细动作差，再次就诊，门诊以"脑性瘫痪"为诊断收入院。近日来精神可，饮食可，睡眠可，大小便正常。

既往史：平素体质可，无手术外伤史，无中毒史，无惊厥史，无脑（膜）炎史，无输血史，无传染病史，预防接种未接种。

个人史：母孕期无异常接触史，无先兆流产史，母孕 8 月有外阴感染史，孕期应用过"妇科洗剂"，妊娠期无其他并发症，1 岁余控头可，2 岁拱背坐。出生后至 1 岁人工喂养，现普食。

家族史：患儿出生时父亲 36 岁，母亲 37 岁，均身体健康，非近亲结婚。有 2 个姐姐约 15 岁、12 岁，均体健。否认家族中有遗传病史、传染病史及类似疾病史。

↗ 查体

体格检查：T 36.8℃，P 98 次 / 分，R 24 次 / 分，BP 96/68 mmHg，Wt 20.7 kg。体格发育正常，营养中等，神志清晰，精神可。皮肤及黏膜色泽正常，温度和湿度正常，弹性正常，毛发正常。无水肿，无皮疹、瘀点、紫癜、色素沉着、缺失。全身浅表淋巴结无肿大。头颅正常。双眼睑正常，眼球正常，巩膜正常。双侧瞳孔等大等圆，对光反射正常，耳鼻无畸形，无异常分泌物。口唇红润，口腔黏膜光滑完整，双侧扁桃体无肿大，无充血、分泌物。咽腔黏膜无充血、红肿。颈部两侧对称，无强直，气管居中。双侧胸廓正常。呼吸节律正常，双肺听诊呼吸音清，未闻及干、湿性啰音。心率 80 次 / 分，律齐，心音可。腹部对称，平坦，腹部柔软。肝脏肋缘下未触及，剑突下未触及。胆囊未触及，脾脏肋缘下未触及。肠鸣音正常。左侧阴囊未触及睾丸，余未见异常。脊柱无畸形，脊柱活动度正常，无压痛、叩击痛。四肢无畸形，双下肢皮纹对称。

专科检查：意识清醒，反应可，表情丰富，追视灵活，追听有反应，对周围事物感兴趣。能按指令识别周围环境的人，认知模仿能力较同龄儿落后。吞咽可，有流涎，轻度但有明确的口中唾液增多，有夜间流涎，语言稍落后，可完成简单对话，会说简单句子，可与人简单交流。发音清晰。竖头稳，双手抓物欠灵活，精细动作欠佳、物品操作能力欠佳。会翻身，坐位拱背坐，平衡差，可四爬。扶立位双下肢可支撑体重，躯干有前倾，可完成仰卧位至俯卧位体位转换，可独走数米，易摔倒，独走双足内旋（左侧较重），膝过伸，尖足，足尖拖地，可短暂独站，四肢肌力欠佳，双内收肌、双腘绳肌、双腓肠肌肌张力高，改良 Ashworth 分级 3 级，围巾征肘尖可达正中线，踝阵挛（左侧可引出，右侧可引出）、腱反射可引出。

↗ 护理

△ 治疗护理

（1）遵医嘱完善康复评定、血常规、尿常规、大便常规等相关检查和

评估，明确患儿发育程度。

（2）遵医嘱给予运动疗法、悬吊治疗、仪器平衡训练提高肌力；给予推拿等治疗减轻肌肉痉挛、降低肌张力；给予言语训练、引导式教育训练提高认知及智能发育等综合康复治疗；定期于泌尿外科、眼科复诊。

（3）做好基础护理，保持病室干净整洁、地面干燥、设备设施摆放整齐，光线明亮，在患儿床头悬挂防跌倒标识，加床栏，预防坠床。加强巡视，做好患儿家长安全教育，指导家长如何预防患儿跌倒，并根据患儿情况协助其洗漱、进食等，做好生活护理。

（4）早期发现异常、早期干预：是取得最佳康复效果的关键。婴儿出生后应定期进行体检，一旦存在运动发育落后、姿势异常、肌张力异常、反射异常或运动模式异常等发育神经学异常的表现，即应进行早期干预。早期干预可以选择在儿童康复机构，也可以选择在医生的指导下在社区或家庭开展，但干预方法应科学、得当。

（5）言语－语言障碍的治疗：言语障碍的矫治实际上是指言语及交流障碍的矫治。

1）日常生活交流能力的训练。

2）进食训练：儿童的进食训练可以提高口腔诸器官的协调运动功能，这对构音运动有很大的促进作用，可以说进食训练是发音训练的基础。

3）构音障碍训练：吞咽障碍训练包括吞咽器官运动训练、感觉促进综合训练、摄食直接训练、对吞咽障碍患儿及其家属的健康教育及指导等。

4）语言发育迟缓训练：根据每个儿童语言发育迟缓检查、评价结果、语言特征来制定训练目标及方法。

5）构音器官运动训练：是改善脑瘫患儿呼吸和发音功能的训练。

6）计算机言语矫正训练。

7）小组语言训练：可为患儿提供相互了解、学习、合作的机会，能够使患儿之间相互模仿、修正与强化自己的行为，逐渐增强社会适应能力，建立语言能力和社会交往能力。

（6）行走障碍：除采用运动疗法、平衡训练、推拿疗法、步态训练等治疗外，还可以选用辅助器具及矫形器。根据目的不同可分为医疗用、恢复用、固定用、矫正用、步行用等不同矫形器。根据材料不同可分为软性、硬性、带金属等不同矫形器。根据应用部位的不同可分为手部的各类矫形器，矫形鞋，短下肢、长下肢、膝关节、髋关节、骨盆、脊柱、躯干或同时针对两个以上部位的矫形器。辅助器具还包括具有调整坐位、立位，协助步行、移动、日常生活等不同用途的器具。

（7）视力障碍的护理如下：

1）视功能训练：对于视力障碍儿童，必须通过训练才能获得视觉使用能力。常用的基本视觉技能包括固视、追踪、扫视和辨认细节能力等，而交流、阅读和日常生活活动等是对这些基本视觉技能的综合运用。对于婴幼儿的视功能训练，要根据不同发育阶段及评估结果采取不同的训练方案。比如 1 岁时可以训练认识和注意物体的能力，2~3 岁时可以进行辨别物体的训练，并且在训练过程中根据实际情况及时调整训练计划。对于低视力儿童尽可能地在生活环境中教给他们一些视觉技巧，增加其视觉经历，同时把这些技巧展示给在他们生活中非常重要的人。

2）助视器应用：助视器是能够改善或提高低视力患儿视觉能力的装置或设备，可以使低视力患儿看清楚他本来看不到或看不清的东西。助视器主要分为光学助视器（凸透镜、棱镜、平面镜、望远镜），非光学助视器（大字印刷品、闭路电视等），常用的助视器包括眼镜助视器、手持放大镜、立式放大镜、望远镜式助视器、条状放大镜。

△ 观察护理

同案例 1。

△ 饮食护理

根据患儿营养状况实施饮食护理，保证充足的营养供应，给予高蛋白、富含维生素、易消化的食物。康复训练后及时补充水分。必要时补充钙、铁、锌等微量元素，多晒太阳，促进骨骼发育。鼓励多活动，以使其适应高代谢的需求。

△ 心理护理

（1）心理咨询：通过定期安排专业心理咨询师与患儿及其家属面对面交流，倾听他们的困扰并给予适当的心理支持。此方法有助于减轻由脑瘫引起的各种情绪压力，改善人际关系，增强自我价值感。

（2）家庭支持与教育干预：提供家庭教育课程、研讨会和其他资源，以协助家长理解脑瘫对子女的影响，并学习如何更好地支持他们。加强家庭成员之间的沟通与协作，减少因误解而产生的紧张氛围，同时促进亲子间的情感联结。

（3）社交技能培训：组织各种角色扮演活动及小组讨论会，让患儿逐步练习基本的社交技巧如眼神接触、肢体语言等。目标是提高患儿的自信心和舒适度，在真实世界环境中有效地应用所学技能，从而改善其社会交往能力。

△ 健康教育

（1）对患儿父母早期进行心理干预，促使其尽快由悲伤转变为认可，树立治疗疾病的信心，配合治疗和康复。

（2）与患儿多沟通，多表扬，调动其积极性，培养其克服困难的信心，树立积极向上的人生态度，磨炼出不屈不挠的性格。

（3）进行日常生活能力的训练，鼓励其与正常儿童一起参与集体活动，促其树立信心，防止产生自卑及孤独心理，使其早日回归社会。针对脑性瘫痪患儿治疗、护理任务长期性的特点，健康教育主要以家庭教育为主。

1）教会家长照顾患儿的方法（如用药管理、身体康复及癫痫发作的处理等）。针对患儿所处的年龄阶段进行有重点的训练，主要促进正常发育，防治各种畸形，随年龄增长可结合功能训练配备支架、夹板和特殊的装置。

2）帮助家长制订切实可行的康复计划，包括儿童刺激计划、残疾儿童康复计划，寻找社会支持系统，如社区机构，从而提高患儿的生活质量。

把握训练时机，尽量取得患儿合作，在患儿情绪好、兴趣高时教一些新的动作并不断强化，但每次训练时间不可过长，内容不要单一。

3）指导促进患儿心理健康，家庭应给患儿更多的关爱与照顾，耐心指导，积极鼓励，注意挖掘其自身潜力，使患儿有成就感并不断进步，切不可歧视或过于偏爱，以免造成性格缺陷。

↗ 小结

脑瘫康复的目标是通过充分利用医疗、教育、职业、社会、工程康复等手段，将中式康复与社区康复（包括家庭康复）相结合，公办康复与民办康复途径相结合，中西医康复治疗理论与技术相结合的方法，使脑瘫儿童在身体、心理、职业、社会等方面的功能得到最大限度的恢复和补偿，力求实现最佳功能状况，提高生活质量，同其他公民一样，平等享有各种机会及参与社会、分享社会的权利。

↗ 参考文献

同案例 1。

▌董　婵

案例4
脑性瘫痪4（痉挛型双瘫）

↗ 案例介绍

患儿男性，1岁10个月。

入院日期：2024-05-27 15：43。

主诉：发现运动认知落后、下肢硬1年余。

现病史：1年余前（6月龄）家属发现患儿运动认知落后于同龄儿，翻身不灵活，不能直腰坐，双手不知主动抓物，下肢硬，至当地私立康复机构给予"推拿、蜡疗、电疗"等康复治疗3个月，康复进步缓慢；后至外院康复治疗1个疗程，期间查头颅MRI示，疑似儿童脑室周围白质软化症（具体不详）；患儿1岁时，仍运动认知落后，遂就诊，诊断为"脑性瘫痪（痉挛型双瘫）"，给予综合康复治疗9个疗程后好转出院，2023-12-08行超声引导下双侧腘绳肌群、腓肠肌群A型肉毒毒素注射治疗；现患儿1岁10个月，仍运动认知落后，不能独站独走，双手精细动作差，双下肢肌张力高，为进一步康复治疗复诊，门诊以"①脑性瘫痪（痉挛型双瘫）；②全面性发育迟缓"为诊断收入院。近日来精神可，饮食可，睡眠可，大小便正常。

既往史：平素体质可；无肝炎、结核等传染病史，无手术史，无外伤史，无输血史。预防接种按计划免疫进行。

个人史：母孕期无接触史，母孕期无并发症，无感染史，母孕期无用药史，患儿为第1胎第1产，母孕38^{+2}周，阴道自然分娩，羊水未见明显异常，胎位未见明显异常，脐带绕颈 2 周，胎盘未见明显异常，出生体重 3 800 g，生后哭声可，Apgar 评分 1 分钟 10 分、5 分钟 10 分、10 分钟 10 分。5 个月主动抓物，6 个月独坐，11 个月独站，15 个月独走。生后至 8 个月母乳喂养；现普食。

家族史：患儿出生时父亲 27 岁，母亲 27 岁，均身体健康，非近亲结婚。否认家族中有遗传病史、传染病史及类似疾病史。

↗ 查体

体格检查：T 36.7℃，P 116 次 / 分，R 26 次 / 分，Wt 11.5 kg。体格发育正常，营养良好，神志清晰，精神可。意识清醒，追视灵活，追听可寻声源，能逗笑、可笑出声，注意力不集中，认生人，叫名有反应，认知模仿能力欠佳，能完成简单指令，能指认简单生活物品，不能认全五官等身体部位，认少量图画上物品，会少量简单模仿。语言落后，主动表达少，可模仿发 30 余个字音、发音不清，会用语言表达自己需要。双手有主动抓物意识、精细动作差，可低级钳式捏物，不会搭积木，不会自发乱画。头控制可，仰卧肢体对称，四肢伸展，拉起头前屈，俯卧抬头 90°，手支撑，会翻身，坐位拱背坐、下肢稍屈膝，能腹爬，不能四爬，能扶栏站立，能拉栏站起，能短暂扶水平面站立，不能独站，能扶栏沿走 2~3 步，能拉着双上肢走，扶走时双下肢稍交叉，双膝稍过伸，双足稍尖足、外翻，双下肢肌张力高，MAS 分级为 1+ 级。降落伞反射可引出、蒙面征可引出、踝阵挛双侧阳性、双侧膝腱反射亢进。入院完善相关检查，根据患儿病情，给予运动疗法、悬吊治疗、仪器平衡训练、生物反馈治疗、中频脉冲治疗、等速肌力训练、减重支持系统训练提高肌力；给予推拿治疗和蜡疗减轻肌肉痉挛、降低肌张力；给予感觉综合治疗、作业疗法、认知知觉功能障碍训练提高言语、认知及智能发育。

↗ 护理

△ 治疗护理

（1）主动或被动功能训练：肌力 1 级时采用功能性刺激治疗和被动活动训练，对其进行肌肉收缩训练，被动进行外展、屈伸、内收等训练；肌力达 2 级时，选择助力性活动，对其进行床上转移训练；肌力达到 3 级时，让患肢独立完成全范围关节活动；肌力达到 4 级时，按渐进抗阻原则进行肌力训练，随后进行行走训练。

（2）肢体关节活动：给予膝关节做屈伸运动，借助沙袋、夹板固定关节，每 4 h 活动 1 次被沙袋或夹板固定的关节。

（3）床上训练如下：

1）翻身训练：指导患儿家属将患儿一侧腿放于另一侧腿上，指导患儿抓住家属手或床栏进行协助翻身。

2）牵伸训练：降低肌张力，缓解痉挛，主要牵伸下肢内收肌、腘绳肌、小腿三头肌及跟腱。

（4）坐位训练：进行坐位静态平衡训练和躯干向前、后、左右及旋转活动的动态平衡训练。每天 2 次，每次 15 min，逐次增加时间。

（5）转移训练：肌力达到 2 级以上进行转移训练，可指导家属协助患儿由卧床→翻身→坐→抓站→独站→辅助步行→慢走逐步训练。

△ 观察护理

（1）密切观察患儿的运动发育情况，如抬头、翻身、坐、爬、站、走等动作的出现时间和进展情况。

（2）注意观察肢体的姿势和活动度，是否存在异常姿势，如下肢交叉等。

（3）观察患儿的肌张力情况有无改善。

（4）观察患儿的精神状态、反应能力和认知表现。

（5）观察进食和吞咽情况，是否有呛咳等异常。

△ 生活护理

（1）家长每次抱患儿的时间不宜过长，以便让患儿有更多时间进行运动康复等训练。要抑制脑瘫患儿的一些异常姿势。在抱孩子时，要注意让他的头和躯干尽量接近，或出于一个正常的姿势，双手手臂不受压。怀抱患儿时，应避免其面部靠近家长胸前，防止患儿丧失观察周围环境的机会。头控差而双手能抓握的患儿，可令他用双手抓住家长的衣服，搭在家长的肩、颈部。特别是从床上抱起或者放下的时候，要注意其异常姿势的发生。例如，抱起伸肌张力增高的患儿时，先将头和身体侧转，面部朝向家长，然后将患儿抱起，以防患儿在被抱起过程中，伸肌张力进一步增高。将患儿放回到床上时，也应采取先将小儿转换成侧方悬空位，然后再放下。

（2）要注意患儿的坐位姿势。可用特别的椅子来帮助完成正确的姿势，以便更好地使用双手，更容易咀嚼和吞咽。指导患儿头稍向前，背挺直，不弯向侧方，臀部顶靠椅背，双膝垂直，两腿轻轻分开，脚平放在地板上，或用脚垫支持。

（3）对于孩子穿脱衣服的训练，建议采用侧卧位的体位，侧卧位穿衣服时或之前使患儿从一侧翻向另一侧，因为患儿不能长时间保持在一定的体位，要经常翻动，这样的话就可以使身体和四肢不致因变僵硬而不易于穿脱，或者是需抱于膝盖上给他穿脱衣服。当他处于侧卧位时向后弯曲倾向缓解，头和两肩亦前伸，故容易套头和不缠绕肩膀，背部系带也方便。当肩稍向前伸，将手臂向前拉使之伸直，阻力降低，抵抗减少，两臂易穿到袖子去。侧卧位时，由于四肢僵硬减少，可增加头、眼和手的控制，患儿能看周围事物，会开始配合，矫正自己的动作，共同穿衣服。

△ 心理护理

（1）与患儿建立良好的护患关系，定专人进行护理，只有互相信任和尊重，患儿才能真实而详细地反映自己存在的心理问题，积极配合治疗，提高治疗效果。

（2）护理人员可采用交谈，问答，特定、有效的量表或问卷，对患儿及其亲属进行心理测试，以了解患儿及其亲属的心理、行为问题所在，根据患儿存在的心理问题采取相应的护理措施。

（3）护士应经常巡视病房，多与患儿交流沟通，鼓励患儿多与他人交往，不要理会社会上对脑瘫患儿的误解及歧视，消除恐惧心理，锻炼社交能力，教育患儿通过锻炼照样可以自食其力，长大后要做一个身残志坚的人。

（4）指导家长帮助患儿克服依赖心理，不要什么事都替患儿去做，患儿能自己做的尽量让患儿自己去做，培养其独立意识，使其生活能够自理，减轻家长负担。

（5）与患儿交流要耐心、细心、语调轻柔、语速放慢、使用简单明确的语言，以及耐心、充分地倾听，尽量解答患儿提出的问题。

（6）多安慰和鼓励患儿，少批评，患儿有了某些进步，护士要及时给予表扬和鼓励。

（7）协助家长正确地教育和引导患儿，尽量克服心理障碍，使患儿的身心都向健康的方向发展。

（8）指导家长多与患儿交流、沟通，告诉家长脑瘫患儿的康复是一个长期乃至终生的过程，光靠训练人员的训练是远远不够的，家长的帮助在脑瘫患儿的康复中起了非常重要的作用，特别是认知功能差的患儿一定要指导家长配合训练人员在业余时间对患儿进行教育和训练，这样才能起到事半功倍的效果。

△ 健康教育

（1）随时观察并纠正患儿不正确姿势，保持正确姿势，如坐姿，要保持髋、膝、踝关节90°。使用矫形器的患儿应每1~2小时松1次矫形器，观察患儿皮肤有无压伤及破溃。痉挛型患儿由于四肢肌张力高，有关节活动受限的表现，应每日保持患儿 1~2 次关节活动训练。手足徐动型患儿，由于头、颈、躯干控制能力差，在日常活动中注意患儿头部控制，随时看护患儿头不要后仰，加强中线位活动。患儿由于全身很难控制，容易摔伤，头应戴保护帽。对于脑外伤患儿、偏瘫患儿，观察患儿是否使用患侧肢体。在护理中注意患侧肢体的运用，双手配合训练：拧毛巾、投球、解系扣子、系鞋带等。患儿肩关节及髋关节有无脱位：肩关节半脱位禁止做肩关节外旋、肩关节前屈、外展不超过 90°，多做上肢负重训练。髋关节半脱位要做双下肢负重训练。

（2）饮食护理：根据患儿年龄及进食困难程度选择食物种类，进食高热量、高蛋白及富有维生素、容易消化的食物，选择有把手、勺表面浅平、勺柄长的餐具，尽力鼓励患儿自我进食。保证正确的进食姿势，使患儿脊柱伸直，头肩稍前倾，收下颌使其贴近胸部，尽量抑制异常姿势。饭前先用手在患儿面部两侧咬肌处轻轻按摩或热敷，帮助咀嚼肌松弛便于进食。饭后清洁口腔。

（3）培养生活自理能力：根据患儿年龄训练适当的日常生活动作，如循序渐进地进行穿、脱衣服的训练，加强患儿对衣、裤、鞋、袜的认知训练。痉挛型脑瘫患儿学习穿衣服时，为避免身体出现僵直，通常采取侧卧位，使髋、膝关节保持屈曲状态。可让患儿用圆圈练习穿脱衣服的动作。一般穿衣时先穿患侧肢体，脱衣时先脱健侧肢体。

（4）家长制订切实可行的康复计划，寻找社会支持系统，如社区机构，从而提高患儿的生活质量。把握训练时机，尽量取得患儿合作，在患儿情绪好、兴趣高时教一些新的动作并不断强化，但每次训练时间不可过长，内容不要单一。

↗ 小结

小儿脑性瘫痪是一种小儿常见疾病，该病发病机制复杂，涉及儿科、神经内科、精神科等多个学科方面的知识，目前临床尚缺乏根治小儿脑性瘫痪的有效药物，非药物治疗仍为现阶段治疗小儿脑性瘫痪的主要方式。功能康复训练可有效促进脑性瘫痪患儿机体功能的恢复，改善患儿生活质量，但常规康复训练效果受患儿自身体质及病情影响较大，部分患儿经康复治疗后功能性症状改善效果并不理想，存在一定局限性。

↗ 参考文献

［1］陈星宇. 重复经颅磁刺激技术在小儿脑性瘫痪神经功能康复中的应用［J］. 华夏医学，2024，7（2）：190-194.

▌杨留林

案例 5
脑性瘫痪 5（痉挛型双瘫）

↗ 案例介绍

患儿男性，2 岁 3 个月。

入院日期：2024-04-01。

主诉：出生至今 2 岁 3 个月右侧肢体活动欠佳。

现病史：患儿为第 1 胎第 2 产，同卵双生小宝，母孕 29^{+2} 周，因胎心异常行剖宫产，羊水过少，胎位未诉异常，脐带未诉异常，胎盘未诉异常，出生体重 1 520 g，Apgar 评分 1 分钟 8 分、5 分钟 9 分。出生后立即转至 NICU，诊断"①新生儿呼吸窘迫综合征；②新生儿肺炎；③颅内出血；④脑室周围白质软化；⑤新生儿高胆红素血症；⑥早产儿；⑦低出生体重儿"，给予机械通气、肺表面活性物质应用、抗感染等治疗，45 天后好转出院。患儿 1 岁 9 个月因右侧肢体活动欠佳、语言落后，行综合康复治疗 3 个疗程后好转。现 2 岁 3 个月右侧肢体活动欠佳、语言落后，为行第 4 个疗程治疗前来就诊，门诊以"全面性发育迟缓"为诊断收入院。近日来精神可，饮食可，睡眠可，大小便正常。

既往史：平素体质可；无结核等传染病史，无手术史，无外伤史，无输血史。预防接种按计划免疫进行。

个人史：母孕期无接触史；母孕期无合并症；母孕期无用药史；4 个月抬头，8 个月独坐，18 个月独走。出生后人工喂养，现普食。

家族史：患儿出生时父亲 31 岁，母亲 33 岁，均身体健康，非近亲结婚；有 1 个胞哥，发育迟缓。否认家族中有遗传病史、传染病史及类似疾病史。

↗ 查体

体格检查：T 36.5℃，P 108 次 / 分，R 24 次 / 分，BP 98/ 62 mmHg，Wt 11.5 kg。体格发育正常，营养不良，神志清晰，精神可。皮肤及黏膜色泽正常，温度和湿度正常，弹性正常，毛发正常。无水肿，无皮疹，无瘀点、紫癜、色素沉着、缺失。意识清醒，追视追听可，叫名反应可，可咧嘴逗笑，认家庭成员；认知模仿及语言能力可，能完成简单指令，能指认常见实物及图画上物体，会说 6~7 字短句、会唱儿歌；双手精细动作尚可、会用手指拿笔；日常生活能力欠佳，会用勺子吃饭、狼藉少，会扣扣子，不会提裤子、不会穿鞋，会说解大小便。头控可，仰卧对称，四肢伸展，拉起头前屈，俯卧抬头 90°，手支撑，会翻身，会四爬、协调性欠佳，坐凳子时可直腰坐，坐床面时能拱背坐、下肢屈膝，能由俯卧位向坐位转换，能扶栏及靠墙站立、可拉栏及扶平面站起，不能独站，能沿走 3~4 m，能拉着单手走、不稳，扶走时双膝稍过伸、双足尖足，双下肢肌张力高，MAS 分级为双侧内收肌群 1+ 级、腘绳肌群 1+ 级、腓肠肌 2 级，降落伞反射可引出、蒙面征可引出、踝阵挛双侧阳性、双侧膝腱反射亢进。入院后完善三大常规等相关检查；根据患儿病情，给予运动疗法、悬吊治疗、仪器平衡训练、等速肌力训练提高肌力；给予推拿治疗减轻肌肉痉挛、降低肌张力；给予感觉统合治疗、作业疗法、认知知觉功能障碍训练提高日常生活及社会适应能力。

↗ 护理诊断

1. 生长发育改变

生长发育改变与脑损伤有关。

2. 有废用综合征的危险

有废用综合征的危险与肢体痉挛型瘫痪有关。

3. 有皮肤完整性受损的危险

有皮肤完整性受损的危险与躯体不能活动有关。

4. 营养失调：低于机体需要量

营养失调与进食困难、摄入不足有关。

5. 躯体移动障碍

躯体移动障碍与姿势异常及运动障碍有关。

↗ 护理

△ 治疗护理

遵医嘱给予运动疗法、悬吊治疗、仪器平衡训练、等速肌力训练、减重支持系统训练等提高肌力；给予推拿治疗、蜡疗减轻肌肉痉挛、降低肌张力；给予感觉统合训练、作业疗法、言语训练、计算机言语疾病矫治、冲动行为干预、认知知觉功能障碍训练提高言语、认知及智能发育。

1. 生长发育迟缓

除在住院期间进行专业的康复训练外，根据生长发育状况指导父母及家庭其他成员，正确护理患儿，如穿衣、脱衣等，促进生长发育。

2. 语言沟通障碍

（1）当患儿有兴趣尝试沟通时，要耐心倾听。

（2）与患儿交流时，使用简洁语句，语速放慢，重复关键词。

（3）训练语言表达能力，从简单的字开始，循序渐进。提供患儿认字和认词的卡片、纸板、铅笔和纸。

（4）鼓励熟悉患儿状况的家属陪伴，促进与医护人员的有效沟通，利用一些技巧来加强理解。

（5）使用不复杂的一般性要求和指导，使用语言和行为相配。指导做同样的事情时，使用同样的词汇。

（6）通过家属或其他人协助交流。安排熟悉患儿情况、能够与患儿有效沟通的护士提供连续性护理，以减少无效交流次数。

3. 进食活动

良好的营养状况是脑瘫患儿生长发育及康复训练的基础条件，摄食功能障碍会导致患儿摄入营养障碍。因此，在患儿摄食上应给予一定的指导。还必须考虑进食时的姿势与肢位，特别是患儿头部的控制，根据患儿自身特点来选择最适合患儿的进食体位：①抱坐喂食；②面对面进食；③坐位进食；④坐在固定椅子上进食；⑤侧卧位进食；⑥俯卧位进食。喂饮时应注意，匙进入口腔的位置要低于患儿的口唇，要从口唇的中央部位插入，喂食者避免从患儿头的上方或侧方喂饮，防止引起患儿的头部过度伸展和向一侧回旋。对于咀嚼、吞咽困难的患儿，将食物喂到患儿口内时，要立即用手托起小儿下颌，促使其闭嘴。若食物不能及时吞咽，可轻轻按摩患儿颌下舌根部，以促进做吞咽动作。在喂食时，切勿在患儿牙齿紧咬的情况下，强行将食匙抽出，以防损伤牙齿，应等待患儿自动松口时，将食匙迅速抽出，喂食时要使患儿保持坐位或半坐位，头处于中线位，避免患儿头后仰时导致异物吸入。让患儿学习进食动作，手把手教其进食，尽快使患儿能够独立进餐。

4. 患儿生活自理能力缺陷

（1）患儿在睡眠时使用床栏，防止坠床。

（2）与患儿家长一起制定一个短期目标，促进学习生活技能的主动性，减少失败。

（3）在患儿活动耐力范围内，鼓励其从事部分生活自理活动，给以积极的鼓励，记录成功的活动项目。

（4）住院期间协助患儿洗漱、进食、大小便、保持个人卫生等，将患儿的食物放在方便患儿拿取的位置。

（5）患儿活动期间，保持活动空间光线充足，防止跌倒。

5. 睡眠的护理

正确的睡眠体位对抑制脑瘫患儿的异常姿势、促进正常姿势的发育至关重要。脑瘫患儿由于受到紧张性颈反射的影响，头部很难摆在正中位，常常是倾向一侧，易发生脊柱关节变形。痉挛型脑瘫患儿的睡眠体位：痉挛型脑瘫患儿宜采用侧卧位，此卧位有利于降低肌张力，促进动作的对称，使痉挛肌肉张力得到改善。痉挛型屈曲严重的患儿，取俯卧位睡眠。在患儿胸前放一低枕，使其双臂向前伸出，当患儿头能向前抬起或能转动时，可以去掉枕头，让其取俯卧体位睡眠。

△ 观察护理

同案例 1。

△ 饮食护理

同案例 3。

△ 心理护理

同案例 1。

△ 健康教育

同案例 1。

↗ 小结

向患儿家长介绍脑瘫的一般知识包括病因、临床表现、治疗方法及预后等。教给家长患儿日常生活活动训练的内容和方法避免过分保护，应采用鼓励性和游戏化的训练方式。告诉家长脑瘫患儿正确的卧床姿势为侧卧位；在患儿卧床两边悬挂一些带声响或色彩鲜艳的玩具，吸引患儿伸手抓玩，让患儿经常受到声音和颜色的刺激，以利康复。教会家长如何正确抱脑瘫患儿，每次抱患儿的时间不宜过长，以便使患儿有更多时间进行康复训练。抱患儿时要使其头、躯干尽量处于或接近正常的位置，双侧手臂不受压。应避免患儿面部靠近抱者胸前侧，防止丧失观察周围环境的机会。对于头部控制能力差而双手能抓握的患儿，可令其双手抓住抱者的衣服，或将双手搭在抱者的肩上或围住颈部。告诉家长预防脑瘫发生的知识和措施包括产前保健、围生期保健和出生后预防。

↗ 参考文献

［1］罗秀萍. 脑性瘫痪患儿的康复护理研究进展［J］. 中国农村卫生，2021，13（7）：31-33.

▌杨留林

案例 6
脑性瘫痪 6（痉挛型双瘫）

↗ 案例介绍

患儿男性，3 岁 3 个月。

入院日期：2024-06-11 11：27。

主诉：发现运动落后、双下肢硬 2 年余。

现病史：2 年余前（1 岁龄）家属发现患儿运动落后，独坐不稳、不会爬、不能独站独走，双手握拳、拇指内收，双下肢硬，现患儿 3 岁 3 个月，仍运动落后，不能独站独走，下肢肌张力高，为进一步治疗遂来复诊，门诊以"脑性瘫痪（痉挛型双瘫）"为诊断收入院。近日来精神可，饮食可，睡眠可，大小便正常。

既往史：2 年余前（1 岁龄）家属发现患儿运动落后，独坐不稳、不会爬、不能独站独走，双手握拳、拇指内收，双下肢硬，遂至外院就诊，诊断为"脑性瘫痪"，给予间断综合康复治疗 10 个月，症状稍好转（具体不详）；患儿 2 岁 3 月龄时仍运动落后于同龄儿，双下肢肌张力高，诊断为"脑性瘫痪（痉挛型双瘫）"，给予综合康复治疗 10 个疗程后好转出院，期间多次行超声引导下双侧腓肠肌、腘绳肌群 A 型肉毒毒素注射（GCP 项目）。生后即因"早产儿、新生儿呼吸衰竭、新生儿呼吸窘迫综合征、颅内出血、新生儿肺发育不良、新生儿高胆红素血症"在外院 NICU 及儿科住院，给予对症支持治疗 70 天后好转出院（具体不详）；平素体质差，易患呼吸道感染；无肝炎、结核等传染病史，无手术史，无外伤史，无输血史。预防接种按计划免疫进行。

个人史：母孕期无有毒、有害物质接触史；母孕末期有呼吸道感染史，未用药；患儿为第 1 胎第 2 产，为双胎小宝、试管婴儿，母孕 29 周，阴道自然分娩，羊水、胎位、脐带、胎盘均未见明显异常，出生体重 1 200 g；1 岁抬头、主动抓物，1 岁 6 个月可执行简单指令，1 岁 6 个月有意识发单音。出生后至 6 个月母乳喂养，现普食。

家族史：患儿出生时父亲 33 岁，母亲 30 岁，均身体健康，非近亲结婚。有 1 个胎姐，体健。否认家族中有遗传病史、传染病史及类似疾病史。

↗ 查体

体格检查：T 36.6℃，P 112 次 / 分，R 24 次 / 分，Wt 23 kg。体格发育正常，营养不良，神志清晰，精神可。意识清醒，追视追听可，叫名反应可，可咧嘴逗笑，认家庭成员；认知模仿及语言能力可，能完成简单指令，能指认常见实物及图画上物体，会说 6~7 个字短句，会唱儿歌；双手精细动作尚可，会用手指拿笔；日常生活能力欠佳，会用勺子吃饭，狼藉多，会扣扣子，不会提裤子，不会穿鞋，会解大小便。头控可，仰卧对称，四肢伸展，拉起头前屈，俯卧抬头 90°，手支撑，会翻身，会四爬，协调性欠佳，坐凳子时可直腰坐，坐床面时能拱背坐、下肢屈膝，能缓慢由俯卧位向坐位转换，能短暂扶栏及靠墙站立，可拉栏及扶平面站起，不能独站，能沿走 10 余步，能拉着单手走，不稳，扶走时双膝稍过伸、双足尖足，双下肢肌张力高，MAS 分级为双侧内收肌群 1+ 级、腘绳肌群 1+ 级、腓肠肌 2 级，降落伞反射可引出、蒙面征可引出、踝阵挛双侧阳性、双侧膝腱反射亢进。

↗ 护理评估

同案例 1。

↗ 护理诊断

（1）生长发育改变：与脑损伤有关。

（2）有废用综合征的危险：与肢体痉挛型瘫痪有关。

（3）有皮肤完整性受损的危险：与躯体不能活动有关。

（4）营养失调：低于机体需要量，与进食困难、摄入不足有关。

（5）躯体移动障碍：与姿势异常及运动障碍有关。

↗ 护理

△ 治疗护理

（1）遵医嘱给予运动疗法、悬吊治疗、仪器平衡训练、等速肌力训练提高肌力，给予推拿治疗减轻肌肉痉挛、降低肌张适应能力。给予感觉统合治疗、作业疗法、认知知觉功能障碍训练提高日常生活及社会适应能力。

（2）语言沟通障碍的护理如下：

1）与患儿交流时，使用简洁语句，语速放慢，重复关键词。

2）训练语言表达能力，从简单的字开始，循序渐进。提供患儿认字、词的卡片、纸板、铅笔和纸。

3）鼓励熟悉患儿状况的家属陪伴，多与医护人员进行有效沟通，利用一些技巧来加强理解。

4）通过家属或其他人协助交流。安排熟悉患儿情况、能够与患儿有效沟通的护士提供连续性护理，以减少无效交流次数。

（3）行走障碍的护理如下：

1）组织康复治疗师会诊，对患儿进行运动功能评估，治疗组成员共同为患儿拟定一个康复锻炼计划，鼓励患儿经常短程行走，每日至少 3 次。

2）向患儿和家长解释安全行走是完整的活动，它涉及肌肉、骨骼、神经、心血管系统及心理和定向力的因素。

3）住院期间进行肢体功能训练，从简单到复杂，从被动到主动，促进肌肉、关节活动，改善肌张力，抑制异常姿势。

（4）患儿生活自理能力缺陷的护理：①患儿在睡眠时使用床栏，防止坠床；②与患儿家长一起制定一个短期目标，促进学习生活技能的主动性，减少失败的次数；③在患儿活动耐力范围内，鼓励其从事部分生活自理活动，给予积极的鼓励，记录成功的活动项目；④住院期间协助患儿进行洗漱、进食、大小便、个人卫生等生活护理，将患儿的食物放在方便患儿拿取的位置；⑤患儿活动期间，保持活动空间光线充足，防止跌倒。

△ 观察护理

同案例 1。

△ 饮食护理

脑性瘫痪患儿在康复期间可能会做康复训练，此时活动量会稍大一些，所以消耗的能量也比较多，这种情况下需要注意加强营养，可以让患儿多吃有营养的食物，比如牛奶、鸡蛋、瘦肉等，保证患儿的营养均衡，有利于提高患儿的身体抵抗力。

△ 心理护理

由于脑性瘫痪患儿会出现运动障碍，所以会出现不能正常活动和生活的现象，而且在做康复的过程中，患儿可能会出现疼痛等症状，也有可能会出现恐惧的心理，此时要注意患儿的心理护理，应对患儿的进步多给予鼓励和表扬，使患儿能够在放松的状态下进行康复治疗。照顾患儿的同时，家长也应注意保持良好的情绪，避免精神压力过大，家长应积极配合医生帮助患儿恢复。

△ 健康教育

同案例 1。

↗ 小结

同案例1。

↗ 参考文献

同案例1。

▌刘欣欣

案例 7
脑性瘫痪 7（痉挛型偏瘫）

↗ 案例介绍

患儿男性，4 岁 7 个月。

入院时间：2024-01-05 09：10。

主诉：发现独走右下肢跛行、右足外旋、尖足 3 年余。

现病史：患儿 3 年余前发现右下肢活动欠佳，于外院查颅脑 MRI/MRA 回示未见明显异常，双髋关节 DR 回示未见明显异常。患儿 1 岁 10 个月因独走右下肢跛行、右足外旋行综合康复治疗 7 个疗程，好转出院。现患儿 4 岁 7 个月独走右下肢跛行、右足稍外旋、右足稍尖足，为行第 8 个疗程治疗前来就诊，门诊以"脑性瘫痪"为诊断收入院。近日来精神可，饮食可，睡眠可，大小便正常。

既往史：平素体质可，无手术外伤史，无中毒史，无惊厥史，无颅内出血史，无脑（膜）炎史，无输血史，无传染病史，无食物药物过敏史，预防接种按计划免疫进行至今。

个人史：母孕期无接触史，母孕期无并发症，无感染史，母孕期无用药史；患儿为第 1 胎第 1 产，孕 36^{+5} 周，顺产，羊水未见明显异常，胎位未见明显异常，脐带未见明显异常，胎盘未见明显异常，出生体重 3.40 kg，出生后会哭，哭声可，出生于外院。生后未发现明显黄疸；3 个月抬头，6 个月独坐，1 岁 4 个月独走。出生后至 6 个月母乳喂养；现普食。

家族史：父亲 30 岁，母亲 30 岁，均身体健康，非近亲结婚。否认家族中有遗传病史、传染病史及类似脑性瘫痪病史。

↗ 查体

体格检查：T 36.3℃，P 96 次 / 分，R 24 次 / 分，BP 88/56 mmHg，Wt 19.6 kg。体格发育正常，营养良好，神志清晰，精神可。皮肤及黏膜色泽正常，温度和湿度正常，弹性正常，毛发正常。无水肿，无皮疹、瘀点、紫癜、色素沉着、缺失。全身浅表淋巴结无肿大。头颅正常。双眼睑正常，眼球正常，巩膜正常。双侧瞳孔等大等圆，对光反射正常，耳鼻无畸形，无异常分泌物。口唇红润，口腔黏膜光滑完整，双侧扁桃体无肿大，无充血、分泌物。咽腔黏膜无充血、红肿。颈部两侧对称，无强直，气管居中。双侧胸廓正常。呼吸节律正常，双肺听诊呼吸音清，未闻及干、湿性啰音。心律齐，心音可。腹部对称，平坦，腹部柔软。肝脏肋缘下未触及，剑突下未触及。胆囊未触及，脾脏肋缘下未触及。肠鸣音正常。肛门及外生殖器未见异常。脊柱无畸形，脊柱活动度正常，无压痛、叩击痛。四肢无畸形，双下肢皮纹对称。

专科检查：反应可，可与人对答，语调平稳，吞咽可自主流畅进食，无流涎，可数数，不会计数。控头可，双手抓物灵活，会翻身，坐位自由玩耍，可卧位立位转换，可独站独走，独走右下肢跛行、右足外旋、右足稍尖足，双下肢可支撑体重，右下肢肌力欠佳，右下肢肌张力高，双侧膝腱反射可引出。

↗ 护理

△ 治疗护理

（1）遵医嘱完善相关检查，如 MRI、表面肌电图、肌电图、贝利婴幼儿发展评定量表、动态脑电图、多项遗传代谢病筛查、双下肢 DR、粗大运动能力评定等，明确病因及患儿的发育程度。

（2）遵医嘱给予运动疗法、悬吊治疗、仪器平衡训练、等速肌力训练、减重支持系统训练等提高肌力，给予推拿治疗减轻肌肉痉挛、降低肌张力，给予感觉统合训练、作业疗法、言语训练、计算机言语疾病矫治、冲动行为干预、认知知觉功能障碍训练，从而提高言语、认知及智能发育。

（3）生长发育迟缓：除在住院期间进行专业的康复训练外，根据生长发育状况指导父母及家庭其他成员，正确护理患儿，如穿衣、脱衣、抱姿、卧姿、如厕等，促进生长发育。

（4）行走障碍的护理如下：

1）组织康复治疗师会诊，对患儿进行运动功能评估，治疗组成员共同为患儿拟定一个康复锻炼计划，康复医师应根据患儿的病史、体格检查及初期评定结果，针对身体功能和结构障碍、活动和参与障碍，制定康复治疗处方。各康复治疗师针对患儿相应的功能障碍，结合患儿个人因素、家庭环境和教育环境因素，制定具体的康复治疗计划。鼓励患儿经常短程行走，每日至少3次。

2）向患儿和家长解释安全行走是完整的活动，它涉及肌肉、骨骼、神经、心血管系统及心理和定向力的因素。

3）住院期间进行肢体功能训练，采取从简单到复杂、从被动到主动的肢体锻炼，促进肌肉、关节活动，改善肌张力，抑制异常姿势。

4）设定康复目标，分为近期目标与远期目标两种。

近期目标：近期目标是经过治疗，预计在短期内达到的目标，一般设定为经过4~8周的治疗可达到的功能目标。

远期目标：是经过4~5个疗程的治疗，预期能达到的目标，一般设定为经过6个月的治疗可达到的功能目标。

（5）患儿生活自理能力缺陷：患儿的日常生活能力的护理主要体现在衣食住行方面。指导患儿学会日常生活中穿衣、吃饭、洗漱等的方法，在进行能力训练时要有耐心，多鼓励与陪伴患儿，帮助其树立生活自信，能够更好地进行手、眼与肢体的协调。依据患儿机体情况为其制定科学合理的食谱，饮食注意营养搭配均衡，安排时以"易消化、高营养的食物"为原则，确保其可摄入足够的蛋白质、热量、锌及铁等微量元素。护理人员可与患儿家属交流并共同制定饮食计划。同时依据患儿临床吞咽状况选择适宜的进食方案，将食物配制成流质或半流质食物，同时指导患儿正确饮食，观察患儿饮食状态，鼓励患儿自主饮食。由于患儿肢体协调能力存在一定障碍，容易发生站立不稳与摔倒问题，故其活动范围内应注意避免放置尖锐或有棱角的物件，对患儿进行康复护理时首先应注意其安全，注意预防摔倒、坠落、跌伤、扭伤等安全情况，锻炼时间不宜过长，可采用多次与幅度较小的锻炼。在予以康复锻炼时还要关注患儿情绪。

△ 观察护理

同案例 1。

△ 生活护理

脑瘫儿童由于活动少而易导致大便干燥，排泄困难并影响饮食。因此水果、蔬菜、纤维素多的饮食，有利于大便通畅，直肠规律地排空并形成习惯。脑瘫儿童学习控制膀胱的能力很差，如果膀胱长期不能排空，则容易引起膀胱的细菌感染。以上问题同样严重影响脑瘫儿童的生命质量及身心发育。应对患儿家长进行有针对性的护理健康教育，注意合理喂养，改善营养，提高免疫力，注意姿位的摆放，预防感染的发生。

△ 心理护理

同案例 1。

△ 健康教育

脑性瘫痪患儿的康复治疗是一项长期、艰巨的任务，针对患儿家长的健康教育工作十分重要，直接关系到脑性瘫痪患儿康复治疗效果。护理人员可采取多种手段加强对患儿家长的宣教，对引起该病的原因、如何进行康复治疗及治疗效果等予以详细耐心地宣教，使其不丢失治疗信心，意识到家庭配合治疗与护理对康复的重要性，提升护理依从性。同时，家长应注意患儿进步迹象，挖掘其康复潜力，持续进行相应指导及教育，促进患儿的不断进步。加强与患儿的交流沟通，使其能充分感受到来自外界的温暖、关爱与鼓励，这样有利于提升患儿对医护工作的依从性。针对存在语言与认知功能障碍的患儿，护理时可通过循序渐进的方式对其进行训练。医护人员及患儿家属应多与患儿进行眼神与手势交流，这样有助于刺激其语言能力的恢复，帮助其尽早开口说话。护理人员对患儿的语言训练采取"一对一"训练模式，发音时先从单音节词语训练，再逐渐过渡到双音节与多音节。最开始可以从单个词语开始训练，从易到难逐渐提高患儿的听、说、读、理解能力。

↗ 小结

同案例 1。

↗ 参考文献

同案例 1。

▌董　婵

案例 8
脑性瘫痪 8（痉挛型偏瘫）

↗ 案例介绍

患儿男性，6 岁 6 个月。

主诉：出生至今 6 岁 6 个月姿势步态异常。

现病史：患儿为第 2 胎第 2 产，试管婴儿，孕 29^{+5} 周，因羊水少、羊水早破 5 个小时行剖宫产，胎位不正、足先露，脐带胎盘未见明显异常，出生体重 1.30 kg，生后不会哭，拍打 4~5 分钟后会哭，哭声响亮，转至外院新生儿科住院治疗后，诊断为"早产儿、颅内出血、脑损伤"，期间查头颅 MRI 示，①左侧侧脑室三角区脑出血并破入脑室；②双侧侧脑室后角内积血；③双侧额顶叶、侧脑室旁、侧脑室室管膜下多发小出血灶；④右侧额叶小软化灶；⑤小脑上池异常信号，考虑正常的静脉窦；少量积血；⑥脑皮层较薄。符合早产儿表现，给予营养脑细胞药物应用、辅助通气、蓝光治疗等治疗 2 个月。患儿 1 岁 3 个月发现右侧肢体欠灵活，期间行间断性综合康复治疗至今。现患儿 6 岁 6 个月独走步态异常，脊柱侧弯，精细功能落后，为进一步治疗前来就诊，门诊以"脑性瘫痪"为诊断收入院。近日来精神可，饮食可，睡眠可，大小便正常。

既往史：平素体质可；无肝炎、结核等传染病史，无手术史，无外伤史，无输血史。2024-01-14 因合并"乙型流行性感冒"发热（体温 39.4℃）时抽搐一次，表现为"啊"喊叫一声伴双上肢伸展后双眼眨动，无口吐白沫、牙关紧闭及四肢抽搐，持续约数秒钟后自行好转，考虑"发热性惊厥"。1 岁 3 个月前正常接种，1 岁 3 个月后未进行接种。

个人史：母孕期无有毒有害物质接触史，无感染史，母孕 26 周因"子宫内开口"住院保胎治疗 1 月余。患儿 2 岁余独走。生后母乳喂养，约七八月添加辅食，现普食。

家族史：患儿出生时，父亲 38 岁，母亲 40 岁，均身体健康，非近亲结婚。有 1 个姐姐约 16 岁，体健。否认家族中有遗传病史、传染病史及类似疾病史。

↗ 查体

体格检查：T 36.5 ℃，P 90 次 / 分，R 22 次 / 分，BP 98/62 mmHg，Wt 17.5 kg。患儿体格发育正常，营养良好，神志清晰，精神可。专科检查反应稍迟，叫名反应可，目光对视可，互动可，注意力不集中。认识家庭成员，逻辑思维能力、计算能力、记忆力等认知功能较同龄儿落后，可分清左右手，认识常见形状、颜色。会用语言表达自己的意愿、完成简单的对话，会说完整的句子，说复杂句子欠佳，不能用连续句子表达意愿及需求，会数 50 以内数字，能够认识 10 以内的数字，不会计算 10 以内加减法，能够回忆简单事情。手部精细运动差，协调动作欠佳，日常生活能力落后、以家属照顾为主。脊柱侧弯，右肩较左肩低，独走时躯干向右侧倾斜，骨盆前倾，长时间独走时耐力差，步速慢，足廓清差，左侧膝过伸较前有所好转、足外翻，右侧尖足、膝过伸、足外翻，右足内旋较前有所好转，左侧单足站立时间短暂，右侧单足站立不能，可扶栏上下楼梯、较慢，不会跑，双足不可蹦离地面。双下肢不等长，右下肢比左下肢短 1.5~2 cm，双下肢肌张力高，右侧著，踝阵挛可引出、双下肢腱反射活跃。

↗ 辅助检查

头颅 MRI（2018-01-12 外院）：①左侧侧脑室三角区脑出血并破入脑

室；②双侧侧脑室后角内积血；③双侧额顶叶、侧脑室旁、侧脑室室管膜下多发小出血灶；④右侧额叶小软化灶；⑤小脑上池异常信号，考虑正常的静脉窦；少量积血；⑥脑皮层较薄，符合早产儿表现。

头颅 MRI（2018-03-15 外院）：①左侧侧脑室三角区脑出血并破入脑室，较前明显吸收；②双侧额顶叶、侧脑室旁、侧脑室室管膜下多发含铁血黄素沉积，较前变化不大；③右侧额叶小软化灶，较前略有减小；④前片所示小脑上池异常信号未见显示；⑤脑皮层较薄，符合早产儿表现。听性脑干反应（2019-03-20）：双侧听通路功能未见异常。24 小时动态视频脑电图（2019-03-23）示：异常患儿脑电图，左枕区大量高 - 极高幅棘慢波、多棘慢波发放，可波及左侧顶、后颞。

17 小时动态脑电图（2020-12-03 外院）示异常波：清 - 睡左侧顶、枕、后颞可见中 - 极高波幅尖波、双向尖波、尖棘慢复合波间断、阵发、连续发放，睡眠期睡数量多。

Gesell（2021-10-15）示，适应能力：DA 34.2 月，DQ 73.9，轻度发育迟缓；大运动：DA 20 月，DQ 43.2，中度发育迟缓；精细动作：DA 26.4 月，DQ 57，轻度发育迟缓；语言：DA 36 月，DQ 77.8，边缘状态；社交行为：DA 33.8 月，DQ 73，轻度发育迟缓。

双侧髋关节正位片（2022-05-28）示提示双髋关节外翻。

全脊柱正侧位片（18 个月以上）含全景成像（2022-06-20）：脊柱轻度侧弯；部分骶椎板未融合；提示双髋外翻。Gesell（2022-06-25）示，适应能力：DA 34.4 月，DQ 63，轻度发育迟缓；大运动：DA 25.3 月，DQ 46.3，中度发育迟缓；精细动作：DA 36 月，DQ 65.9，轻度发育迟缓；语言：DA 43.8 月，DQ 80.2，边缘状态；社交行为：DA 36 月，DQ 65.9，轻度发育迟缓。

GMFM（2022-06-25）示，A 区 51 分，100%；B 区 60 分，100%；C 区 42 分，100%；D 区 33 分，85%；E 区 35 分，49%；总得 221 分，84%。患儿可独站，不能一字站立，双下肢负重能力不足，右侧为重，左侧单足

站立 1~2 秒，右侧单足站立不能；可独走，在行走过程中呈现右侧偏瘫步态，步基稍宽、双膝过伸、右足尖足内翻，不在直线上行走，可密切监护下无辅助上 2~4 级台阶，不能无辅助下台阶，可手扶栏上下台阶，不能启动跑步、跳跃动作等。

精细运动能力评估量表（2022-06-25）示，A 区 15 分，100%；B 区 26 分，96%；C 区 29 分，97%；D 区 31 分，79%；E 区 34 分，47%；总得 135 分，74%，患儿可遵从指令完成部分操作，以上功能表现为左手表现或双手表现，右手主动参与能力较左侧弱。因此，在右手主动参与能力、双手操作能力、模仿能力及手眼协调能力有待提高。

Peabody 2（2022-06-25）：GMQ 标准分和为 10 分，发育商为 57 分，< 1%；FMQ 标准分和为 7 分，发育商为 61 分，< 1%；TMQ 标准分和为 17 分，发育商为 55 分，< 1%。

Berg 平衡评定量表（2022-06-25）示：总得分 33 分，结论为患儿平衡能力不足。

双下肢正位片（2023-06-12）：右下肢较左下肢短约 1.2 cm。头部平扫（3T 核磁）（2023-06-13）：①考虑侧脑室旁白质软化（PVL），右侧顶叶及左侧顶枕叶脑软化；②幕下小脑上蚓部脑裂增宽，局部软化灶形成待排；③双侧下鼻甲肥大；④左侧海马、左侧丘脑 T_2 FLAIR 像信号稍增高。全脊柱正侧位片含全景成像（2023-12-26）：颈椎生理曲度变直，体位因素待排，胸腰椎生理曲度存在，下胸段及腰段轻度侧弯，序列连续，各椎体骨质未见异常密度影，椎间隙未见异常；椎旁软组织未见异常；影像学诊断：脊柱轻度侧弯，建议结合临床。

脑电图检查发现患儿后头部低中幅 8~9 Hz 节律为主，双侧对称，调节调幅可，过度换气同背景。患儿睡眠各期可见左侧后颞区多量中 – 高幅棘慢综合波发放，未见临床事件发作。

入院后建议完善韦氏智力测试及适应能力评估以评估智力发育水平，完善步态分析等运动功能及精细功能、日常生活能力评估，经反复沟通检查的重要性，家属均拒查；根据患儿病情，拟给予运动疗法、悬吊治疗、仪器平衡训练改善步态，给予普通其他推拿治疗降低肌张力，给予作业疗法、儿童行为干预、认知知觉功能障碍训练改善精细功能及日常生活能力。

护理评估

（1）健康状态评估：包括患儿的一般情况、出生史、生长发育情况、母亲孕期情况、父母一般情况等。

（2）躯体功能评估：如肌力、肌张力、关节活动度、平衡反应、协调能力、站立和步行能力（步态）等。

（3）言语功能评估：主要通过交流、观察或使用通用的量表，评估患儿有无言语功能障碍。

（4）日常生活活动能力评估：包括进食、更衣、如厕、洗漱、修饰等。

（5）心理社会评估：评估患儿家长对患儿患病的反应、采取的态度和认识程度，以及家庭和社会支持系统情况。

护理诊断

（1）躯体活动障碍：与患儿姿势异常及运动障碍有关。

（2）语言沟通障碍：与患儿认知发育落后有关。

（3）生活自理能力缺陷：与患儿认知发育落后、精细动作落后、异常姿势有关。

（4）有跌倒的危险：与患儿行走不稳有关。

护理

△ 治疗护理

1. 行走训练

（1）设计各种方法使患儿的患侧上肢保持向前的位置，矫正身体扭转的非对称姿势，使身体成一条直线，如让患儿骑三轮车，患儿需双手伸向前握双车把，可以达到对上述异常姿势的矫正。可根据现有条件设计诱发模式，如双手扶持桌面、抓横木等。

（2）坐位体重移动训练：患儿骑坐在悬空放置的圆滚上，健侧上肢放在梯背椅的横木之中固定。护士骑跨在圆滚上立于患儿身后，扶住患侧上肢的肘部并上举上肢，拉伸短缩的肢体，促使其抗重力伸展，在足悬空的坐位上，将体重左右对称地负荷于坐骨，同时让患儿体验到重心的左右移动。

（3）立位重心移动训练：患儿站在一个高台上，护士站在其身后，牵引患侧上肢向上方伸展，使短缩侧躯干被拉长。然后让双下肢均等地负荷体重。通过让患儿的健侧上肢去触摸放在患侧的与患肩同高的物体，促使患儿重心的转移，重心已移至患侧，随后恢复正中位使体重负荷于健侧，如此使重心左右移动。在练习过程中要注意维持躯干的伸展和足跟着地，同时要锻炼患侧髋关节和膝关节的活动能力。

（4）上肢负荷体重训练：患儿在行走训练时常使用助行器，在日常生活中也常常使用一只手负荷体重的同时另一只手操作，所以应锻炼患儿上肢力量。可以通过四爬位中的上肢负荷体重训练，增强上肢负荷体重的能力，锻炼随意地控制上肢的能力。

（5）应用助行器进行行走训练：经过上述一系列行走训练，让患儿应用助行器进行行走训练，使用助行器需双上肢同时抓握其把手，并将体重负荷于助行器，这不但能提高行走能力，也可提高患侧上肢的运动能力。

2. 手功能训练

保持正常姿势，通过应用各种玩具，以游戏的形式促进患儿正常的上肢运动模式和视觉协调能力，促进患儿手的精细动作。

3. 语言功能训练

首先要保持正确的姿势，维持患儿头的正中位置，并在与患儿眼睛平视的高度与其交谈。与患儿多交流，寻找患儿喜爱的话题，积极提供语言刺激，在沟通期间鼓励患儿主动表达，且利用重复训练等给予强化刺激，由少到多、由简到繁，及时给予激励与支持，长期坚持下去，确保患儿的语言功能得到有效恢复与好转。

4. 日常生活活动能力训练

（1）穿衣训练：护理过程中锻炼患儿自主脱衣、穿衣。在护理中首先学习脱衣训练，使患儿产生兴趣之后再进行穿衣训练，训练中按照从简单衣服到复杂衣服再到裤子和袜子的顺序进行。

（2）洗漱训练：可以借助辅具，家居环境要改装得对脑瘫儿童有益，比如有扶杆、毛巾、牙刷等要容易拿到，洗手台要矮，他们容易够得到。洗手间要有防滑垫，洗澡时坐在椅子或防滑垫上进行较为安全。可以用长柄刷洗后背，毛巾、沐浴棉可以固定在手上，或者戴特制的洗浴手套，拧毛巾时可把毛巾夹在或缠在患侧前臂上。

（3）如厕训练：加强患儿平衡能力锻炼，加强以活动为中心的运动训练，有助于其如厕能力的提升。指导其养成在坐便器上排便的习惯，并耐心指导其如厕后进行冲洗。

5. 安全管理

（1）入院时及时对就诊者进行评估，根据就诊者情况给家长进行防跌倒、防坠床、防烫伤等安全宣教，做到专人护理，防止就诊者受伤。

（2）住院期间患儿需要 24 小时陪伴，专人看护。指导家长尽快熟悉病房环境，室内应有充足的光线，夜起要有照明，楼道、卫生间有扶手，地面设防滑标识。

（3）监测患儿步态，确认风险点。

（4）教会家长学会床档的使用方法，随时拉起，指导患儿不要倚靠床。

（5）病房多余的物品放于床头柜或者床箱里，避免妨碍通道。

（6）患儿穿防滑鞋，请勿打赤脚，裤长合适。

（7）在患儿训练过程中注意保护，避免跌倒。

△ 观察护理

（1）观察患儿的生命体征。

（2）观察患儿言语、大运动、精细动作的改善情况。

（3）观察患儿自理能力的改善情况。

（4）观察患儿的心理状况。

△ 生活护理

指导家长给予患儿清淡易消化食物，增加蛋白质、维生素摄取，可食用新鲜蔬菜、瓜果、奶制品、鸡蛋等。

△ 心理护理

在患儿功能训练期间，护理人员需加强对患儿的心理安抚和鼓励，积极关爱、关怀患儿，耐心与患儿进行沟通交流，护理过程中面带微笑，多与患儿进行游戏互动，增加与患儿的肢体接触，提升患儿信任；积极与患儿家长沟通交流，向家长介绍脑性瘫痪痉挛型偏瘫疾病的相关知识、功能训练的重要性，介绍预后良好的相关病例，引导家长积极配合治疗和护理，在患儿治疗期间引导家长鼓励患儿，在患儿表现良好时给予患儿表扬或奖励，引导患儿积极配合治疗和护理。

△ 健康教育

家庭康复是脑瘫康复的一个重要环节，患儿每天通过自身日常生活动作的完成，来达到训练的目的，因此，应教给家长、患儿日常生活活动训练的内容和方法，避免过分保护，应采用鼓励性和游戏化的训练方式。帮助家长树立起良好的心态和坚定的信念，最终使患儿学会生活的基本技能，适应环境，回归家庭，回归社会。

↗ 小结

脑瘫患儿治疗的最终目的是帮助他们生活自理、重返社会，使其尽可能地像正常人一样学习、工作、生活。痉挛型偏瘫只是脑瘫的一个类型，他们的肢体一侧障碍、一侧正常，这些都决定了他们能够容易接近社会、适应社会，也成为脑瘫患儿中可能正常步入社会的一个群体。康复护理内容除了日常生活照顾外，还要注意随时矫正患儿的异常姿势和体位，通过加强患儿衣食住等康复护理可促进患儿的运动水平和机能的恢复，提高复治疗效果和患儿的自理能力，从而也提高患儿的生活质量，减轻社会和家庭的负担。

↗ 参考文献

［1］郑彩娥，李秀云．实用康复护理学［M］．北京：人民卫生出版社，2018.

［2］燕铁斌，尹安春．康复护理学［M］．北京：人民卫生出版社，2018.

‖ 王 倩

案例 9
脑性瘫痪 9（痉挛型偏瘫）

↗ 案例介绍

患儿男性，2 岁 4 个月。

入院日期：2024-07-08 16：11。

主诉：发现发育落后 2 年 4 个月余。

现病史：2 年 4 个月余前（出生后 24 天）于外院体检时发现注视、追视不良，住院后予以鼠神经生长因子、康复训练等治疗 10 天后好转出院，院外未予特殊治疗。2 年 3 个月前再至上述医院复查，查头颅核磁（2022-04-18）示，①左侧颞顶叶陈旧性病变并左侧大脑半球皮层脑萎缩；②双侧额颞部脑外间隙增宽，请结合临床；DST 测试（2022-04-18）示，DQ 87，MI 99，住院治疗 2 天后家属要求出院，后间断行康复治疗，好转后出院。现为进一步治疗，遂来复诊，门诊以"脑性瘫痪"收入院。自发病以来神志清，精神可，大小便正常。

既往史：平素体质可，出生后因缺氧窒息于当地新生儿科住院治疗 10 天，出生后 3 天查头颅核磁（2022-02-28）示，①符合中度新生儿缺血缺氧性脑病，请结合临床；②双侧额颞部脑外隙增宽，透明隔间腔存在，诊断为"①新生儿呼吸窘迫综合征；②新生儿败血症（临床诊断）；③新生儿病理性黄疸；④新生儿缺血缺氧性脑病；⑤新生儿缺血缺氧性心肌损害；⑥中央型房间隔缺损（卵圆孔型）"，住院期间有蓝光治疗史、无创呼吸机吸史，无抽搐病史，无输血史，无食物药物过敏史，无肝炎、结核等传染病接触史，无外伤、手术史。预防接种按计划免疫进行。

个人史：患儿为第 3 胎第 2 产，胎龄 37 周因"胎儿头围偏大、母亲胆汁淤积"行剖宫产娩出，生后哭声可，Apgar 评分 1 分钟 7 分，5 分钟 8 分，出生体重 3 500 g，出生日期为 2022-02-25。生后混合喂养。新生儿筛查已做，结果正常，眼底筛查已做，结果正常。发育情况为 3 月抬头，7 月余可独坐，1 岁 4 个月会爬，1 岁 6 个月可独走，现独走偏瘫步态。

家族史：父母均体健，1 个姐姐 7 岁，体健，否认家族中有遗传及传染病史，否认家族中有类似疾病发生。

↗ 查体

体格检查：T 36.8℃，P 100 次 / 分，R 28 次 / 分，Wt 12.3 kg。体格发育正常，营养不良，神志清晰，精神可。意识清醒，反应可，表情丰富，追视、追听灵活，叫名反应可，对周围事物感兴趣。认母亲，能按指令识别周围环境的人，认识常见的简单物品、可识别五官，可执行简单指令；语言稍落后，可完成部分简单的对话。发音清晰，与家长互动可。双手可抓物，右手抓物欠灵活，精细动作左侧为拇食指指尖对捏，右侧为拇食指指腹对捏。竖头稳，坐位自由玩耍，可完成仰卧位至立位体位的转换，可独站、独走，偏瘫步态，右足外旋、足尖下垂，可扶扶手上下楼梯，双足可蹦离地面，右侧肢体肌力欠佳，右腘绳肌、右腓肠肌肌张力偏高，改良 Asworth 分级 1 级，腱反射可引出双侧不对称。

↗ 护理评估

同案例 1。

↗ 护理诊断

（1）有废用综合征的危险：与肢体痉挛型瘫痪有关。

（2）有皮肤完整性受损的危险：与躯体不能活动有关。

（3）营养失调：低于机体需要量，与进食困难、摄入不足有关。

（4）躯体移动障碍：与姿势异常及运动障碍有关。

↗ 护理

△ 治疗护理

（1）根据患儿病情，给予运动疗法、悬吊治疗、仪器平衡训练提高肌力，给予推拿治疗、蜡疗减轻肌肉痉挛、降低肌张力。

（2）生长发育迟缓：除在住院期间进行专业的康复训练外，根据生长发育状况指导父母及家庭其他成员，正确护理患儿，如穿衣、脱衣、抱姿、卧姿等，促进生长发育。

（3）行走障碍如下：

1）康复治疗师会诊，对患儿进行运动功能评估，治疗组成员共同为患儿拟定一个康复锻炼计划，鼓励患儿经常短程行走，每日至少3次。

2）向患儿和家长解释安全行走是完整的活动，它涉及肌肉、骨骼、神经、心血管系统及心理和定向力的因素。

3）住院期间进行肢体功能训练，从简单到复杂，从被动到主动的肢体锻炼，促进肌肉、关节活动，改善肌张力，抑制异常姿势。

（4）患儿生活自理能力缺陷如下：

1）患儿在睡眠时使用床栏，防止坠床。

2）与患儿家长一起制定一个短期目标，促进学习生活技能的主动性，减少失败次数。

3）在患儿活动耐力范围内，鼓励其从事部分生活自理活动，给予积极的鼓励，记录成功的活动项目。

4）住院期间协助患儿洗漱、进食、大小便、个人卫生等生活护理，将患儿的食物放在方便患儿拿取的位置。

5）患儿活动期间，保持活动空间光线充足，防止跌倒。

（5）肢体康复训练：根据患儿的具体情况，制定个性化的康复训练计划，包括被动运动和主动运动，促进肌肉力量和关节活动度的恢复。

△ 观察护理

（1）密切观察患儿的运动功能，包括肢体的活动范围、协调性、肌张力等，看是否有异常改变。

（2）观察患儿生命体征变化，预防并发症的发生，每日测量体温1次，同时要注意观察患儿精神反应、体重及大小便情况。

（3）日常生活护理：确保偏瘫患儿的居住环境安全无障碍，如安装扶手、防滑垫等。协助患儿进行日常活动，如洗漱、穿衣、进食等，确保动作轻柔、准确。

△ 饮食护理

同案例3。

△ 心理护理

（1）对患儿父母进行早期心理干预，促使其尽快由悲伤转变为认可，树立治疗疾病的信心，配合治疗和康复。

（2）偏瘫患儿往往伴随着心理压力，如焦虑、抑郁等。护理人员应耐心倾听患儿的感受，给予鼓励和支持，帮助患儿建立信心，积极面对康复过程。与患儿多沟通，多表扬，调动其积极性，培养其克服困难的信心，树立积极向上的人生态度，磨炼出不屈不挠的性格。

（3）进行日常生活能力的训练，鼓励其与正常儿童一起参与集体活动，促其树立信心，防止产生自卑及孤独心理，使其早日回归社会。

△ 健康教育

针对脑性瘫痪患儿治疗、护理任务长期性的特点，健康教育主要以家庭教育为主。

（1）教会家长照顾患儿的方法，如用药管理、身体康复及癫痫发作的处理等。针对患儿所处的年龄阶段进行重点训练：主要促进正常发育，防治各种畸形，随年龄增长可结合功能训练配备支架、夹板和特殊的装置。

（2）帮助家长制订切实可行的康复计划，包括儿童刺激计划、残疾儿童康复计划，寻找社会支持系统，如社区机构，从而提高患儿的生活质量。把握训练时机，尽量取得患儿合作：在患儿情绪好、兴趣高时教一些新的动作并不断强化，但每次训练时间不可过长，内容不要单一。

（3）指导促进患儿心理健康，家庭应给患儿更多的关爱与照顾，耐心指导，积极鼓励，注意挖掘其自身潜力，使患儿有成就感并不断进步，切不可歧视或过于偏爱，以免造成性格缺陷。

↗ 小结

在对脑瘫患儿的护理过程中，我们要营造适宜的环境，做好日常生活护理，指导患儿进行功能康复训练，重视心理护理，进行饮食指导、病情观察，对患儿家长进行脑瘫相关知识的培训，以便在家中进行延续护理。总之，脑瘫患儿的护理需要多方面的细致工作和长期坚持，通过精心护理可以在一定程度上提高患儿的生活质量，促进其功能恢复。

↗ 参考文献

［1］中华医学会儿科学分会康复学组. 中国脑性瘫痪儿童登记管理专家共识［J］. 中华实用儿科临床杂志，2021，36（19）：5.

［2］胡国敏. 脑瘫患儿母亲康复知识和技能水平与患儿运动功能康复的关系［J］. 河南医学高等专科学校学报，2024，36（02）：233-236.

▌刘欣欣

案例 10
脑性瘫痪 10（痉挛型四肢瘫）

↗ 案例介绍

患儿女性，2 岁 10 个月。

入院日期：2024-06-03 15：08。

主诉：发现运动落后、四肢硬 2 年余。

现病史：家属代诉，2 年余前（6 月龄）患儿体检时发现运动发育落后于同龄儿，头控差，不会翻身，四肢硬，建议康复干预，因患儿合并先天性心脏病一直未康复治疗；患儿 1 岁 7 月龄时来门诊就诊，仍运动认知发育落后，四肢肌张力高，查头颅 MRI 示侧脑室周围白质软化症（PVL），Gesell 评估示所有能区均发育迟缓，诊断为"①脑性瘫痪（痉挛型四肢瘫）；②全面性发育迟缓"，给予综合康复治疗 1 个疗程好转出院，后继续于当地康复治疗；患儿 2 岁 1 月龄时，仍运动认知落后、四肢肌张力高，再次综合康复治疗 4 疗程后好转出院，期间于 2023-11-10 行超声下双侧腘绳肌群、腓肠肌群 A 型肉毒毒素注射。现患儿 2 岁 9 个月，仍运动认知发育落后，不能独站独走，双手精细动作差，四肢肌张力高，今为进一步康复治疗复诊，门诊以"①脑性瘫痪（痉挛型四肢瘫）；②全面性发育迟缓"为诊断收入院。近日来精神可，饮食可，睡眠可，大小便正常。

既往史：患儿生后 3 天即诊断为"先天性心脏病（室间隔缺损、房间隔缺损）"，1 岁时（2022-07-23）在外院手术治疗，术后恢复可（具体不详）；生后 1 周因"新生儿黄疸"在当地妇幼保健院新生儿科住院，给予蓝光照射等对症治疗 5 天后好转出院（具体不详）；2023-06-21 夜间玩耍时突然出现双眼向右凝视、牙关紧闭、呼之不应，不伴有口唇青紫、口吐泡沫、四肢僵直抖动、大小便失禁，无发热，伴呕吐 1 次，呕吐物为胃内容物，持续 5~10 分钟后自行缓解，未予干预，2 个月后就诊于当地医院，查脑电图示儿童异常视频脑电图，建议定期观察，后未再出现类似发作。平素体质差、易呼吸道感染；无肝炎、结核等传染病史，无外伤史，输血史不详。预防接种按计划免疫进行。

个人史：母孕期无接触史，母孕期无并发症，无感染史，母孕期无用药史，患儿为第 1 胎第 1 产，母孕 38^{+6} 周，阴道自然分娩，羊水、胎位、脐带、胎盘均未见明显异常，出生体重 2 500 g，Apgar 评分出生后 1 分钟内评测为 9 分、5 分钟 10 分；1 岁（先天性心脏病手术后）抬头、翻身，10 个月主动抓物；1 岁执行简单指令，1 岁 5 个月有意识发单音。生后至 6 个月母乳喂养；现普食。

家族史：患儿出生时父亲 29 岁，母亲 29 岁，均身体健康，非近亲结婚。否认家族中有遗传病史、传染病史及类似疾病史。

↗ 查体

体格检查：T 36.7℃，P 110 次 / 分，R 24 次 / 分，Wt 9.9 kg。体格发育正常，营养不良，神志清晰，精神可。现患儿意识清醒，追视追听可，叫名反应迟，能逗笑，注意力不集中，认家庭成员，认知模仿能力较同龄儿落后，可指认五官及简单生活物品，能分辨少量书中图画，会说出少量物体名称，能模仿画一笔，不能画直线、圆圈，不能完成形板匹配，可执行简单指令；双手抓物欠灵活，精细动作差，可平剪式捏物，不会钳式捏物，只会搭 2 层积木，会模仿盖瓶盖，但不能盖紧；语言落后，会说简单句子，词汇量约 50 余个字，会用语言表达自己需要，知道简单物品用途。日常生活能力差，不会用勺子吃饭，会模仿做家务，不会拉拉链，不会解大小便。头控可，仰卧对称，四肢伸展，拉起头前屈，俯卧抬头 90°，前臂旋前，手支撑，会翻身，会腹爬，不能四爬，能短暂拱背坐，坐位后倾、下肢稍屈膝、侧方平衡反射未引出，能拉栏站走，能扶水平面站立，能短暂扶垂直面站立，能沿走 5~6 步，能拉着双手走 3~5 步，不能独站独走，扶立位迈步时双下肢交叉、双膝过伸、双足外翻、尖足，四肢肌张力增高，MAS 分级示双上肢屈肘肌群 1+ 级、旋前肌群 1 级，双下肢内收肌群 2 级、腘绳肌群 1+ 至 2 级、小腿三头肌 1+ 至 2 级，降落伞反射可引出、蒙面征可引出、踝阵挛阳性、双侧膝腱反射亢进。

↗ 护理评估

同案例 1。

↗ 护理诊断

（1）生长发育改变：与脑损伤有关。

（2）有废用综合征的危险：与肢体痉挛型瘫痪有关。

（3）有皮肤完整性受损的危险：与躯体不能活动有关。

（4）营养失调：低于机体需要量，与进食困难、摄入不足有关。

（5）躯体移动障碍：与姿势异常及运动障碍有关。

↗ 护理

△ 治疗护理

（1）遵医嘱给予运动疗法、悬吊治疗、仪器平衡训练、等速肌力训练、减重支持系统训练等提高肌力，给予推拿治疗和蜡疗减轻肌肉痉挛、降低肌张力，给予感觉统合训练、作业疗法、言语训练、计算机言语疾病矫治、冲动行为干预、认知知觉功能障碍训练，从而提高言语、认知及智能发育。

（2）生长发育迟缓：除在住院期间进行专业的康复训练外，根据生长发育状况指导父母及家庭其他成员，正确护理患儿，如穿衣、脱衣、抱姿、卧姿等，促进生长发育。

（3）语言沟通障碍的护理如下：

1）当患儿有兴趣尝试沟通时，要耐心倾听。

2）与患儿交流时，使用简洁语句，语速放慢，重复关键词。

3）训练语言表达能力，从简单的字开始，循序渐进。提供患儿认字和词的卡片、纸板、铅笔和纸。

4）鼓励熟悉患儿状况的家属陪伴，促进与医护人员的有效沟通，利用一些技巧来加强理解。

5）使用不复杂的一般要求和指导，使用语言和行为相配。指导做同样的事情时，使用同样的词汇。

6）通过家属或其他人协助交流。安排熟悉患儿情况、能够与患儿有效沟通的护士提供连续性护理，以减少无效交流次数。

（4）行走障碍的护理如下：

1）组织康复治疗师会诊，对患儿进行运动功能评估，治疗组成员共同为患儿拟定一个康复锻炼计划鼓励患儿经常短程行走，每日至少3次。

2）向患儿和家长解释安全行走是完整的活动，它涉及肌肉、骨骼、神经、心血管系统及心理和定向力的因素。

3）住院期间进行肢体功能训练，从简单到复杂，从被动到主动，促进肌肉、关节活动，改善肌张力，抑制异常姿势。

（5）患儿生活自理能力缺陷的护理如下：

1）患儿在睡眠时使用床栏，防止坠床。

2）与患儿家长一起制定一个短期目标，促进学习生活技能的主动性，减少失败。

3）在患儿活动耐力范围内，鼓励其从事部分生活自理活动，给予积极的鼓励，记录成功的活动项目。

4）住院期间协助患儿洗漱、进食、大小便、保持个人卫生等，将患儿的食物放在方便患儿拿取的位置。

5）患儿活动期间，保持活动空间光线充足，防止跌倒。

△ 观察护理

（1）密切观察患儿的运动功能，包括肢体的活动范围、协调性、肌张力等，看是否有异常改变。

（2）观察患儿生命体征变化，预防并发症的发生，每日测量体温 1 次，同时要注意观察患儿精神反应、体重及大小便情况。

△ 饮食护理

同案例 3。

△ 心理护理

同案例 9。

△ 健康教育

同案例 9。

↗ 小结

同案例 1。

↗ 参考文献

同案例 1。

许　令

案例 11
脑性瘫痪 11（双侧痉挛型）

案例介绍

患儿男性，7 岁 7 个月。

主诉：发现肌张力异常 7 年余。

现病史：7 年余前（患儿 4 月龄）时家属发现患儿踝部痉挛，未重视。7 月龄于外院就诊时发现患儿双下肢肌张力高，坚持康复训练至 6 岁 10 月龄，患儿仍留有双下肢异常姿势及关节痉挛。6 岁 11 个月就诊于外院神经外科，于 2023-08-24 行"选择性脊神经后根离断术、选择性闭孔神经切断术、内收肌松解术"，术后恢复良好，术后 23 天给予营养神经及康复训练治疗，患儿躯干稳定性较前增强。现患儿 7 岁 7 个月，双下肢异常姿势及关节痉挛，能独站 15 秒，不能独走，扶站时下肢屈髋屈膝，双足交叉，扶走时双上肢屈曲、握拳，骨盆前倾，下肢屈髋屈膝、交叉尖足。能正常简单表达及交流，语言发音清晰。现为进一步康复训练治疗，门诊以"双侧痉挛型脑性瘫痪"收住入院。

既往史：生后 1 月龄于外院查视网膜病变 Ⅱ 期，行"视网膜病变手术"后痊愈。6 岁 11 个月外院神经外科行"选择性脊神经后根离断术、选择性闭孔神经切断术、内收肌松解术"。否认"肝炎、结核"等传染病史及接触史，否认食物、药物过敏史，否认外伤史，否认输血史。仅接种卡介苗 1 针，乙肝 1 针。

个人史：患儿为第 1 胎第 1 产，为 27 周顺产，出生体重 1.3 kg，出生时有窒息。Apgar 评分不详。母乳喂养，按时添加辅食。发育落后正常同龄人，3 岁可说句子，4 岁扶走，能拿筷子吃饭。

家族史：否认家族遗传病史。

↗ 查体

体格检查：T 36.9℃，P 88 次 / 分，R 21 次 / 分，BP 90/60 mmHg，无咳嗽、咳痰，无呕吐、腹泻，精神食纳可，大小便正常，尿无特殊气味。

专科检查：粗大运动功能分级系统 GMFCS Ⅲ级；徒手肌力评估双上肢肌张力 1 级，双下肢肌张力 2 级。膝关节挛缩；关节活动度内收肌角 90°，腘窝角 90°；足背屈角左 75°，右 80°；原始反射与病理反射，肱二头肌腱反射（+++），肱三头肌腱反射（+++）；平衡协调性采用 Berg 评分，结果为 14 分；患儿家长心理与认知功能评估提示焦虑。

↗ 辅助检查

头颅 MRI：侧脑室周围白质软化症；骶椎 CT：骶椎隐性椎弓裂。

↗ 诊断

诊断：双侧痉挛型脑性瘫痪。

↗ 护理

△ 康复护理

（1）姿势管理：对于患儿卧姿、站姿、辅助行走给予相应的指导，改善异常姿势，如 W 腿坐、俯腰坐等。同时采用姿势矫正设备，对姿势进行管理，抑制痉挛模式，学会主动运动，进行自发性活动，诱发随意性的分离运动，维持头部与躯干合理对线，保持良好的姿势。

（2）通过锻炼深层躯干肌肉群，包括腹肌、背肌和骨盆底肌肉等，以提高躯干的稳定性、耐力和控制能力。包括骨盆平衡训练、躯干肌肉强化训练、核心稳定性训练、平衡训练。

（3）利用蜡疗、水疗等物理作用因子，改善肌肉痉挛，增强痉挛肌群的延展性，提高拮抗肌群力量，达到平衡肌群的作用。

（4）ADL训练如下：

1）根据患儿的身高选择合适的马桶，或者在马桶下准备小板凳，使孩子保持正确的姿势进行如厕。家长应指导患儿使用纸巾清洁私处，并教会他们学习自主穿脱裤子的动作。养成定时排便的习惯，在集中排便前 0.5 h 进行训练，定时令患儿在坐便器的时间不超过 10 min。鼓励患儿使用言语或者手势进行表达，耐心指导其如厕后的清洁活动。

2）注意进食姿势，选择合适的进食体位。可以独坐的患儿坐在儿童椅或者靠于墙角坐小凳子，保持端坐位或者半坐位前倾 60°，头正中略微前倾，选择合适的餐具如长柄且扁平的汤勺，或使用辅助筷子进行进食。

（5）延续性护理：在家庭康复中，指导家属运用 ICF-CY 理念进行日常家庭康复，包括心理方面、日常生活活动能力方面、移动方面、学习方面、环境改造等。持续开展延续性护理，利用电话、微信等方式给予多途径随访。

△ 安全护理

（1）加强患儿及家属的安全健康宣教，提高防跌倒坠床的意识。正确使用床档、床栏等安全防范设施，患儿坐位时尽量坐于床内侧，防止因异常姿势导致坠床。保持病房和走廊整洁、干净，及时发现并消除引起跌倒的隐患。

（2）正确适应助行器等辅助器具，在站立行走时选择适合的助行器具。进行直立行走训练时应保持头躯干的正中位，控制腰部与肩部，固定双脚外缘，在助行器的帮助下行走。

△ 疼痛护理

患儿由于下肢腓肠肌、腘绳肌痉挛过度牵拉所致疼痛，应详细准确评估疼痛的性质、部位、程度、持续时间、诱发疼痛的原因等。可以通过吃冰激凌、看动画片、看故事书、看电视、听轻柔的歌曲等分散注意力以减轻疼痛，治疗过程中需要减少各种疼痛刺激，护理时动作应敏捷、轻柔，禁止粗暴，操作前应尽可能解释操作过程和可能的感受，使患儿做好充足的心理准备。

△ 心理护理

向患儿及家属讲解疾病的病因、治疗过程、预后，使患儿及家属了解疾病及影响。鼓励患儿及家属积极参与整个康复过程，树立康复信心。同时合理接受患儿部分残疾，降低康复要求，明确康复目的是最大程度回归社会，提高生存质量，而不是执着于完全康复。

↗ 小结

本次案例护理的对象为一例双侧痉挛型脑性瘫痪患儿，该患儿运动、日常生活能力等明显落后，如何促进功能康复，提高生活质量是护理重点。在运动康复护理中应用姿势管理，能够进一步提升其护理效果。通过采取个性化的专科护理如日常生活能力训练指导、辅助器具的使用等，患儿情况均明显改善。

↗ 参考文献

［1］徐学翠，余艳，李司南，等. 基于 ICF-CY 框架下游戏疗法联合康复训练对脑性瘫痪患儿的疗效观察［J］. 实用临床医药杂志，2022，11：34-37+47.

［2］刘素素. 患儿跌倒、坠床高危因素的分析与护理对策［J］. 中国冶金工业医学杂志，2015，32（02）：231-232.

［3］冯瑜，冼秋霞，张玲，等. 非药物性护理干预对减轻儿童手术后疼痛的效果［J］. 包头医学院学报，2015，31（07）：122-124.

▍邵秋岚

案例 12
脑性瘫痪高危儿 1

↗ 案例介绍

患儿女性，5 个月 27 天。

入院日期：2024-06-03 16：18。

主诉：出生至今 5 个月 27 天右侧肢体不灵活。

现病史：家属代诉，患儿 2 个月 11 天右侧肢体不灵活，头后仰，遂来就诊，诊断为"脑性瘫痪高危儿"，予以综合康复治疗 3 个疗程，患儿头后仰较前改善。现患儿 5 个月 27 天右侧肢体不灵活，右侧肢体肌张力高，为进一步康复治疗，再次入院，门诊以"脑性瘫痪高危儿"为诊断收入院，近日来精神可，饮食可，睡眠可，大小便正常。

既往史：患儿为第 2 胎第 2 产，母孕 33 周，因"宫内出血"剖宫产，脐绕颈 1 周，前置胎盘，出生体重 2 060 g，出生后不会哭，于外院 NICU 治疗，诊断为"①新生儿呼吸窘迫综合征；②新生儿肺炎；③围生期脑损伤；④新生儿低血糖；⑤早产儿；⑥低出生体重儿；⑦发育异常？"予以呼吸机辅助呼吸、抗感染及对症支持治疗 19 天。患儿 40 余天，就诊外院，行头部 MRI 示左侧脑室旁软化灶，左侧小脑小伴软化灶；GMS 示单调性全身运动。未予治疗。平素体质可；无肝炎、结核等传染病史，无手术史，无外伤史，无输血史。预防接种卡介苗，乙肝疫苗 2 次。

个人史：母孕期无接触史，母孕期合并"贫血"，母孕 2 月有"新型冠状病毒感染"史，母孕期应用过药物（具体不详），患儿第 2 胎第 2 产，母孕 33 周，因"宫内出血"剖宫产，羊水、胎位未见明显异常，脐绕颈 1 周，前置胎盘，出生体重 2 060 g。生后至今母乳喂养。

家族史：患儿出生时父亲 29 岁，母亲 30 岁，均身体健康，非近亲结婚。有 1 个哥哥约 6 岁，体健。否认家族中有遗传病史、传染病史及类似疾病史。

↗ 查体

体格检查：T 36.9℃，P 120 次 / 分，R 32 次 / 分，Wt 6.9 kg。体格发育正常，营养不良，神志清晰，精神可。意识清醒，反应稍迟，可追视、追听，对声音反应迟，会微笑，能笑出声，头控制不稳，右侧肢体活动少，仰卧对称，四肢伸展，拉起头后仰，俯卧位抬头 < 90°，不会支撑。会翻身，坐位半前倾，扶立位双下肢不能支撑体重，右侧旋前圆肌、腘绳肌、腓肠肌肌张力高，内收肌角 30°，右侧腘窝角、足背屈角较对侧小，Vojta 姿势反射各项可见双下肢硬直性伸展异常反射，踝阵挛（左侧未引出，右侧阳性）、右侧腱反射亢进。

↗ 护理评估

1. 健康史

了解患儿家族中是否有类似疾病，询问就诊者的生产史，详细了解是否有脑瘫高风险病史，包括孕前期的高风险因素、孕期高风险因素、产后高风险因素。询问患儿的饮食及大小二便情况，是否有食物药物过敏等基本资料。

2. 体格检查

同案例 1。

3. 心理状况评估

同案例 1。

↗ 护理诊断

1. 躯体移动障碍

躯体移动障碍与姿势异常及运动障碍有关。

2. 运动障碍

运动障碍与姿势异常及运动发育落后有关。

3. 有皮肤完整性受损的危险

有皮肤完整性受损的危险与躯体不能活动有关。

4. 认知 / 感觉异常

认知 / 感觉异常与大脑及神经系统发育不良有关。

5. 吞咽功能障碍

吞咽功能障碍与疾病有关。

6. 疼痛

疼痛与肌张力增高有关。

7. 营养失调：低于机体需要量

营养失调与进食困难、摄入不足有关。

8. 焦虑

焦虑与担心疾病预后有关。

9. 知识缺乏

家属缺乏疾病相关知识。

↗ 护理

△ 治疗护理

遵医嘱给予运动疗法，改善关节活动度，予以悬吊治疗、仪器平衡功能训练，提高肌力，改善头控制平衡；予以推拿治疗，缓解痉挛，通经活络，改善患儿体质；予以多感官治疗，改善患儿反应能力，继续物理因子治疗，促进神经发育。躯体活动障碍护理如下：

（1）患儿肢体的力量和耐力增加。

（2）使患儿肢体呈功能位置。

（3）在改变锻炼方式时加强指导，耐心帮助，给予鼓励。

（4）制定家庭康复计划，教会家长康复训练方法。

△ 观察护理

（1）观察患儿康复治疗后的躯体运动改善情况。

（2）观察患儿生命体征变化，预防并发症的发生，每日测量体温 1 次，同时要注意观察患儿精神反应、体重及大小便情况。

△ 饮食护理

（1）对于吞咽困难的脑性瘫痪患儿，喂养时要耐心，给予易于咽下的食物。必要时，护理者可用手指向下清扫食道，帮助吞咽。每勺食物不宜过多，以免产生呕吐。用勺喂养时应从正前面中线位置给食物，如患儿有突然吐舌，可以用勺压舌，训练合唇。用勺饮水时将杯边放在患儿下唇上，勿放牙间，以防咬杯。若勺被咬住，不要用力拉出，应等患儿自行放松。对于流口水的脑性瘫痪患儿，避免用力擦嘴，以免减低唇部敏感度，可用毛巾轻拍咽部，增强吞口水意识。

（2）对于脑性瘫痪患儿应选择营养丰富易于消化的食物，多食瘦肉、肝、蛋、新鲜蔬菜及水果，根据患儿口部功能的发展，由流食、半流食至固体食物逐渐改变质地，做到合理喂养，定时定量，防止营养不良及消化不良。

△ 心理护理

（1）为患儿提供安静舒适的病房环境。

（2）指导患儿家长安抚患儿情绪，给患儿舒适的接触，如怀抱、抚摸等。

（3）责任护士对患儿进行全面的护理，建立护患间的信任感。

（4）责任护士要为患儿提供详细的疾病知识，包括病因、症状、治疗方法等方面的信息，以帮助患儿更好地了解自己的疾病。

（5）建立有效的沟通渠道，与患儿和家属保持密切联系，及时解答疑问，提供必要的支持和帮助。给患儿家长讲解疾病的相关知识，鼓励安慰家长，树立其信心。

△ 健康教育

同案例 9。

↗ 小结

对高危儿进行有效的超早期干预及随访管理已成为儿科医师、康复保健人员等非常重要的任务，且新生儿超早期干预作为一项操作性强及无创性的干预技术，其临床疗效在临床上逐渐得到证实，具有较大的临床意义和社会意义。至今为止，关于新生儿超早期干预的主要干预措施包括鸟巢式护理、袋鼠式护理、体位性干预、视听觉刺激、触觉刺激、运动感知觉刺激、口腔运动功能训练、心肺功能训练等，但目前国内外关于新生儿超早期干预方面的临床研究仅仅是单个干预方面的研究，没有涉及全面性的联合的超早期干预方面系统的随机对照试验，且各项研究干预时间、频次、剂量、暴露形式等存在较大差异。此外，针对高危因素不同的患儿是否具有不同的疗效仍需进一步探讨以明确最佳的联合干预措施。

↗ 参考文献

［1］郑晓娴. 吊床体位干预对早产儿睡眠质量、并发症和生长发育的影响［J］. 医学理论与实践，2023，36（24）：4288-4290.

［2］曾远，宋欢欢，赖轻，等. 超早期干预对高危儿神经系统发育的临床疗效研究［J］. 中国医学创新，2023，20（07）：84-88.

▌刘欣欣

案例 13
脑性瘫痪高危儿 2

↗ 案例介绍

患儿男性，6 个月 8 天。

入院日期：2024-06-11 09：48。

主诉：发现四肢肌张力高 3 天（代诉）。

现病史：患儿 3 天前因头后仰至当地医院就诊，体格检查发现患儿四肢肌张力高；今来院进一步就诊，门诊查体发现患儿头后仰、四肢肌张力高、不能主动抓物，以"脑性瘫痪高危儿"为诊断收入院。近日来精神可，饮食可，睡眠可，大小便正常。

既往史：平素体质可；无心血管、脑血管等相关病史，无肝炎、结核等传染病史，无手术史，无外伤史，无输血史。预防接种按计划免疫进行。

个人史：母孕期无有毒有害物质接触史，母孕期无并发症，母孕 3 个月合并呼吸道感染，母孕期无用药史；为第 1 胎第 1 产，母孕 34 周，因胎盘早剥行剖宫产，羊水未见明显异常，胎位未见明显异常，脐带绕颈 1 周，出生体重 1 997 g，有出生后青紫窒息史，在当地医院抢救后转至外院，诊断为新生儿窒息，早产儿，低体重儿，新生儿呼吸窘迫综合征，给予应用营养神经类药物、呼吸机辅助呼吸等治疗 28 天后好转出院。早期有易惊、吃奶呛咳、异常哭闹等异常表现。3 个月抬头，现头后仰、不会主动抓物。出生后至今母乳喂养。

家族史：患儿出生时父亲 20 岁，母亲 19 岁，均身体健康，非近亲结

婚。否认家族中有遗传病史、传染病史及类似疾病史。

↗ 查体

体格检查：T 36.5℃，P 120 次 / 分，R 30 次 / 分，Wt 5 kg。体格发育正常，营养良好，神志清晰，精神可。反应迟钝，追视稍迟，可追视 120°，不会追找掉下的玩具；对声音有反应，追听反应迟。不认生，可逗笑，不易笑出声。吞咽偶呛咳，不会发 "MUMU" 音。双手不能中线活跃，不能主动抓物。头后仰，仰卧呈 ATNR 姿势，四肢屈曲，拉起头后垂，俯卧位短时可抬头 45°，不会支撑掌。不会翻身，坐位全前倾。扶立位双下肢可支撑部分体重，躯干有前倾，扶走时双下肢屈曲、交叉步态；双侧肱二头肌，双内收肌，双腘绳肌肌张力高，内收肌角 60°，腘窝角 90°，足背屈角 10°，拥抱反射消失、降落伞反射未引出、蒙面征未引出、踝阵挛（左侧：未引出，右侧：未引出）、ATNR 反射阳性、腱反射活跃。完善头颅影像学检查、听性脑干反应、视觉诱发电位、脑电图等相关检查，以及各项精神运动行为评估，可能与多种病因相关，包括内分泌或遗传及代谢病，进一步完善肝肾心功能、血氨、血同型半胱氨酸、铜蓝蛋白、维生素 D、叶酸、维生素 B_{12}、血串联质谱分析、染色体核型等相关检验，必要时行基因检测。

↗ 护理评估

同案例 12。

↗ 护理诊断

同案例 12。

↗ 护理

△ 治疗护理

（1）遵医嘱给予经颅磁刺激治疗促进脑部循环，给予运动疗法、生物反馈治疗、中频脉冲治疗提高肌力；给予推拿治疗、蜡疗、低频电疗减轻肌肉痉挛，降低肌张力。

（2）一般护理如下：

1）环境护理：温湿度适宜，噪音降低，光线柔和。定时通风消毒，防止交叉感染。

2）皮肤护理：翻身、拍背，勤剪指甲，更换衣服，保持皮肤清洁干燥。

3）体位护理：利用支撑物使高危儿保持良好的体位，头、颈、肩、髋、膝保持在正常位置和良肢位。

（3）运动障碍护理如下：

1）粗大运动：根据小儿正常的发育顺序和患儿具体的姿势水平、反射情况及肌张力水平开展干预。具体流程：抬头、支撑、翻身、坐、爬、跪、站、走。

2）精细运动：多感官刺激引导下的精细运动功能，主要为手眼协调和双手协调训练。如伸手、抓握、释放、传递等。

（4）感知障碍训练：提供视听触丰富刺激的环境，获取周围环境的信息并适应环境，增强感受性和观察力。

1）视觉训练：以互动式的高对比度色彩视觉刺激改善患儿的视觉定位和追踪，如选用色彩鲜艳的玩具放置在患儿眼前，上下左右摇摆，引导患儿追视。

2）听觉训练：于患儿耳部斜后方，利用玩具发出声音或轻呼其名，引导患儿追听。

3）触觉训练：选用大小、质地、软硬度、温度不同的物体，引导其抓握进行触觉训练。

（5）吞咽功能训练：患儿有吃奶呛咳的情况，需要强化性的口运动技巧训练。

1）非营养性吮吸：用蘸水棉签或戴有无菌手套的手指放置于患儿唇角或上下口唇中部，诱导患儿吸吮，并适当向外牵拉对抗其吸吮以锻炼其能力。

2）口周按摩：进食前借助按摩工具在口腔内、口周、唇周及两颊进行穴位刺激或按摩，促进吞咽张合力提升。注意事项，若出现哭闹、拒绝进食等情况，采用冷处理的方法暂停喂食，避免强迫喂食。

（6）定期评估婴儿的发育情况，及时发现问题并反馈给医生。

△ 观察护理

（1）密切观察严密监测高危儿的身高、体重及头围等体格发育指标，定期评估其营养状况。

（2）密切观察婴儿的运动发育情况，如抬头、翻身、坐、爬、站、走等动作的出现时间和进展情况。

（3）注意观察肢体的姿势和活动度，是否存在异常姿势，如下肢交叉等。

（4）观察婴儿的肌张力情况有无改善。

（5）留意婴儿的精神状态、反应能力和认知表现。

（6）观察进食和吞咽情况、是否有呛咳等异常。

△ 饮食护理

（1）正确姿势：帮助母亲采用舒适且适合患儿的喂养姿势，如半躺式等，确保患儿能较好地含接乳头。

（2）耐心引导：由于患儿可能吸吮力较弱或吸吮不协调，要有耐心引导患儿正确吸吮。

（3）观察吸吮：密切观察患儿吸吮情况，看是否顺畅，有无呛咳等异常。

（4）适当休息：喂养过程中可适当让患儿休息，避免其过度疲劳。

（5）保持安静：营造安静的喂养环境，减少干扰，让患儿能专注于吃奶。

（6）按需喂养：根据患儿需求随时进行喂养，不要严格限定时间间隔。

（7）乳头护理：指导母亲做好乳头护理，防止乳头皲裂等问题影响喂养。

（8）评估吞咽：注意评估患儿的吞咽功能，避免乳汁呛入气管。

（9）喂养后护理：喂养后及时拍嗝，保持患儿头高脚低位一段时间，减少溢奶。

（10）母亲支持：给予母亲心理支持和鼓励，增强其坚持母乳喂养的信心。

△ 心理护理

（1）给予患儿温暖的怀抱和轻柔的触摸，让患儿感受到关爱和安全感。

（2）用温和的语气与患儿交流，即使他们可能不能完全理解，也能感受到情感的传递。

（3）提供色彩鲜艳、能发出声音的玩具，刺激患儿的感官，带来愉悦感。

（4）理解家长的焦虑、痛苦和无助情绪，给予倾听和共情。

（5）向家长传递积极的信息和成功案例，增强他们的信心和希望。

（6）帮助家长正确认识脑性瘫痪，缓解他们因不了解该疾病而产生的过度担忧。

（7）鼓励家长积极参与患儿的护理和康复训练，让他们感受到自己的价值和作用。

（8）提供心理支持和疏导，帮助家长应对可能出现的心理压力和情绪问题。

（9）定期组织家长交流活动，让他们可以相互分享经验和感受，互相鼓励和支持。

（10）提醒家长关注自身的身心健康，避免过度劳累和心理负担过重。

△ 健康教育

（1）安全教育：保证环境安全，增强家长安全防范意识，避免不良事件发生。

（2）讲解高危因素及可能带来的潜在影响，让家长有清晰认识。

（3）指导家长如何观察孩子的日常表现，如吃奶情况、睡眠、精神状态、肢体活动等，发现异常及时反馈。

（4）指导家长如何应对孩子可能出现的突发状况，如抽搐等。

（5）康复指导：调动家长的主观能动性，鼓励家长开展袋鼠式护理，增强亲子关系。指导家长进行按摩抚触、被动运动、主动运动及前庭功能训练，有针对性地指导家长开展言语、社交、视觉、听觉、感知觉刺激训练。

（6）制定康复计划：帮助家长制订切实可行的康复计划，提高患儿的生活质量。

↗ 小结

要密切关注患儿的生长发育情况，包括运动、认知、语言等方面的表现，以便早期发现异常；喂养时要注意方法和姿势，保证营养摄入且防止呛咳等问题；重视皮肤护理，保持皮肤清洁干爽；指导家长积极配合康复训练，帮助患儿改善功能；为患儿创造安静、舒适、安全的环境，减少不良刺激；关注患儿的心理需求，给予足够的关爱和安抚；同时要关注家长的心理状态，给予他们支持和鼓励，让他们更好地参与到护理过程中；还要严格预防感染，做好日常消毒和防护工作；定期带患儿复查评估，根据实际情况调整护理和康复方案。总之，脑性瘫痪高危儿的护理至关重要，需要密切观察病情，精心护理喂养，细致照管皮肤，持之以恒进行康复训练，通过全方位的细致护理助力患儿的治疗与成长。

↗ 参考文献

［1］成莉，徐世琴，李莉，等. 基于早期干预的康复护理模式在脑性瘫痪高危儿中的应用［J］. 中国现代医生，2024，62（01）：82-84.

［2］中华医学会儿科学分会康复学组. 2021 年 JAMA Pediatrics《0~2 岁脑性瘫痪及其高危儿的早期干预：基于系统评价的国际临床实践指南》中国专家解读［J］. 中华实用儿科临床杂志，2021，36（19）：1446-1451.

［3］丘雅琴，郭俊霞，林丽妮. 早期康复护理对脑性瘫痪高危儿的实施效果分析［J］. 中国社区医师，2021，37（11）：133-134.

▮ 许　令

案例 14
偏瘫 1（脑梗死后遗症）

↗ 案例介绍

患儿男性，2 岁。

主诉：脑梗死后右侧肢体障碍约 1 年余。

现病史：1 年余前（2022-09-19）患儿因"发现右侧肢体无力 15 小时"至神经内科住院，期间查头颅 CT 提示左侧额颞顶叶低密度影，查头部 MRI 平扫提示左侧大脑、胼胝体、脑干多发异常信号，大面积急性脑梗死可能；查脑 MRA 提示左侧大脑中动脉远端分支减少，确诊急性脑梗死，给予甘露醇降颅压、口服阿司匹林抗血小板聚集及硫酸镁改善循环。之后明确观察到患儿抽搐 2 次，查视频脑电图提示背景活动偏慢，监测到醒睡期频繁左侧顶、左侧枕、中后颞区（中后颞区著）起始局灶发作、电发作，加用奥卡西平抗惊厥发作。之后完善头颅影像学检查，嘱家属定期神经外科随访，并至神经科间断性康复治疗。约 1 年前，患儿 11 个月 11 天，右手不知主动抓物，右侧肌张力增高，诊断为"脑梗死后遗症、偏瘫"，给予运动疗法、作业疗法等综合康复治疗 11 个疗程，肌张力下降，现患儿 2 岁，右手主动抓物能力差，右侧上肢肌张力增高，为求进一步治疗，遂来复诊，门诊以"偏瘫"收入院。近日来精神可，饮食可，睡眠可，大小便正常。

既往史：平素体质可，生后 1 周内因"肠梗阻"于新生儿科保守治疗，好转出院，无肝炎、结核等传染病史，无传染病接触史，无手术史，无外伤史，无输血史。预防接种卡介苗针、乙肝疫苗针，具体不详。

个人史：孕期未见明显异常。患儿为第 2 胎第 1 产，1 胎 16 周自然流产，孕 38^{+5} 周，因羊水浑浊行剖宫产，出生后哭声可，Apgar 评分不详，出生体重 3 000 g，出生后母乳喂养，现人工喂养。新生儿筛查已做，结果正常，眼底筛查未做。3 个月抬头，1 岁独坐。

家族史：父母均体健，否认家族中有遗传及传染病史，否认家族中有类似疾病。

↗ 查体

体格检查：T 36.2℃，P 102 次 / 分，R 24 次 / 分，Wt 11.5 kg。体格发育正常，营养良好，神志清晰，精神可。意识清醒，认生人，叫名有反应，可听懂再见、欢迎等简单指令，会简单模仿，能指认鼻子、眼睛、耳朵等，有意识地发"爸爸、妈妈、奶奶"等约 20 个字词，竖头可，左手抓物可，右上肢有主动抓物能力，抓物迟缓，不能目的性定位，抓物时右手半张状，右上肢稍屈曲，前臂旋后困难，拇指内收，右上肢可水平上举，坐位自由坐，右侧平衡能力欠佳，不能四爬，俯卧位右上肢肘支撑，可独站、独走，独走时右足外旋，右上肢偶有挎篮样，右侧上肢肌张力高，降落伞反射右侧未引出，腱反射可引出。

↗ 护理诊断

1.　生长发育迟缓
生长发育迟缓与神经系统损伤有关。

2.　躯体活动障碍
躯体活动障碍与运动发育落后有关。

3.　语言沟通障碍
语言沟通障碍与神经系统损伤致语言发育落后有关。

4.　生活自理能力缺陷
生活自理能力缺陷与运动、智力发育落后有关。

5. 有感染的危险

有感染的危险与免疫力低下有关。

6. 有受伤的危险

有受伤的危险与家长安全意识薄弱，就诊者认知落后等有关。

↗ 护理

△ 治疗护理

1. 协助进食

护理人员要保证脑瘫患儿进食空间宽敞，并且鼓励其发挥自己进食的能力。同时也要留出足够的时间让脑瘫患儿进食，不要过多地催促他。还要让脑瘫患儿保持正确的坐姿，不要出现躺着或者倾斜吃饭的情况，避免出现窒息。而部分脑瘫患儿在进食的时候还会出现咬合反射问题，因此，护理人员一定要保持足够的耐心等待脑瘫患儿自己张口进食，不要将勺子硬拽出来。同时，尽量与脑瘫患儿保持同一个高度及合适距离，与其保持目光上的交流，对其反应情况进行观察。此外，也要确保脑瘫患儿的饮食营养均衡，根据其特殊情况调整不同的饮食方式。

2. 如厕训练

护理人员要训练脑瘫患儿自己去厕所脱裤子大小便、穿裤子及洗手等操作。此外，在脑瘫患儿自行如厕时，护理人员一定要给予其足够的时间，让其顺利完成这部分操作。

3. 穿脱衣训练

帮助脑瘫患儿恢复良好的个人卫生，包括更换衣物和尿布等。根据残疾人的能力和需求，可能需要为其提供适当的辅助设备和技巧。对脑瘫患儿进行穿脱衣服训练时，可以分解成许多小的动作单元，在训练时要求按照动作单元循序渐进地完成，等待其穿上衣服之后可以给予其一定的奖励。这种训练方式对于脑瘫患儿来说是非常重要的，不但可以提升其手部抓握能力及手眼协调能力，同时还能进行上肢伸展的训练，而对于一些初学者而言，可以选择一些宽松衣物进行训练。

4. 梳洗学习

每天起床后让脑瘫患儿自己洗脸、洗手，冬天可提供少量帮助，夏天让其独立完成，养成良好的卫生习惯。

5. 开展早期康复训练干预

对于脑瘫患儿的肌张力增高、强直型、共济失调型等病理特点，可以利用康复训练改善他们的神经肌肉控制能力，并增强身体的平衡与协调能力。

6. 加强心理护理

与脑瘫患儿建立积极的情感联系，提供关心和支持。鼓励小儿脑瘫患儿与家人、朋友和其他孩子互动，促进他们的情绪稳定和社交发展。鼓励他们积极参加文艺演出、购物等社会活动，创造机会让他们充分展示自己，这样才可以使其提升自信心，增强克服困难的决心与面对挑战和苦难的勇气。

△ 观察护理

密切观察就诊者的社会交往技能、语言交往技能、生活自理能力、独立生活能力等多方面社会适应功能并进行评估，从而制定具体护理方案。

△ 饮食护理

患儿在出现此种疾病后，会出现食欲不佳的情况，这样就会导致患儿难以补充充足的营养，从而不利于其增强机体抵抗力，也难以促进患儿的新陈代谢。针对此种情况，临床医生和医护人员应当指导患儿家属为其提供营养丰富的食物，使患儿可以补充充足营养。此外，患儿的家属还要对患儿的饮食进行合理的搭配，增强患儿的食欲，同时还要鼓励患儿多喝水，促进机体的新陈代谢。还要指导患儿多吃一些富含维生素的新鲜水果和蔬菜，增强机体的免疫力，抵抗细菌、病毒的入侵。

△ 心理护理

患儿的主要照顾者是其奶奶，入院后进行康复训练时担心患儿以后是否能行走。入院后与家属建立良好的关系，为其解决实际需要。耐心解释病情，将患儿每日进步情况向家属简单告知，使之消除紧张心理，积极配合治疗。多与患儿家属沟通，鼓励家长表达自己的感受，多让患儿主动参与治疗和护理活动。举成功例子，帮助家长建立信心，积极乐观地对抗疾病。对于性格较为内向的患儿，医护人员要主动与其沟通，并鼓励患儿积极面对疾病，配合治疗，有效促进自身病情的改善。

△ 健康教育

重点是针对家长，使他们正确认识疾病特征和可能的预后。从患儿的实际发展水平出发，对患儿的发展前景给予恰当的希望。指导其鼓励患儿多与外界接触、多说话、多练习，及时表扬和强化。提高患儿的学习兴趣和信心，切忌操之过急和歧视打骂。

↗ 小结

脑梗死是在多种因素作用下出现的局部脑组织血液供应障碍，从而引起脑组织病变、脑血管疾病，会对患儿的生理、心理带来极大影响。对脑梗死偏瘫患儿来说，通过药物治疗、日常康复训练，能让患儿身体逐渐好转，而在此过程中康复护理起着十分重要的作用，借助康复护理能带给患儿人性化的关怀，并且能有效减轻患儿痛苦感，增强患儿的生活能力，为患儿构建舒适的生活环境，不管是在减轻患儿家庭负担，还是在提高患儿生活质量上，都有良好效果。

↗ 参考文献

［1］梅海玲，张如飞，沈孝伦，等. 运动康复训练对痉挛型偏瘫型脑瘫患儿上肢功能障碍的康复效果分析［J］. 四川医学，2022，43（11）：1112-1116.

▌杨留林

案例 15
偏瘫 2（左颞叶癫痫病灶切除术后）

↗ 案例介绍

患儿女性，7 岁。

入院日期：2024-06-14 15：40。

主诉：发现右侧肢体活动障碍 4 个月余。

现病史：4 个月余前（2024-01-18）左颞叶癫痫病灶切除术后第 1 天发现右侧肢体活动差，给予高压氧、运动训练、推拿等治疗后肢体功能有所恢复。3 个月余前因右侧肢体仍活动障碍，独走不稳，右手不能主动抓物，给予综合康复治疗 4 个疗程后好转出院。现患儿仍右侧肢体活动障碍，右手功能差，遂就诊，门诊以"偏瘫"为诊断收入院。近日来精神可，饮食可，睡眠可，大小便正常。

个人史：母孕期无接触史，母孕期无并发症，无感染史，母孕期无用药史。患儿为第 2 胎第 2 产，足月顺产，出生体重 3.1 kg，出生日期为 2017-01-10，出生时无窒息史，新生儿期黄疸轻；6 个月会坐，7 个月会爬，1 岁 3 个月会走；出生后母乳喂养，现普食。

家族史：父亲 33 岁，母亲 33 岁，均体健，非近亲结婚，1 个哥哥 9 岁，体健。否认家族中有遗传病史、传染病史及类似疾病史。

↗ 查体

体格检查：T 36.2℃，P 98 次／分，R 24 次／分，BP 96/62 mmHg，Wt 30 kg，体格发育正常，营养良好，神志清晰，精神可。皮肤及黏膜色泽正常，温度和湿度正常，弹性正常，毛发正常。无水肿，无皮疹，无瘀点、紫癜、色素沉着、缺失。全身浅表淋巴结无肿大。头颅正常。头围 52.6 cm，前囟已闭合。双眼睑正常，眼球正常，巩膜正常。双侧瞳孔等大等圆，对光反射正常，耳鼻无畸形，无异常分泌物。口唇红润，口腔黏膜光滑完整，双侧扁桃体无肿大，无充血、分泌物。咽腔黏膜无充血、红肿。颈部两侧对称，无强直，气管居中。双侧胸廓正常。呼吸节律正常，双肺听诊呼吸音清，未闻及干湿性啰音。心律齐，心音可。腹部对称，平坦，腹部柔软。肝脏肋缘下未触及，剑突下未触及。胆囊未触及，脾脏肋缘下未触及。肠鸣音正常。肛门及外生殖器未见异常。脊柱无畸形，脊柱活动度正常，无压痛、叩击痛。四肢无畸形，双下肢皮纹对称。

专科检查：意识清醒，反应迟，右侧侧鼻唇沟略浅、示齿口角左偏；智力较同龄儿落后，语速慢、发音欠清晰，喝水有呛咳。右上肢屈肘、前臂旋前、旋后差，左上肢活动及左手抓物可。可独站，独走欠稳，独走时右足内翻、外旋、拖地、右膝过伸、右上肢肌力 4 级、右下肢肌力约 4 级，左侧可单脚站数秒、右侧不能单脚站，右下肢肌张力高，右腘绳肌 1 级、右腓肠肌 2 级，右侧膝腱反射活跃，左侧膝腱反射正常，右侧病理征阳性，左侧病理征阴性。

↗ 护理

△ 治疗护理

（1）遵医嘱完善康复评定、血常规、尿常规、大便常规、凝血功能等相关检查和评估，明确患儿发育程度。

（2）继续口服抗癫痫药物。

（3）根据患儿病情，给予运动疗法、悬吊治疗、仪器平衡训练、等速肌力训练等提高肌力、给予推拿治疗降低肌张力、给予作业疗法、计算机言语疾病矫治、认知知觉功能障碍训练等提高言语、认知及智能发育、针灸等治疗。

（4）运动障碍的康复：运动发育的规律是抬头→翻身→坐起→坐位平衡→坐到站→立位平衡→步行。急性偏瘫患儿的运动功能的康复要结合这一运动发育规律。

1）床上及床边训练如下：

①双手叉握上举运动和上肢上举运动：早期双手叉握，偏瘫手拇指置于健手拇指掌指关节之上（Bobath 握手），在健侧上肢的帮助下，做双上肢伸肘、肩关节前屈的上举运动；当偏瘫侧上肢不能独立完成动作时，仍采用前述双侧同时运动的方法，只是偏瘫侧上肢主动参与的程度增大。②翻身：向偏瘫侧翻身呈患侧卧位，双手叉握、伸肘、肩前屈 90°，健侧下肢屈膝、屈髋、足踩在床面上，头转向偏瘫侧，健侧上肢带动偏瘫侧上肢向偏瘫侧转动，并带动躯干向偏瘫侧转，同时健侧足踏在床面用力使得骨盆和下肢转向偏瘫侧；向健侧翻身呈健侧卧位，动作要领同前，只是偏瘫侧下肢的起始位需他人帮助，健侧卧的肢体位摆放同前。③桥式运动（仰卧位屈髋、屈膝、挺腹运动）：仰卧位，上肢放于体侧，双下肢屈髋、屈膝，足踏于床面，伸髋使臀部抬离床面，维持该姿势并酌情持续 5~10 秒，随着功能恢复，可酌情延长伸髋挺腹的时间，患侧下肢单独完成可增加难度；④床边坐与床边站：在健卧位的基础上，逐步转为床边坐（双脚不能悬空）。开始练习该动作时，应在治疗师的帮助指导下完成；床边站时，治疗师应站在患儿的偏瘫侧，并给予其偏瘫侧膝部一定的帮助，防止膝软或膝过伸，要求在坐→站转移过程中双侧下肢应同时负重，防止重心偏向一侧。

2）坐位训练如下：

①坐位平衡训练：通过重心（左、右、前、后）转移进行坐位躯干控制能力的训练。开始训练时应在治疗师的帮助指导下进行，逐步减少支持，并过渡到日常生活活动。②上肢功能活动：加强双侧上肢肩肘关节功能活动（包括肩

胛骨前伸运动）、双手中线活动，并与日常活动相结合。③下肢功能活动：加强双侧下肢髋、膝关节功能活动，双足交替背伸运动。

3）站立和站立平衡训练：目的是为步行做准备。站立平衡训练通过重心转移进行站立位下肢和躯干运动控制能力训练；另外还可以通过上下台阶运动增加下肢肌肉力量。

4）步行训练：包括步行前准备活动，在扶持立位下腿的前后摆动，踏步，屈膝，伸髋训练，在支撑期，要避免膝过伸的出现。行走的方式有扶持步行、平衡杠内行走、徒手行走。在步行训练的同时要加强肌力、肌耐力、稳定性及协调性的综合训练。

5）上肢和手功能训练：一般大关节活动恢复较早、较好，手的精细动作恢复较慢、较差，需进行强化训练，包括肩关节和肩胛带的活动。仰卧位上举上臂，并向不同的方向移动，坐位直臂前举、上举、外展等，其主要目的是训练肩关节控制力和防止肩胛骨的退缩、下降及不全脱位。加强肘关节活动训练，加强腕关节屈曲及桡尺侧偏移训练，加强掌指、指间关节各方向的活动及对掌、对指等活动。加强手的灵活性、协调性和精确动作训练，如拍球、投环、写字和梳头等。

6）肌痉挛和关节挛缩的治疗：大多数急性偏瘫患儿会出现肌张力增高，主要是由上运动神经元受损后引起的牵张反射亢进所致，常用的治疗方法有神经肌肉促进技术中的抗痉挛方法、正确的体位摆放（包括卧位和坐位）和紧张性反射的应用、口服肌松药物（如 Baclofen 等）、局部注射肉毒素等。关节挛缩是患儿长时间肌张力增高，受累关节不活动或活动范围小，使得关节周围软组织短缩、弹性降低，表现为关节僵硬，常用的治疗方法有抗痉挛体位和手法的应用、被动活动与主动参与，矫形支具的应用，必要时行手术治疗。

（5）言语障碍的康复：部分急性偏瘫患儿会出现失语和构音障碍，可根据患儿言语功能障碍的类型选择不同的训练方法。构音障碍的训练主要侧重于发音器官的肌肉收缩和协调性训练；失语症的患儿主要侧重于语言的应用功能训练，这主要包括听、说、读、写等方面，而且都涉及语言记忆的练习。

（6）日常生活活动能力的恢复：加强如厕、洗澡、上下楼梯等日常生活自理能力的训练，部分严重功能障碍的患儿，需要配置一些生活辅助器具，必要时进行生活环境改造。

（7）物理因子治疗：重点是针对上肢的伸肌（如肱三头肌和前臂伸肌）和下肢屈肌（如股二头肌、胫前肌和腓骨长短肌），改善患儿的伸肘、伸腕、伸指功能，以及屈膝和踝背伸功能。

（8）中医康复治疗：主要包括针灸疗法、推拿疗法等，对颅脑损伤患儿的康复有较好的效果。针灸刺激头部和躯干的相应穴位，如感觉区、运动区、百会、四神聪、神庭、人中、合谷、内关、三阴交、劳宫、涌泉、十宣等，可促进认知和运动功能恢复；躯体推拿可以缓解痉挛，提升肌力。

（9）矫形器和辅助器具的应用：矫形器可以纠正急性偏瘫患儿的异常姿势，辅助器具在急性偏瘫患儿康复治疗或生活、学习中都不可缺少，二者合理联合应用可以提高临床疗效、改善患儿运动功能和提高生活质量。

（10）高压氧治疗：高压氧能使脑组织的氧含量增加，增强氧的弥散功能，有利于缺氧损害的脑细胞功能的恢复。另外，高压氧能改善血管内皮细胞氧供和营养状况，促进血管内膜损伤的修复，促进血管新生和侧支循环形成，疏通微循环，从而减轻或避免脑部广泛的闭塞性血管内膜炎、微血栓形成等病理改变。

△ 观察护理

（1）密切观察患儿的运动功能，包括肢体的活动范围、协调性、肌张力等，看是否有异常改变。

（2）观察患儿生命体征变化，预防并发症的发生，每日测量体温一次，同时要注意观察患儿精神反应、体重及大小便情况。

△ 饮食护理

同案例3。

△ 心理护理

同案例9。

△ 健康教育

（1）指导患儿家属的参与，是康复继续、延续、持续，最为现实、最为可靠的方法。指导家属正确的肢体功能位摆放及维持性训练方法、吞咽及言语功能恢复方法、辅助器具的正确使用方法、日常生活活动能力训练方法，指导家属给予患儿限制–诱导运动疗法等，限制健侧的同时强化使用患侧肢体，提高自发使用患侧肢体和阻止发生忽略患侧的意识。让家属在治疗师治疗之余，自行给患儿康复训练，可明显增加康复效果。

（2）日常生活能力训练：利用家庭或社区环境继续加强日常生活活动能力的训练，强化患儿自我照料生活等能力，逐步与外界社会直接接触。学习乘坐交通工具、购物等。

↗ 小结

该病的预后取决于原发病的性质和程度、年龄、有无惊厥发作、瘫痪程度和康复治疗开始的早晚等因素。以严重惊厥发作为起病表现的患儿预后较差，难以完全恢复正常，多数仍将有持续多年的癫痫发作，且难以用药控制，瘫痪也不易恢复，多有智力发育落后和行为异常。婴幼儿偏瘫伴有失语者，语言障碍的恢复较快，持久性失语少见，但偏瘫常常只有部分性恢复，易遗留轻偏瘫。一般情况下，运动的恢复主要在起病6个月以内开始，下肢活动恢复较早、较完全，而手的精细动作恢复较差。偏瘫严重者，患肢以后可有萎缩，其发育明显落后于对侧的正常肢体。有统计显示，在急性小儿偏瘫存活的病例中，约一半有不同程度的后遗症状，表现为运动、智力、行为等异常或癫痫发作。特发性脑闭塞性病变引起的小儿急性偏瘫的预后较好，较易于恢复，但可有肌张力不全、不自主运动等。

↗ 参考文献

［1］张通，赵军，李雪萍，等. 中国脑血管病临床管理指南（第 2 版）（节选）——第 8 章脑血管病康复管理［J］. 中国卒中杂志，2023，18（9）：1036-1048.

［2］中国康复医学会儿童康复专业委员会，中国残疾人康复协会小儿脑性瘫痪康复专业委员会，中国医师协会康复医师分会儿童康复专业委员会，等. 中国脑性瘫痪康复指南（2022）第四章：康复治疗（上）［J］. 中华实用儿科临床杂志，2022，37（16）：1201-1229.

［3］中国康复医学会儿童康复专业委员会，中国残疾人康复协会小儿脑性瘫痪康复专业委员会，中国医师协会康复医师分会儿童康复专业委员会，等. 中国脑性瘫痪康复指南（2022）第四章：康复治疗（下）［J］. 中华实用儿科临床杂志，2022，37（17）：1281-1309.

［4］中国康复医学会儿童康复专业委员会，中国残疾人康复协会小儿脑性瘫痪康复专业委员会，中国医师协会康复医师分会儿童康复专业委员会，等. 中国脑性瘫痪康复指南（2022）第六章：康复护理［J］. 中华实用儿科临床杂志，2022，37（19）：1441-1451.

▍董　婵

案例 16
左侧痉挛型偏瘫

↗ 案例介绍

患儿男性，9 岁 1 个月。

主诉：发现左侧肢体活动障碍 6 个月余。

现病史：6 个月余前患儿突发肢体活动障碍，无意识障碍及恶心呕吐，于外院完善相关检查后考虑诊断为"脑梗死、非恶性神经纤维瘤病、恶性高血压、烟雾病"，神经外科予以"降颅压、降血压"等对症治疗后患儿血压稳定，遗留肢体活动障碍，5 个月余前转入院，给予营养神经及康复训练治疗，经治疗患儿现肢体肌力较前好转，现患儿 9 岁 1 个月，左上肢上抬困难，前臂旋前旋后不能，左手半握拳姿势，不能对指、并指，独走可见异常姿势，左下肢跛行，语言认知基本同病前，近日患儿体温正常无流涕，无咳嗽及气喘，食纳可，大小便正常，尿无特殊气味。

既往史：既往 1 年前偶有左侧肢体无力症状，持续十秒至数分钟不等，随后恢复正常，外院行头颅 MRI 提示，双侧内囊、胼胝体、小脑半球、桥臂及桥脑多发异常信号影，考虑神经纤维瘤病，未进一步诊治。2023-12-04 行"全脑血管造影术"，术中诊断烟雾病。2023-12-08 全麻下行"右侧带颞浅动脉的颞浅筋膜皮层贴覆、脑膜翻转术"。

个人史：足月顺产，出生体重 3.5 kg，出生无窒息，母乳喂养，生长发育同正常同龄儿。

家族史：父母体健，否认近亲结婚，否认家族中具有相同及类似疾病史，无家族遗传倾向疾病。

↗ 查体

体格检查：T 36.9℃，P 88 次 / 分，R 21 次 / 分，患儿既往住院期间 24 小时动态血压监测提示最高收缩压 235 mmHg，最高舒张压 161 mmHg，本次住院治疗血压波动在 180~256/130~165 mmHg。无咳嗽、咳痰，无呕吐、腹泻，精神食纳可，大小便正常，尿无特殊气味。

专科检查：左侧上肢近端肌力 Ⅳ 级，左手肌力 Ⅲ 级，左下肢肌力 Ⅳ 级，右侧肢体肌力 Ⅴ 级。左侧肢体肌张力稍增高。左手不能握拳，不能伸展，不能抬腕，步行时可见左上肢屈曲，左下肢支撑相，膝反张，足路屈内翻，摆动相，下肢外展外旋，稍拖曳，廓清障碍。俯卧位左前臂支撑较差，能四点支撑。左侧巴氏征弱阳性，其余病理征阴性，腱反射正常。

风险评估：①跌倒坠床风险评估（高风险）；② ADL 评分（轻度依赖）。

↗ 辅助检查

2023-11-09 本院头颅 CT：右侧额顶颞叶低密度，结合病史考虑梗死后遗症，双侧丘脑、双侧大脑脚、桥脑、双侧小脑脚异常密度，考虑神经纤维瘤病。

↗ 诊断

诊断：①左侧痉挛型偏瘫；②烟雾病术后；③脑梗死；④神经纤维瘤病；⑤恶性高血压。

↗ 诊疗经过

治疗：作业疗法、机器人训练、推拿治疗、脑性瘫痪肢体综合训练、内科推拿治疗、下肢康复机器人训练、小关节粘连传统松解术、电子生物反馈治疗法。

用药：脑苷肌肽注射液 2 mg 静滴 qd；乙酰谷酰胺注射液 5 mL 静滴 qd；酚卞明片 5 mg 口服 bid；奥美沙坦酯片 10 mg 口服 qd；苯磺酸氨氯地平片 7.5 mg 口服 qd。

↗ 护理

△ 康复护理

（1）患肢护理：给予运动障碍的姿势管理指导，对于患儿进行抗痉挛体位摆放、预防关节挛缩。利用电子生物反馈疗法进行远端肌肉的主被动训练，改善肌肉痉挛，增强痉挛肌群的延展性，提高左侧肢体肌群力量，达到平衡肌群的效果。机器人训练可以给患儿的患侧肢体提供助力或阻力，让患儿可以在被动或自主的情况下练习运动，可科学制定不同动作轨迹；虚拟游戏的画面对患儿有极强的吸引力，有身临其境的感觉，有效地增加患儿的训练积极性，及时的视听反馈也有利于上肢运动功能恢复。同时向患儿及家属解释活动的重要性，它主要涉及肌肉、骨骼、神经、心血管系统的锻炼。选择安全且适宜下床走动的辅助用具，如手杖等；选择合脚的鞋子；认识到可能造成危险的情况，如湿地板等；给患儿提供循序渐进的活动，制定一个详细的方案和计划。鼓励患儿在站起之前，可在床的侧面自由摆动双腿几分钟；患儿在可耐受的情况下训练时间由 5 分钟延长至 10 分钟（至少每日 2~3 次），如果行动不稳，可给予协助。每天循序渐进地增加行走的长度及时间。

（2）限制患儿健肢活动，引导患肢进行重复、大量、集中的训练，如放置物品、捏取、手口协调、抓握、伸手等动作，并布置相应的作业活动，嘱咐家长回家后进行监督训练，提醒家长尽量诱导患儿适应患肢进行日常生活活动，例如玩耍、游戏、穿衣、进食饮水、翻身等。明确告知患儿家长康复治疗方案、流程及注意事项，并做好患儿家长的心理疏导工作，避免家长出现焦虑、紧张、急于求成等不良情绪，阻碍康复治疗方案的顺利进行。

（3）生活自理能力方面：建议患儿穿宽松、柔软、方便穿脱的衣物。指导患儿穿衣时先穿患侧，后穿健侧；脱衣时先脱健侧，后脱患侧。穿不用系带的鞋。注意用屏风遮挡，需要时可协助患儿。协助患儿完成洗脸、刷牙、漱口、梳头等。洗澡时需有家属或陪护人员在场，给予适当的帮助。也可以给予床上擦浴，关好门窗，调节室温。出汗多时，及时擦洗，及时更换衣裤，避免受凉。保持用餐时环境安静舒适，避免在用餐时更换床单位。患儿用餐时间应充足，进食速度宜慢。并鼓励患儿多用健侧手带动患侧手进食。鼓励患儿养成定时排便的习惯，保持大便通畅。如厕时需有人陪护，必要时给予协助。注意安全，防止跌倒。鼓励患儿独立完成自理活动，增加患儿的自我价值观。加强延伸护理，协助家长改善患儿生活环境，如选择带万能调节器的用具，马桶旁加装扶手等。

△ 安全护理

（1）加强患儿及家属的安全健康宣教，提高防跌倒坠床的意识。正确使用床档、床栏等安全防范设施，患儿坐位时尽量坐于床内侧，防止异常姿势导致坠床。正确适应助行器等辅助器具，在站立行走时选择适合的助行器具。患儿活动时，注意保持周围环境安全，无障碍物，以防跌倒，路面防滑，防止滑倒。家长在一旁协助或陪护，加强对患儿的保护，其活动范围内的障碍物应清除。

（2）患儿有恶性高血压，虽然现在血压稳定，仍应持续监测血压及生命体征，严格遵医嘱用药，提高患儿依从性，改变生活方式，制定饮食运动计划。饮食方面的建议：减少糖、饮料、饱和脂肪酸和钠的摄入。多吃水果、蔬菜、谷物制品，防止潜在并发症的发生。

△ 心理护理

（1）家属：向患儿及家属讲解痉挛型偏瘫的病因、治疗过程、预后，使患儿及家属了解疾病及影响。鼓励患儿及家属积极参与整个康复过程，树立康复信心。合理接受患儿部分残疾，降低康复要求，明确康复目的是最大程度回归社会、提高生存质量，而不是执着于完全康复。护理人员在掌握照顾者的心理活动后，有针对性地实施叙事护理，通过提出开放式问题的形式与照顾者交流，不以对错来评价他们的行为，耐心倾听并帮助其解除疑惑。

（2）与患儿建立良好的护患关系，关心体贴患儿，不轻视患儿，让患儿感到自己与正常人是平等的。鼓励患儿提出内心所忧虑的事情，并耐心解释，努力使患儿了解此形象只是暂时的。鼓励患儿进行适当的自我修饰，增强自信心。与家属沟通，给患儿更多的爱和关心。

↗ 小结

对偏瘫型脑性瘫痪患儿而言，健侧半球与患侧半球之间能明显产生交互性抑制作用，影响患儿肢体运动功能，以单侧肢体运动功能异常为表现，临床致残率高。及时开展康复治疗对改善肢体运动功能异常具有积极意义，根据评估结果，我们制定了针对性的护理措施，包括肢体的管理、日常生活活动能力提升、安全意识提升、家属知识提升、自我护理能力增强和情绪支持。我们鼓励患儿和家属积极参与护理计划的制定和执行，提高了他们的满意度和自我效能感。

↗ 参考文献

［1］刘前进，李思佳，胡晓诗，等. 上肢康复机器人治疗对脑性瘫痪痉挛型偏瘫患儿上肢运动功能恢复的影响［J］. 中国康复，2024，39（05）：269-273.

［2］李晓松，张琦，刘建军，等. 反复促通疗法对痉挛型偏瘫脑性瘫

瘫儿童步行功能的影响［J］.中国康复，2023，38（9）：538-542.

［3］史瑶，曹建国，负国俊，等.儿童脑性瘫痪康复机器人研究进展［J］.中国康复，2021，36（10）：628-632.

［4］田杨.强制性诱导运动疗法治疗痉挛型偏瘫患儿的效果分析［J］.中国实用医药，2020，15（19）：203-205.

［5］吴小芹，吴金霞.叙事护理改善慢性疾病儿童照顾者心理活动的应用［J］.叙事医学，2023，6（03）：176-179+211.

［6］辛东玫.强制性诱导运动疗法对偏瘫型脑性瘫痪患儿运动功能的影响研究［J］.基层医学论坛，2024，28（10）：79-81.

▎邵秋岚

案例 17
左侧偏瘫合并认知语言障碍

案例介绍

患儿男性，2 岁 6 个月。

主诉：左侧肢体运动障碍、认知障碍 2 年 4 个月余。

现病史：患儿无明显诱因出现昏迷，呼之不应，无发热、恶心、呕吐，无大小便失禁，急至外院行头颅 CT 示，右侧额颞叶异常高密度影，周围脑组织水肿明显，中线结构左偏，左侧脑室系统明显扩大。诊断为"脑出血、脑疝、脑积水"，给予降颅压治疗。期间患儿出现双下肢抽搐两次，每次持续 10~20 s，自行缓解。后转至神经外科行"颅内血肿清除术 + 脑膜修补术 + 颅骨修补术"，术后在神外科康复治疗 6 个疗程。后为改善癫痫症状，于 2021-10 再次行"右侧癫痫病灶清除术 + 脑皮质切除术 + 胼胝体切开术 + 硬膜修补术 + 颅骨修补术"，术后恢复良好，于康复科治疗至今。入院诊断为"①左侧偏瘫；②认知障碍；③言语和语言发育障碍；④脑出血后遗症；⑤癫痫；⑥右侧脑软化；⑦右侧癫痫病灶切除术后"。

既往史：平素体质欠佳，2020-03-21 患儿因右侧额颞叶出血并脑疝行颅内血肿清除术，术中和术后输注悬浮红细胞 11 mL，血浆 200 mL，2021-10 行"右侧癫痫病灶切除术 + 脑皮质切除术 + 胼胝体切开术 + 硬膜修补术、颅骨修补术"。无肝炎、结核等传染病接触史，无外伤史，无预防接种。

过敏史：否认食物药物过敏史。

↗ 查体

体格检查：T 36.7 ℃，P 100 次 / 分，R 22 次 / 分，Wt 14.5 kg。头颅正常，头围 48 cm，前囟闭合，右侧颞顶部可见一 U 型术后瘢痕，长约 10 cm。双眼睑正常，眼球正常，瞳孔等大等圆，对光反射正常。胸腹部，脊柱四肢，无畸形。

专科检查：反应稍迟，表情丰富，追视稍迟，叫名无反应，可咧嘴逗笑，注意力欠集中，对周围事物感兴趣，认知模仿能力较同龄儿落后，左手不可执行简单指令，右手指可按指令再见、拍手，吞咽可，有流涎，语言落后，偶可无意识地发 "baba、mama" 音，不会说双音节字，不会数数，左手不能主动抓物，可外展 30°，右手抓物缓慢，精细动作差，不能完成指尖指腹捏物。竖头稳，仰卧不对称，左侧肢体屈曲，左前臂旋前，拉起头与躯干成一直线，俯卧位头可抬高 90°，坐位拱背坐，平衡欠佳，不会爬。扶立位左下肢不能支撑体重，右下肢支撑力欠佳，可完成仰卧位至俯卧位体位转换。不可独站，四肢肌力差，左侧双肱二头肌、双内收肌、双腘绳肌、双腓肠肌肌张力高，腱反射可引出。

↗ 辅助检查

头颅 CT（2020-03-20 至 2020-03-28）：颅内出血术后改变，伴中线结构移位。较前片高密度略吸收。头颅 CT（2020-04-04）左侧颞叶密度低，轻度脑积水，右顶部少量硬膜下血肿。

头颅核磁（2020-07-17）：①"脑出血术后"复查，右侧额颞顶岛叶脑软化并邻近脑回萎缩及含铁血黄素沉积，其中右侧额岛叶局部仍见少许出血，建议结合临床。②继发性双侧侧脑室及三脑室扩张，以右侧侧脑室增宽为著。③右侧大脑脚形态小，建议动态观察，排除 Wallerian 变性可能。④颅脑 MRA 提示右侧大脑中动脉 M2 段及其以远分支较对侧稀疏，走形迂曲，请结合临床；胚胎型右侧大脑后动脉。⑤双侧中耳乳实积液。头颅 MRI（2021-11-02）示"右侧痛病灶切除术后"改变，右侧额顶颞叶脑软化灶生并与右侧侧脑室穿通。幕上脑积水，右侧额颞部硬膜下积液；右侧大脑脚较对侧体积小，考虑华勒氏变性；双侧筛窦、右侧中耳乳突积液。脑电图（2020-12-21）示：弥散性异常婴儿脑电图（同步 EGG 可见多发性多棘慢波爆发 1~2 秒）。视频脑电图（2021-02-25），异常小儿脑电图，高度失律，监测多次成串痉挛发作。视频脑电图（2021-03-04）：异常小儿脑电图，睡眠纺锤波缺如，醒睡右侧（额、中央、颞）及双侧枕区大量尖慢、棘慢、尖形慢波；睡眠期少量广泛棘慢、多棘慢阵发；监测多次发作。右侧癫痫病灶切除术＋脑皮质切除术＋胼胝体切开术＋硬膜修补术＋颅骨修补术后复查头颅核磁：右侧颞顶颞骨颅骨骨质不连续，右侧额颞顶叶及右侧基底节区、丘脑见大片低密度阴影，以脑脊液密度为主，与右侧脑室相连。双侧脑室扩张。右侧为主，脑中线居中，局部脑沟裂增宽。脑电图（2022-06-10）：睡眠周期大致正常，右侧睡眠纺锤缺如。异常波为清醒 – 睡眠可见右侧各导大量高幅尖慢、棘慢、多棘慢综合波发放。印象为异常小儿脑电图。

↗ 诊疗经过

治疗：言语训练、功训、推拿、电动起立床、构音冷疗、吞咽功能障碍训练、感统训练、针灸。

药物治疗：丙戊酸钠口服液、拉莫三嗪、左乙拉西坦口服液、L- 赖氨酸盐颗粒剂、哌拉西坦分散片。

↗ 护理诊断与措施

△ 躯体活动障碍：与脑功能受损导致左侧肢体偏瘫有关

（1）使患儿肢体呈功能位置，利用强制性运动疗法（CIMT）改善偏瘫患儿上肢功能，帮助患儿逐渐进行肢体的被动和主动功能训练。

（2）增强下肢负重能力，正确使用助行器、轮椅等辅助器具。

（3）指导家属帮助患儿肢体的按摩，幅度由小到大，轻柔缓慢进行。

（4）鼓励、指导、督促患儿自主活动，加强对自理生活能力的训练，注意强度适中、循序渐进、持之以恒。

（5）效果评价：左侧患肢肌力增加至 2 级，右侧肢体可达到 4 级。

Δ 认知障碍：与疾病损伤有关

（1）给予患儿言语、作业、认知训练等治疗。

（2）对家属宣教日常生活活动能力的训练，如辅助进食、饮水训练。

（3）效果评价：目前能听懂部分指令，会自主再见、击掌等动作。

Δ 吞咽障碍：与疾病损伤有关

（1）被动训练，按摩面颊部、唇周、下颌舌骨周围的肌肉锻炼颊肌和咀嚼肌。

（2）冷疗，使用冰棉棒进行口腔感知觉训练。

（3）患儿现病情稳定，可经口进普食，但速度较慢，家长不要催促，耐心指导患儿。指导家属可适当锻炼孩子经口进食硬物，增加咀嚼肌力量。

（4）效果评价：目前能含化硬饼干等硬物，流涎较之前有所改善。

Δ 皮肤完整性受损：与疾病本身有关

（1）向家长讲解皮肤受损的危险因素。

（2）保持床单位及皮肤清洁干燥。

（3）保证充足的营养摄入。

（4）效果评价：住院期间未发生皮肤受损。

Δ 知识缺乏：与文化程度、缺乏康复知识有关

（1）评估患儿家属相关知识缺乏程度，了解家属的需求。

（2）向患儿家属讲解有关疾病的知识和过程，宣教疾病的相关注意事项。

（3）宣教抗癫痫药物的服用准则，不能改变服药频率，不得随意停药。

（4）向家属指导家庭康复的方式和方法，如作业疗法、限制诱导、镜像疗法。

（5）指导家属使用镜像疗法，提高上肢功能，疗程中间持续训练保证康复训练的连续性。

（6）效果评价：住院期间知识缺乏部分改善。

△ 心理状况改变：与长期住院担心预后有关

（1）评估家属心理状况。

（2）建立良好的护患关系，与家属沟通时要耐心、细心，及时发现家属的心理变化并给予疏导。

（3）提供安静舒适的病房环境，使患儿和家属在病房可以得到精神的放松。

（4）指导家属如何进行患儿的日常护理及家庭康复，及时发现和肯定患儿的进步，增加家属的信心。

（5）效果评价：住院期间家属焦虑有所缓解。

△ 潜在并发症：有感染的危险

（1）向家长讲解癫痫药物的不良反应，告知家属患儿感染的危险性。

（2）早晚温差大，指导家属及时为患儿增添衣物，避免受凉引起上呼吸道感染。

（3）合理开窗通风，勤洗手，避免交叉感染。

（4）效果评价：住院期间未发生感染。

小结

本次案例的护理对象为一例颅内血肿清除术＋脑膜修补术＋颅骨修补

术术后，为改善癫痫症状再次行"右侧癫痫病灶清除术 + 脑皮质切除术 + 胼胝体切开术 + 硬膜修补术 + 颅骨修补术"，术后左侧偏瘫伴认知语言障碍的患儿。该患儿左侧肢体力量差，运动、语言、日常生活能力等明显落后。如何促进功能恢复，提高左侧肢体力量，避免癫痫的再次发作，提高生活质量是护理重点。本案例中患儿通过早期的康复介入，目前能听懂部分指令，会自主再见、击掌等动作。运动功能也得到了明显的改善，左侧患肢肌力增加至 2 级，右侧肢体可达到 4 级。能含化硬饼干等硬物，流涎较之前有所改善。综上所述，科学合理的康复护理可有效改善患儿的肢体运动及日常生活能力，对促进患儿早日康复、提高生活质量起着至关重要的作用。

↗ 参考文献

［1］李文立，何小英，徐开寿. 家庭康复运用 CIMT 对偏瘫型脑性瘫痪患儿上肢功能恢复的影响［J］. 新医学，2014（5）：304-307.

▎邵秋岚

案例 18
脑积水术后 1

↗ 案例介绍

患儿女性，1 岁 5 个月。

入院日期：2024-05-13 10：49。

主诉：出生至今 1 岁 5 个月头控制不稳，反应迟。

现病史：患儿 1 岁 2 个月头控制不稳，反应迟，不会坐，不会主动抓物，遂来就诊，诊断为"①康复医疗；②脑积水术后"，予以综合康复治疗 2 个疗程，患儿头控制较前好转。现患儿 1 岁 5 个月头控制不稳，不会坐，抓物欠灵活，为进一步康复治疗，再次入院，门诊以"①康复医疗；②脑积水术后"为诊断收入院。近日来精神可，饮食可，睡眠可，大小便正常。

既往史：患儿为第 2 胎第 1 产，第一胎母孕 5 月自然流产，母孕 26 周，阴道自然分娩，羊水、胎位、脐带、胎盘未见明显异常，出生体重 750 g，生后缺氧窒息，于外院 NICU 治疗 100 天。患儿 5 个月 9 天时，因"①脑积水；②动脉导管未闭；③生长发育迟缓；④肺炎；⑤卵圆孔未闭；⑥三尖瓣反流；⑦二尖瓣反流"于神经科行"右侧脑室腹腔分流术"，患儿 1 岁因"脑室腹腔分流管梗阻"，于神经外科行右侧脑室腹腔分流管更换术。平素体质差，易反复肺部感染；无肝炎、结核等传染病史，2023-05-17 在全麻下行"右侧脑室腹腔分流术"；2024-01-13 11：25 在全麻下行"右侧脑室腹腔分流管更换术",无外伤史,有输血史,生后因"贫血"于外院输血治疗,患儿 5 个月 9 天时曾于神经外科输血治疗。预防接种卡介苗 1 次,乙肝疫苗 2 次。

个人史:母孕期无接触史;母孕 2~3 月有"上呼吸道感染"史;为第 2 胎第 1 产,第 1 胎母孕 5 月自然流产。母孕 26 周,阴道自然分娩,羊水、胎位、脐带、胎盘未见明显异常,出生体重 750 g,母孕期无用药史;生后至 6 月人工喂养;现混合喂养。

家族史:患儿出生时父亲 24 岁,母亲 22 岁,均身体健康,非近亲结婚。否认家族中有遗传病史、传染病史及类似疾病史。

↗ 查体

体格检查:T 36.2℃,P 108 次 / 分,R 28 次 / 分,Wt 8 kg。体格发育正常,营养不良,神志清晰,精神可。意识清醒,反应迟钝,表情单一,可追视,对声音有反应,叫名有反应,认母亲,注意力不集中,认知理解落后,不会按指令再见、拍手,不认识常见物品,语言落后,会无意识地叫"妈妈",与家长互动少。主动抓物欠灵活,双手握拳,双前臂不能旋后。头控制不稳,仰卧不对称,四肢伸展,紧张时 ATNR 姿势,拉起头可前屈,俯卧位短暂抬头。不会支撑,不会翻身,坐位半前倾,扶立位双下肢支撑力欠佳,躯干有前倾,四肢肌张力不全,降落伞反射未引出、蒙面征未引出、踝阵挛未引出、腱反射活跃。

↗ 护理

△ 治疗护理

(1)遵医嘱给予运动疗法、悬吊治疗、仪器平衡功能训练、推拿治疗等综合康复项目,改善患儿竖头、翻身、独坐及抓物能力;予以冲动行为干预治疗、暗示疗法等多感官刺激,促进患儿本体感觉输入;予以经颅磁刺激治疗、电子生物反馈等物理因子治疗，促进神经发育，提高肌力，改善肢体协调性。

（2）躯体移动障碍的护理如下：

1）使患儿肢体处于良肢位。

2）帮助患儿逐渐进行肢体的被动活动，被动进行外展、屈伸、内收等训练，循序渐进。

3）指导家属帮助患儿进行简单的关节活动度训练，注意关节的保护，防止二次损伤。

4）观察就诊者肌张力的变化，进行被动活动。

（3）中医疗法：给予该患儿推拿治疗，提高患儿肢体活动度，使肌肉耐力和力量的增加，可以改善全身血液循环，中医认为运动发育迟缓多因先天禀赋不足，肝肾亏虚，后失所养所致。气虚则血行无力，脑窍失养。针刺推拿手法，经过刺激穴位神经调和阴阳，疏通经络，按摩促使气血循环、舒筋活络，利于肌张力恢复，促进运动功能改善，并且能够促进中枢神经组织发育，利于运动发育商提高，恢复运动功能。推拿手法则依据运动发育迟缓病位在脑的发病机制，依次对四肢、头部、背部进行揉、按、捏等刺激全身经络，利于促进患儿机体血液微循环，促进神经末梢再生，提高大脑中枢神经功能。

△ 观察护理

同案例 15。

△ 饮食护理

根据患儿营养状况实施饮食护理，保证充足的营养供应，给予高蛋白、富含维生素、易消化的食物。康复训练后及时补充水分，必要时补充钙、铁、锌等微量元素，多晒太阳，促进骨骼发育。鼓励多活动，以使其适应高代谢的需求。

△ 心理护理

运动发育迟缓会严重影响儿童发育，导致儿童在育龄期出现行动迟缓、无力等情况，不仅影响患儿身心健康，且给患儿家庭带来沉重的负担。早期干预的理论基础主要为神经可塑性敏感期理论，神经元组织虽无法再生，但能够再构造，即脑部神经元之间可通过轴突建立全新的联络，恢复神经信号的传导，充分发挥神经代偿作用，促进神经功能恢复。相关文献指出，大脑敏感期的患儿，更易接受外部刺激，更利于大脑结构发展。因此临床主张早期对运动发育迟缓患儿实施必要的干预手段，促进脑部运动神经发育，运动功能改善。早期发现并积极治疗是非常重要的，可以让患儿恢复社会能力，提高生活质量，减轻家庭负担。

△ 健康教育

进行日常沟通时，告知家长，在常规护理基础上实施早期康复护理可降低脑积水患儿 NIHSS 评分和并发症发生率，效果优于单纯常规护理，现患儿生命体征稳定，要尽早进行被动、主动活动康复训练，可促进肢体功能恢复。目前给予运动疗法、悬吊治疗和推拿治疗等综合康复项目，可以达到改善异常姿势，提高患肢功能的效果，之后也会根据患儿情况及时调整。儿童的生长发育是循序渐进的，康复训练需要有连续性才能达到更好的效果。

↗ 小结

在护理过程中，我们要营造适宜的环境，做好日常生活护理，指导患儿进行功能康复训练，重视心理护理，进行饮食指导、病情观察，对患儿家长进行脑性瘫痪相关知识的培训，以便在家中进行延续护理。总之，脑性瘫痪患儿的护理需要多方面的细致工作和长期坚持，通过精心护理可以在一定程度上提高患儿的生活质量，促进其功能恢复。

↗ 参考文献

［1］余祥华. 早期康复护理在脑积水手术患儿中的应用效果［J］. 中国民康医，2022，34（21）：190-192.

［2］聂晶莉，熊俊，姚霞秋，等. 针刺推拿联合运动训练治疗儿童运动发育迟缓效果观察［J］. 实用中医药杂志，2023，39（9）：1868-1870.

［3］钟迎芳，秦泽红，杨俊丽. 心理护理对脑积水术后患儿的影响［J］. 心理月刊，2022，17（12）：113-115.

▍刘欣欣

案例 19
脑积水术后 2

↗ 案例介绍

患儿男性，2 岁 6 个月。

入院日期：2024-07-05 10：55。

主诉：脑积水术后 2 年 5 个月，发现语言落后 6 个月。

现病史：患儿 2 年 5 个月前（出生后 1 月）因"拒奶、异常哭闹"行"脑积水脑室腹腔分流手术"并定期复查。6 个月前（患儿 2 岁时）发现语言落后，仅能有意识地叫"妈妈、奶奶、姐姐"等少数叠词称谓及少数双音节词，如"这个、那个"等，未特殊治疗。现患儿 2 岁 6 个月认知、言语发育落后于同龄儿，遂来就诊，门诊以"①脑积水术后；②全面性发育迟缓"为诊断收入院。近日来精神可，饮食可，睡眠可，大小便正常。

既往史：平素体质可；无肝炎、结核等传染病史，有手术史，2022-02-11 行"左侧脑室脑积水外分流术"，2022-03-01 行"左侧脑室腹腔分流术"；有外伤史，2022-09-22 曾有高处坠落外伤病史，保守治疗；手术时有输血史（具体不详）。

个人史：母孕期无有毒有害物质接触史，母孕期无并发症，无感染史，母孕期无用药史；患儿为第 2 胎第 2 产，足月顺产，羊水、胎位、脐带、胎盘未见明显异常，出生体重 3 800 g，生后第 5 天出院，生后第 7 天因拒奶至外院 NICU 住院治疗（期间行影像学检查示颅内出血）1 个月；生长发育史不详。生后至 5 天母乳喂养；NICU 住院期间人工喂养；现普食。

家族史：患儿出生时父亲 37 岁，母亲 34 岁，均身体健康，非近亲结婚。有 1 个姐姐约 8 岁，体健。否认家族中有遗传病史、传染病史及类似疾病史。

↗ 查体

体格检查：T 36.3℃，P 110 次 / 分，R 24 次 / 分，Wt 14 kg。体格发育正常，营养良好，神志清晰，精神可。腹部对称，平坦，腹部柔软，可见原手术切口，愈合良好。意识清醒，反应稍迟，表情单一，交流态度欠佳，注意力不集中，叫名反应迟，可以笑出声，过于安静、自发动作少、胆小。能按指令识别周围环境的人，认知模仿能力较同龄儿落后，不能模仿画直线及圆，不能模仿搭桥，不能区分大小、颜色、形状。语言落后，仅有意识地叫"姐姐、妈妈"等少数叠词称谓，仅会说"这个、那个"两个双音节词，不会用语言表达自己的意愿、完成简单的对话，不会说完整的句子，仅会说"1、2、1"，集体活动参与欠佳，与家长互动少，不会提裤子，不会穿鞋袜。可独站独走，步态正常，会爬楼梯，双足可蹦离地面，四肢肌张力尚可，腱反射可引出。

↗ 护理

△ 治疗护理

（1）遵医嘱完善康复评定、听性脑干反应，视觉诱发电位，脑电图、血常规、肝肾心功能、甲状腺功能等相关检查。

（2）根据患儿病情，给予引导式教育训练，感觉统合治疗，作业疗法，言语训练，计算机言语疾病矫治，冲动行为干预，认知、知觉功能障碍训练提高言语、认知及智能发育。

（3）恢复期及后遗症期护理如下：

1）认知及语言障碍的康复：认知障碍训练包括记忆力训练、注意力训练、思维能力训练等，治疗方法包括 PQRST 法、头词记忆法、编故事法、挑选和猜测训练、物品分类法和数字排序法等。语言障碍训练包括失语症训练、构音障碍训练等，失语症训练方法包括听理解训练、语言训练、命名训练、自发口语训练、阅读训练等，构音障碍训练法包括呼吸训练、发音节奏和语调训练、共鸣训练等。

2）心理障碍的康复：主要为支持性心理治疗方法，指导家长针对患儿不同的心理状态进行相应的心理护理和行为矫治，保持健康的家庭环境，增加与同龄儿交往。

3）日常生活活动能力的康复：加强如厕、洗澡、上下楼梯等日常生活自理能力的训练，根据功能障碍的严重程度配置生活辅助器具。必要时进行生活环境改造。

（4）运动障碍的康复：遵循儿童运动发育规律进行训练，根据患儿能力水平开展床上及床边训练、坐位训练、站立和站立位平衡训练、步行训练、上肢和手功能训练等，综合应用神经促进技术、肌力训练、肌肉牵张训练、拮抗肌肉痉挛训练、平衡功能训练、日常生活能力训练、精细运动功能训练等方法改善运动障碍。

（5）脑积水术后恢复期的功能训练方法包括了个体化康复计划的制定、渐进式的锻炼策略、平衡与协调训练、认知功能训练、语言与吞咽功能训练、心理支持与情绪管理，以及家庭与社会参与的重要性。此外，还特别强调了锻炼过程中需要注意循序渐进、监测进展、确保安全、注重营养与休息等事项。

（6）安全管理：责任护士加强宣教，提高患儿家属安全防护意识，正确佩戴腕带并带有其他联系方式的醒目标识，一旦发生走失可快速找回。

△ 观察护理

（1）观察患儿生命体征变化，预防并发症的发生，每日测量体温、脉搏、呼吸 1 次，每周监测体重及血压，同时要注意观察患儿精神反应、心理状况的改变、体重及大小便情况。

（2）观察患儿情绪是否稳定，是否有安全感和归属感，能否积极配合治疗和护理。

（3）观察患儿体重及营养情况是否改变。

（4）通过指导、督促功能训练，观察是否能促进功能恢复。

（5）观察是否有并发症发生，日常生活能力是否恢复。

△ 饮食护理

（1）易消化饮食：初期应选择软食、流质或半流质食物，如稀粥、面条、蒸蛋等，减少胃肠负担，便于吸收。

（2）高蛋白摄入：适量增加鱼类、瘦肉、豆制品等高蛋白食物，有助于伤口愈合和身体恢复。

（3）充足维生素：新鲜蔬菜和水果富含维生素和矿物质，可增强免疫力，促进康复。建议食用时可制成蔬果汁或蒸煮软化，便于患儿食用。

（4）适量补水：虽然脑积水与水代谢有关，但术后仍需适量饮水，保持水电解质平衡，避免脱水。具体饮水量最好遵医嘱。

（5）限制盐分：减少食盐摄入，避免水肿，特别是有脑室腹腔分流术等情况，更应注意低盐饮食。

（6）避免刺激性食物：辛辣、油腻、过硬或过冷、过热的食物可能会引起消化不良或刺激神经系统，应尽量避免。

（7）规律饮食：保持规律的饮食习惯，少量多餐，避免一次性大量进食。

△ 心理护理

主要为支持性心理治疗方法，指导家长针对患儿不同的心理状态进行相应的心理护理和行为矫治，保持健康的家庭环境，增加与同龄儿交往。

△ 健康教育

（1）在认知方面，教会家属运用多感官刺激训练，如视觉、触觉、听觉、嗅觉等不同的感官活动来输送信息，促进幼儿对知识的理解，加强对外界的认知。

（2）该患儿目前语言落后，康复治疗在提高患儿运动功能的同时应重点发展患儿的语言理解能力，逐步发展核心词汇，扩充词汇量，循序渐进学习常见名词（如有关称谓、人体部位、食物、衣物、餐具、洗漱用品、玩具、常见动物、交通工具等名词）和常见动词（如有关肢体动作、常见活动的动词）。康复训练时，治疗师应充分考虑患儿的需求、兴趣及能力水平，选择适当词汇，反复给予刺激，引导儿童理解简单语言，激发其语言表达的兴趣，促进语言智力的提高。

↗ 小结

对于全面性发育迟缓患儿的护理是一个持续且细致的过程。部分患儿通过积极的早期干预可发展为正常儿。少数患儿可发展为免疫缺陷病（IDD）、脑性瘫痪（CP）、自闭症谱系障碍（ASD）、语言发育障碍、学习困难和多动伴注意力缺陷等。有报道 185 例全面发育迟缓（GDD）患儿 3 年随访结果显示，有 21.6% 患儿进入正常，16.2% 患儿转化为 IDD，9.7% 进展为 CP，其余仍为 GDD 患儿，经治疗后都有明显好转。在护理中，要密切观察患儿言语和语言的各个方面，包括表达的进展、理解能力、交流状态等，及时发现细微变化和问题。提供丰富多元且适宜的语言环境至关重要，通过积极与患儿交流互动、耐心倾听与鼓励表达，激发其语言发展的潜力。利用多种方式如阅读、讲故事、游戏等进行语言刺激。还要关注患儿情绪，给予心理支持，帮助其应对可能因障碍带来的困扰和焦虑。与家庭成员、老师等密切配合，形成统一的护理支持体系。同时要定期评估患儿的发展情况，根据结果调整护理策略和计划。持续的关爱、耐心和专业的护理措施有助于患儿言语和语言能力的逐步改善和提升，促进其更好地融入社会和成长。

↗ 参考文献

［1］肖农. 儿童康复诊疗规范［M］. 北京：人民卫生出版社，2023：323-331.

［2］郑彩娥，李秀云. 实用康复护理学［M］. 北京：人民卫生出版社，2018：530-540.

［3］吕梦丹. 口肌训练结合语言认知训练在语言发育迟缓儿童康复中的应用效果［J］. 中国民康医学，2020，32（02）：80-81.

▌董 婵

案例 20
脑出血术后恢复期

↗ 案例介绍

患儿男性，7 岁。

主诉： 自发性脑出血术后 40 余天。

现病史： 患儿 40 余天前（2024-01-23）突发头痛、呕吐，意识障碍，急诊至外院进行脑室钻孔引流术，完善头颅 MRI 检查提示右侧小脑出血，右侧小脑海绵状血管瘤，梗阻性脑积水，并于 2024-01-25 行小脑半球病损切除术，术后转至儿童重症监护室行抗癫痫、补液及雾化治疗，术后曾并发肺炎、高热，给予抗感染治疗 24 天左右，于 2024-02-26 病情好转出院，留置胃管，于当地儿童医院康复治疗，患儿吞咽、语言功能较前均好转，现患儿运动平衡能力差，右侧上肢活动不灵活，语言欠清晰，饮水不呛咳，无癫痫发作，为寻求进一步的康复训练来院就诊，门诊以"小脑出血"为诊断收入院。近日来精神可，饮食可，睡眠可，大便正常。患儿 1 周前尿频、尿急、排尿困难。

既往史： 3 岁时头部外伤查头颅 CT 发现透明隔增宽；平素体质可，无肝炎、结核等传染病史，无外伤史，无输血史。预防接种按计划免疫进行。

个人史： 患儿为第 1 胎第 1 产，足月剖宫产娩出，出生体重 4 100 g；2 个月抬头，7 个月独坐，13 个月独站，2 岁半会说简单话。现普食。

家族史： 父母体健，1 个弟 4 岁，体健。否认家族中有遗传病史、传染病史及类似疾病史。

↗ 查体

体格检查：T 36.3 ℃，P 88 次/分，R 22 次/分，BP 119/65 mmHg，Wt 26.8 kg。体格发育正常，营养良好，头皮可见手术瘢痕；阴茎上方靠近尿道口处可见 2 个豆粒大小的硬结。现患儿神志清，精神反应尚可，人物、时间、地点定向力粗测正常，记忆力、计算力粗测正常，患儿双瞳孔等大等圆，对光反射灵敏，眼球无震颤，双侧额纹对称，口角无偏斜，伸舌无偏斜，鼓腮不漏气，言语不清，语言表达缓慢，表达句子困难，四肢肌力 5 级，肌张力正常，腱反射活跃。右侧指鼻试验阳性，双侧轮替和跟膝胫试验阳性，闭目难立征阳性，行走不稳容易向右倾倒，右上肢够物操作困难、不精准，无法使用筷子和笔。

↗ 辅助检查

入院后完善相关检查，该患儿交流态度尚可，注意力一般，应答关系部分成立。经 S-S 法检查：患儿语言理解处于 4-1 阶段，语言表达处于 4-2 阶段。听记忆 2 单位记忆（+），3 单位记忆（-）。经失语症检查：听理解名词 100%、动词 100%、句子 40%，复述名词 100%、动词 100%、句子 70%。

韦氏智力测试：语言理解 48 分，知觉推理 94 分，总智商 60 分，社会生活能力评定 6 分，自我管理、运动、作业操作扣分较多。

3.0T 颅脑磁共振成像平扫头颅（2024-03-17）："右侧小脑半球术后"复查，枕部呈术后改变，右侧小脑半球结构紊乱、脑沟加深，内见不规则片状长 T_1、长 T_2 信号影，T_2 FLAIR 呈低信号，周边见条片状高信号。双侧侧脑室扩张，左侧侧脑室后角宽约 15.8 mm，右侧宽约 12.8 mm，三脑室及四脑室未见明显扩张。透明隔间腔增宽，约 19.5 mm。双侧额叶白质内见多发斑点状 T_2 FLAIR 稍高信号影。胼胝体体部见斑片状长 T_1、长 T_2 信号，T_2 FLAIR 呈稍高信号。脑中线结构居中，脑干结构可；垂体、视交叉未见明显异常。①右侧小脑半球术后改变。②双侧侧脑室扩张，左侧为著。③透明隔间腔增宽，蛛网膜囊肿待排。④双侧额叶多发白质脱髓鞘。⑤胼胝体体部异常信号。建议结合临床对比老片。

全脊柱正侧位片（18 个月以上）含全景成像（2024-03-14）：脊柱胸腰段约以 T_{11} 为中心轻度向左侧弯，Cobb 角约 6°，脊柱生理曲度存在，序列可，诸椎体形态结构可，未见明显骨质异常，其余未见明显异常。双侧均约 12 根肋骨。腹部肠内容物较多，低椎观察欠清。脊柱胸腰段轻度侧弯。

↗ 护理评估

（1）既往史：评估患儿的受伤过程、受伤后的意识状态、诊疗经过。

（2）个人史：了解患儿既往健康状况及生长发育情况。

（3）运动功能：评估患儿肢体的主动与被动活动能力，包括肌肉力量、肌肉张力、关节活动范围、肢体协调性和平衡能力。

（4）认知能力：运用适合儿童的认知评估工具，检测患儿的注意力、记忆力、思维能力、解决问题的能力等，了解认知功能的改善程度。

（5）语言理解与表达：通过指令执行、问题回答等方式，判断患儿对语言的理解能力与表达能力。

（6）心理状态：留意患儿的情绪变化，如是否出现焦虑、抑郁、烦躁等情绪，评估其心理适应能力和应对疾病的心理韧性。

（7）自理能力：观察患儿在穿衣、进食、洗漱、如厕等基本生活活动中的独立完成程度。

（8）家庭支持：了解家庭成员对患儿康复的参与程度、照顾能力和心理支持情况。

（9）社会适应：评估患儿回归学校或社区后的适应可能性，包括与同龄人交往的能力等。

↗ 护理诊断

（1）躯体活动障碍：与脑出血后引起的运动中枢损伤、锥体束受损有关。

（2）行走障碍：与脑出血后功能锻炼不足有关。

（3）语言沟通障碍：与脑出血导致的脑组织损伤有关。

（4）自理能力缺陷：与脑出血后导致的运动损伤有关。

（5）有跌倒的危险：与脑出血后导致的行走障碍有关。

（6）潜在并发症：癫痫。

（7）焦虑/恐惧：与脑出血导致的身体功能障碍、对疾病预后的担忧、陌生的治疗环境等有关。

（8）知识缺乏：与家属缺乏相关的疾病知识、护理知识和康复知识有关。

↗ 护理

△ 治疗护理

（1）遵医嘱给予左乙拉西坦片进行抗癫痫的治疗。

（2）运动功能障碍的护理如下：

1）督促家长按时带患儿去做运动功能训练、下肢机器人、感觉综合训练、作业疗法等。

2）指导家长对患儿进行扶持躯干踏步训练、扶持双手踏步训练、扶持行走训练、走直线训练、扶持蹲起训练等。训练过程中注意练习患儿重心的移动、平衡功能。

3）指导家长对患儿进行精细动作训练，包括握笔训练、画线画圈训练、笔画训练等。

4）训练过程中注意保护患儿安全，避免跌倒。

（3）语言沟通障碍的护理如下：

1）发音锻炼：给予口部运动训练，患儿模仿护士做口腔动作，进行口腔肌肉与唇部肌肉的协调训练，预防发音肌肉的萎缩与痉挛，逐步增强其协调性。指导患儿模仿护士发辅音、元音及四声，最重要的是需要激励患儿发音，从单音节字母开始，每个字母多练几次，重复进行。

2）理解能力培养：利用图画、卡片、生活用品等，护士给出语言指令，要求患儿寻找相应的物品。

3）语言锻炼：具体包括听语指图、复述、阅读、句法练习等。此外，还可以引导患儿收听广播、观看电视等，使患儿循序渐进地跟着学习，从练习简单字词开始，然后慢慢地学习短句等，教会患儿准确发音。

4）书写能力锻炼：引导患儿主动书写自己感兴趣的事物的名称，一边发音，一边书写，利用口语、书写等能力的同步训练，逐步增强患儿的书写能力。

5）在训练中采用适当的计时，如用手指敲打节拍（一字一拍），促进患儿说出相应的词语，使词语表达得到锻炼。

6）在训练过程中，需要与患儿多交流，寻找患儿喜好的话题，激发患儿的互动热情，在沟通期间要求患儿主动发音、发声，且利用重复训练等给予强化刺激，由少到多、由简到繁，及时给予激励与支持，长期坚持，确保患儿的语言功能得到有效恢复与好转。

（4）自理能力缺陷的护理如下：

1）评估患儿的自理能力，制定短期目标。指导家长日常尽量让患儿自己进食、穿衣、洗漱，家长提供必要的帮助。

2）进食的护理，让患儿采取坐位，将患侧肩前屈、肘伸展、手平放在桌子上，躯干双肩保持端正、平稳进餐。尽量让患儿自己进食，减少不必要的他人帮助。

3）穿、脱衣物的训练，利用全身镜子，训练患儿动态平衡坐的同时，练习穿脱鞋子、裤子、上衣等动作，将穿脱衣物分解为若干步骤，鼓励和督促患儿长期坚持训练。

4）洗漱的训练，试着让患儿站在卫生间的水池边练习洗漱，如洗脸、挤牙膏、拧毛巾等。练习过程中注意加强保护，避免跌倒。

5）如厕的护理，加强患儿平衡能力锻炼，加强以活动为中心的运动训练，有助于其如厕能力的提升；指导其养成坐便器上排便的习惯，并耐心指导其如厕后进行冲洗。

6）在患儿穿衣、洗澡、如厕时提供安全且隐蔽的环境，给予合适的安全防护，多鼓励患儿。

（5）跌倒的预防如下：

1）监测患儿步态，确认风险点。

2）住院期间患儿需要 24 小时陪伴，专人看护。指导家长尽快熟悉病房环境，室内有充足的光线，夜起要有照明，楼道、卫生间有扶手，地面设防滑标识。

3）教会家长床档的使用方法，随时拉起，指导患儿不要倚靠床档。

4）指导患儿不要在床上做跳跃、走动、玩气球等危险动作。

5）病房多余的物品放于床头柜或者床箱里，避免妨碍通道。

6）患儿穿防滑鞋，请勿打赤脚，裤长合适。

7）在患儿训练过程中注意保护，避免跌倒。

（6）癫痫发作的预防如下：

1）保持室内光线柔和安静。

2）平时安排好患儿的日常生活，适当活动与休息，避免患儿出现情绪紧张、受凉或中暑、感染等。注意安全，避免各种危险活动。

3）给予易消化、富营养饮食，多吃蔬菜、水果，避免辛辣刺激性食物，少量多餐，不宜过饱。

4）发作时应立即使患儿平卧，头偏向一侧，松解衣领，有舌后坠者可用舌钳将舌拉出，防止窒息。

5）在患儿上下齿之间放置牙垫或厚纱布包裹的压舌板，以防舌咬伤。

6）保持呼吸道通，必要时用吸引器吸出痰液，准备好开口器和气管插管物品。

7）给予低流量持续吸氧，注意患儿安全，防止坠床和意外发生。

8）安全防护：癫痫发作时要注意患儿的安全，移开患儿周围可能导致受伤的物品；保护患儿肢体，防止抽搐时碰撞造成皮肤破损、骨折或脱臼；拉牢床栏，专人守护。意识恢复后要加强保护措施，以防因身体衰弱或精神恍惚而发生意外事故。

9）向患儿家长宣教严格遵医嘱服药，不可随意增减剂量、更改服药品种或停止服药。

10）教会家长癫痫发作时的紧急护理。

（7）心理状况改变的护理如下：

1）责任护士要做好心理护理，心理护理要求护理人员有绝对的耐心与责任心，创造轻松愉快的治疗及居住环境。

2）指导家长不以命令的方式与患儿相处，应以朋友或亲人的方式，耐心地与患儿沟通，不厌其烦地为患儿解决其负面情绪。

3）认真倾听患儿内心想法，鼓励其主动思考，完成相关训练，为患儿家属宣教日常生活中的相关护理知识，促使患儿早日回归正常生活。

（8）知识缺乏如下：

1）评估患儿及家长知识缺乏的程度、对疾病的过程、治疗、饮食的了解程度和病情发展。

2）向患儿及家长讲述有关疾病的知识和过程。

3）和患儿及家长一起讨论康复的方案和预期的目标。

4）宣教有关用药的注意事项。

5）宣教积极配合康复的重要性。

△ 观察护理

（1）观察患儿的生命体征。

（2）观察患儿言语能力、理解能力、大运动、精细动作的改善情况。

（3）观察患儿有无出现因活动受限引起的功能障碍。

（4）观察患儿用药后的反应，以及有无癫痫发作的情况。

（5）关注患儿便秘的改善情况。

△ 饮食护理

注意饮食卫生和营养搭配，嘱患儿多饮水，保证营养的供给和保持大便通畅。宜选用含优质蛋白质、营养丰富、容易消化的食物。如肉、鸡蛋、鱼、苹果、花生、动物内脏、核桃等食物。

△ 心理护理

（1）心理干预是康复护理的关键。入院时，护士主动热情接待，安排病房要注意安静、环境整洁、使患儿放松情绪。

（2）护士与家长进行充分交流，了解患儿的生活习惯、爱好等，制定相应的护理措施和解决方案。

（3）护士以多种方式对患儿进行沟通，聊他喜欢的话题，进入孩子的内心世界。在与患儿进行简单的交流时，可用眼神、手势、躯体姿势、言语等，给予适当的鼓励，让患儿建立对护士的信任感。

（4）注重家长的心理护理。在临床患儿的治疗中，大部分家长因为担心患儿的身体情况，一般会有抑郁、焦躁等负面心态出现。向家属讲解具体的治疗方案及康复护理方案、成功案例，提高患儿家属对治疗的信心，稳定家长的情绪，减轻家长的心理负担，叮嘱家长不要哭，家长不良的情绪会直接对患儿产生不良的影响，叮嘱家长良好配合是护理工作成功的保障。提高患儿家属对护理人员的信任，提高护理满意度的同时也可拉近医护人员与患儿之间的关系，有利于医患关系和谐发展。

△ 健康教育

（1）讲解康复训练的重要性：向患儿及家长强调康复训练对恢复功能的关键作用，鼓励他们积极配合康复治疗。

（2）生活护理：①尽可能为患儿提供安静舒适的环境，避免各种不良刺激；②指导家长合理安排患儿作息，保证充足睡眠。

（3）饮食指导：①向患儿提供营养丰富、低脂清淡的饮食，保证优质蛋白、膳食纤维及各类微量元素的足量摄入；②保证患儿足够的液体量、合理的饮食、适量的运动，养成良好的排便习惯。

（4）安全注意事项：①为患儿创造安全的生活环境，避免再次受伤；②教导家长注意观察患儿的行为变化，如有异常及时就医。

（5）用药指导：①详细说明药物的使用方法、剂量和注意事项；②强调按时服药的重要性，不可自行增减药量。

（6）康复训练方法：①教给家长一些简单的强化认知、言语等障碍的功能训练方法；②在患儿病情稳定后，帮助患儿建立良好的生活习惯，训练生活自理能力。

↗ 小结

儿童脑出血康复护理，是帮助患儿快速康复的关键，主要优势体现在心理护理、肢体训练、言语训练等方面，可保证患儿治疗及护理的安全，通过这些方法能够显著降低患儿康复期并发症的发生率，并疏导患儿家属情绪，减少医患纠纷的发生，改善患儿各项临床症状，并促进患儿肢体功能的恢复，相较于传统护理更有利于患儿康复期的恢复。值得注意的是，目前大多康复护理干预中，护理干预措施多集中在院内康复护理指导，而院外延续护理则被忽视。大多脑出血患儿出院后均面临长时间的康复训练，单纯通过院内康复护理并不能保证患儿预后，所以院外延续康复干预是待解决的问题。

↗ 参考文献

［1］张伟云，李蔷. 儿童脑出血康复护理新进展［J］. 医学美学美容，2021，30（7）：196-198.

▮ 王　倩

案例 21
颅内出血后遗症期

↗ 案例介绍

患儿女性，5 岁 7 个月。

入院日期：2024-06-13 10：05。

主诉：脑出血后右侧肢体活动障碍 8 个月余。

现病史：8 个月余前无明显诱因出现右侧偏瘫伴无法言语，于外院行"左额叶血肿清除 +AVM 切除术"，术后给予口服丙戊酸钠口服液预防抽搐发作，因仍有右侧偏瘫、面瘫、言语不清，术后 3 周至外院康复治疗。6 个月余前因仍存在右侧肢体偏瘫，独走时右足外旋、拖地，右手不能抓物，给予综合康复治疗 4 个疗程好转出院。现患儿仍存在右侧肢体偏瘫，独走时右足外旋、拖地，右手功能差，为进一步康复治疗，门诊以"①颅内出血后遗症期；②偏瘫"收入院。近日来精神可，饮食可，睡眠可，大小便正常。

既往史：平素体质可；无肝炎、结核等传染病史，8 个月余前因脑出血于外院行"左额叶血肿清除 +AVM 切除术"，术中曾输血，无外伤史。预防接种按计划免疫进行。

个人史：母孕期无接触史，母孕期无并发症，无感染史，母孕期无用药史；患儿为第 1 胎第 1 产，母孕足月，阴道自然分娩，羊水、胎位、脐带、胎盘未见明显异常，出生体重 3 600 g；患儿生病前生长发育同正常同龄儿。生后至 1 岁 6 个月母乳喂养；现普食。

家族史：患儿出生时父亲 36 岁，母亲 35 岁，均身体健康，非近亲结婚。有 1 个妹妹，体健。否认家族中有遗传病史、传染病史及类似疾病史。

⌐ 查体

体格查体：T 36.6℃，P 92 次 / 分，R 24 次 / 分，BP 90/62 mmHg，Wt 27.5 kg。体格发育正常，营养良好，神志清晰，精神可。意识清醒，右侧鼻唇沟略浅；智力、语言尚可。右手拇指内收，右手有抓握、偶有伸指动作，能缓慢抓住棒状物体，左上肢活动及左手抓物可。可独站、独走，独走时右足外旋、拖地、右膝稍过伸，肌力检查配合度欠佳，粗测右侧上、下肢肌力约 4 级，右足能跖屈、背伸欠佳，左侧可单脚站、右侧可单脚站 2 秒，右腓肠肌肌张力略高，余肢体肌张力可，右侧膝腱反射活跃，左侧膝腱反射正常。

⌐ 护理

△ 治疗护理

（1）给予经颅直流电促进脑部循环，给予运动疗法、悬吊治疗、推拿、作业疗法、生物反馈治疗、中频脉冲治疗、等速肌力训练、减重支持系统训练等提高肌力、改善精细动作等。

（2）语言功能障碍的护理如下：

1）口形训练：①让患儿照镜子检查自己的口腔动作是否与治疗师做的一样；②患儿模仿治疗师发音；③治疗师画出口形图，告诉患儿舌、唇、齿的位置及气流的方向和大小。

2）听理解训练：①单词的认知和辨别；②语句理解。

3）口语表达训练：包括单词、句子和短文练习。

4）阅读理解及朗读训练：①视觉认知；②听觉认知；③朗读单词；

④句子、短文的理解和朗读。

5）书写训练：①抄写字、词、句子；②让患儿看动作图片，写叙述短句。

△ 观察护理

（1）严密观察患儿生命体征，体温、脉搏、呼吸、血压及大小便情况。

（2）密切观察患儿的运动功能，包括肢体的活动范围、协调性、肌张力等，看是否有异常改变。

△ 生活护理

（1）首先要保持正确的姿势，维持患儿头的正中位置，并在与患儿眼睛平视的高度与其交谈。不管患儿懂或不懂，都要利用各种机会跟其讲话。为了树立患儿学说话的信心，要鼓励患儿发声，当患儿发声时要立刻答应并与其对话，即使还说不成句，也应点头示意，同时予以表扬及鼓励。

（2）正确的睡眠体位对抑制脑性瘫痪患儿异常姿势的发展至关重要。脑性瘫痪患儿由于受到紧张性颈反射的影响，头部很难摆在正中位，常常是倾向一侧，易发生脊柱关节变形。痉挛型脑性瘫痪患儿的睡眠体位：痉挛型脑性瘫痪患儿宜采用侧卧，此卧位有利于降低肌张力，使痉挛肌肉张力得到改善。痉挛型屈曲严重的患儿，取俯卧位睡眠。在患儿胸前放一低枕，使其双臂向前伸出，当患儿头能向前抬起或能转动时，可以去掉枕头，让其取俯卧体位睡眠。

（3）患儿的饮食以高蛋白、富含矿物质、脂肪、维生素等的食物为主，确保能满足生长发育需要，并增强机体免疫能力，促进组织恢复。在训练前，注意控制患儿饮食，避免进食过多，而训练后应及时补充体液。鼓励患儿学会自己使用餐具进食，协助患儿进行夹、抓、握等操作。

（4）早期开始：告知患儿和家属及早进行言语－语言治疗的意义，言语－语言治疗开始得越早，效果越好。言语训练过程应该遵循循序渐进的原则，由简单到复杂。鼓励患儿主动参与，言语－语言治疗的本身是一种交流过程，需要患儿的主动参与，训练者与被训练者之间的双向交流是治疗的重要内容。

△ 心理护理

（1）由于患儿所患疾病的特殊性，并且康复治疗需要长期的过程，使家长的心理包袱很大，护理人员应具备"爱心、信心、耐心、恒心"，针对患儿在康复治疗中容易出现的共性问题和个性问题采取有针对性的护理措施。

（2）用安慰的语言、和蔼的态度做好家长的宣教及心理护理，主动关心患儿，建立良好的护患关系，使家长帮助孩子认识到生命的价值，树立战胜疾病的信心，提高患儿的表达能力和适应能力，主动配合治疗，达到早日康复的目的。

↗ 小结

颅内出血后，患儿常继发脑血肿或脑组织周围水肿，是颅内出血患儿预后不良的重要原因。因此，需要积极治疗，促进颅内出血血肿的吸收，提高治愈率。

↗ 参考文献

[1] 郄学敏，霍耀，葛蕾萱，等. 神经节苷脂钠对颅内出血早产儿神经功能恢复及后遗症的影响 [J]. 川北医学院学报，2019，34（5）：574-577.

▍杨留林

案例 22
闭合性颅脑损伤

↗ 案例介绍

患儿女性，4 岁 3 个月。

主诉：坠楼伤后昏迷 6 天。

现病史：患儿 2024-05-24 从 3 楼家中卧室窗台跌落至小区水泥地面，伤后昏迷，抽搐 1 次，就诊于外院，左侧肱骨骨折，石膏固定，因呼吸衰竭给予气管插管，于 2024-05-28 撤有创呼吸机，家属为求进一步治疗，于 2024-06-01 转至重症监护室，头颅 CT 示，颅骨多发骨折并出血，双侧额叶颞叶，胼胝体挫裂伤，双侧乳突积液（脑脊液耳漏可能），头皮弥漫性血肿，右顶部多发点状高密度影，考虑骨折碎片。入院后告病危，监测动脉血压，给予止血、护胃、降颅压、预防癫痫、抗感染、营养神经、补液等对症处理。于 2024-06-13 行"骨折切开复位弹性髓内针石膏固定术"，甲强龙激素冲击疗法后改口服，现停止。现患儿生命体征平稳，右眼睑下垂，意识状态较前好转，于 2024-06-17 转至康复病区，2024-06-23 停止鼻饲，予以中稠流质饮食。

既往史：否认肝炎、结核等传染病史及接触史，否认食物、药物过敏史，否认手术史，否认外伤史，否认输血史，按计划免疫接种。

个人史：足月顺产，出生体重 3.3 kg，出生无窒息，母乳喂养，生长发育同正常同龄儿。

家族史：父母体健，否认近亲结婚，否认家族中具有相同及类似疾病史，无家族遗传倾向疾病。

📐 查体

体格检查：T 36.8 ℃，P 89 次 / 分，R 22 次 / 分，BP 106/64 mmHg，Wt 14.5 kg。中稠流质饮食，休息与睡眠正常，双肺呼吸音粗，未闻及啰音、痰鸣音。心界大小正常，心律整齐，心音有力，各瓣膜未闻及杂音。右眼睁眼困难，床旁 1 m 指数可见右眼呈外斜位 –35°。右眼无法注视，右侧眼球外转到位，其余方向活动均受限，双侧巴氏征（+）。

专科检查：微小意识状态，双侧瞳孔不等大，左侧 2.5 mm、右侧 4.0 mm，对光反射均迟钝。无言语交流。洼田饮水试验暂不配合，医嘱予鼻饲饮食。可遵嘱举手、握手、抬腿等动作，左上肢石膏固定中，左手稍肿胀，手指轻微活动，余肢体肌力 3 级，双下肢足踝张力稍增高，右上肢肌力稍正常，坐位平衡不能，站立平衡不能，各关节活动度未触及明显异常。

风险评估：ADL（中度依赖），跌倒坠床风险评估（高风险），压疮风险评估（低风险），误吸风险评估（高风险），烫伤（高风险），疼痛（轻度）。

📐 辅助检查

CT：左额顶颞叶、右额叶脑挫裂伤，脑肿胀，左顶部硬膜外血肿，左额部、右顶部硬膜下出血，蛛网膜下隙出血，颅内积气，右顶叶脑挫裂伤不排除。双侧顶骨、右颞枕骨、右眶外侧壁及蝶骨大翼骨折；双侧额颞顶部、枕部头皮血肿；右侧胸腔积气，右肺上叶实变，左肺下叶新发条索灶，双肺下叶斑片影。左肱骨粉碎性骨折，周围软组织肿胀。磁共振平扫（2024–04–30）：颈椎磁共振平扫未见明显异常。磁共振增强（2024–04–30）：左侧额颞叶脑挫裂伤伴额叶颅内血肿，双侧额部及左颞顶部硬膜下血肿，蛛网膜下隙出血，双侧额颞顶叶及胼胝体多发脑挫裂伤；脑干及右侧小脑半球微出血灶。双侧皮质脊髓束 DTI 未见异常。

2024–05–01 CT 颅脑（平扫）检查：颅骨多发骨折合并硬膜下出血，双侧额叶、左颞叶、胼颅骨多发骨折并出血，双侧额叶、颞叶、胼胝体挫裂伤，双侧乳突积液（脑脊液耳漏可能），头皮弥漫性血肿，右顶部多发点状高密度影，考虑骨折碎片。2024-05-02 CT 检查示右侧蝶骨大翼骨折，右侧眶后外侧壁、神经管外侧壁、右侧视神经管少许渗出改变。2024-05-20 眼科检查：双眼睑无明显肿胀，结膜无充血，角膜光泽，右侧瞳孔直接 4 mm，对光反射迟钝，左侧瞳孔直接 3 mm，对光反射灵敏，右眼睁眼明显受限，睑裂高度 0 mm，左眼睑裂高度 8 mm。粗测视力：床旁 1 米指数可见，眼位（欠配合），左眼注视，右眼成外斜位 –35°。眼肌：右眼球外转到位，其余各方向运动均受限，左眼球各运动方向到位。眼底检查：双眼视盘色淡红，生理杯存在，视网膜血管走形正常，黄斑中心凹光反射可见，周围网膜窥不清。

↗ 诊断

诊断：①闭合性颅脑损伤（重型）；②左侧肱骨骨折；③运动障碍；④吞咽功能障碍；⑤认知障碍；⑥右眼动眼神经损伤。

↗ 诊疗经过

用药：5％葡萄糖＋脑苷肌肽 2 mL，静脉续滴 qd；5％葡萄糖＋乙酰谷酰胺 2.5 mL，静脉续滴 qd；鼠神经生长因子 20 μg，肌肉注射 qd；吸入用布地奈德混悬液 1 mg，雾化吸入 tid；碳酸钙 D₃ 0.375 g（半袋），口服 qd；醋酸泼尼松片 5 mg，口服 qd。

治疗：间断上提右上眼睑、内科疾病推拿、脑性瘫痪肢体综合训练、普通针刺、下肢机器人、作业疗法、电子生物反馈疗法、小关节粘连传统松解术。

↗ 护理

△ 基础护理

保持病室干净整洁，维持适宜的温湿度，每日按时消毒，做好消毒隔离等防护措施，协助家长保持患儿个人卫生，做好口腔护理和会阴部护理，保证合理的休息与睡眠。监测患儿生命体征变化，抬高患肢，监测足背动脉搏动，做好记录。遵医嘱给予氧气吸入、口腔护理、雾化吸入、翻身扣背，保证患儿呼吸系统良好功能。积极进行呼吸功能锻炼，早期下床活动，减少坠积性肺炎等并发症的发生。留置胃管鼻饲饮食，注意观察患儿对食物的消化吸收能力，2024-06-22 出现咖啡色胃液 15 mL，查体腹部无不适，遵医嘱给予生理盐水洗胃，禁食 1 次。2024-06-29 体温升高 39℃，给予物理降温，遵医嘱给予口服柴桂退热，开窗通风，保持皮肤清洁舒适，次日体温降至正常。

△ 康复护理

（1）对左侧上肢骨折的护理：进行远端肢体的主动运动，减轻水肿，进行床上抗痉挛体位摆放，预防关节挛缩。阶梯式抬高床头，增加患儿坐位支撑锻炼的时间，锻炼核心力量，为站立位锻炼做准备。实施推拿按摩肌肉，缓解四肢肌张力，提高关节活动度，指导家属正确进行肢体被动活动，按摩肌肉及活动关节。

（2）言语方面：加强功能训练，如面部、腮部、下颌、唇舌部功能训练，每日练习 2 次，每次 30 分钟。每日进行发音训练。鼓励患儿开口讲话，多与人沟通交流。进行呼吸功能训练，包括腹式呼吸训练、抗阻呼吸训练、深呼吸训练、呼吸肌训练等多种方法和技术，可指导患儿吹气球、吹羽毛，锻炼缩唇运动。

（3）生活自理能力方面：每周评估 ADL 能力，根据分值，给患儿提供相应的康复治疗及生活照顾。根据 ADL 评分改进项目，给予针对性指导，如进食、洗澡、上厕所等，进行现场实境训练。鼓励患儿完成自己能做的事情。床头柜上的用具摆放合理、安全，方便患儿自取。

（4）吞咽管理：口腔按摩、感觉刺激、吞咽训练、呼气肌训练等。遵医嘱予吞咽电刺激治疗、电子生物反馈疗法。经口进食前进行吞咽功能的筛查和评估，根据结果进行分级饮食管理。测量一口量，指导家长按照一口量在鼻饲间歇喂稠酸奶等糊状食物。每次鼻饲喂养前，先按照一口量经口喂养，锻炼患儿吞咽功能。

△ 安全护理

（1）防止因制动、骨隆突处受压造成皮肤受损，告知患儿家长每日观察骨折末端皮肤及血运情况。及时进行抗痉挛体位摆放，按时协助患儿翻身，鼓励患儿进行主动的抬腿训练，每日检查患儿全身皮肤情况，协助家长做好患儿清洁的护理。保持床单位清洁、平整、干燥，及时更换潮湿衣物及尿不湿等。增强营养，促进伤口愈合，增加皮肤抵抗力。

（2）避免非计划拔管，妥善固定管路，并进行二次固定，记号笔表明插入深度，保证管路通畅无堵塞，每班交接。向患儿家长强调胃管的重要性，嘱家长注意防护，尤其避免翻身或者起身时拖拽出。积极进行口腔功能训练，助患儿早日经口进食，拔除胃管。

（3）防坠床跌落、防烫伤等警示标识显著，患儿远离热源，进行电疗治疗，注意皮肤清洁，电极片粘贴规范，经常询问感知觉。根据患儿运动状况进行动态防跌倒宣教，尤其是行走训练时，选择适当的助行器。每2小时巡视1次病房，观察跌倒防范措施落实情况。向家属宣教跌倒危害性及相关防范内容，防止跌倒坠床的发生，家属24小时陪护。

△ 心理护理

（1）家属：做好入院宣教，帮助患儿熟悉病区环境和人员。主动与患儿家属沟通，尤其是当发现其出现焦虑、不安等负面情绪时，要及时为其排忧解难。评估患儿的心理状态，家庭、经济情况。耐心听患儿的倾诉，针对相关问题给予患儿满意的解释。消除患儿的紧张及焦虑的心理，理解和尊重患儿，使其积极配合治疗。介绍医院的设备与技术力量，介绍同种病例康复过程与效果，帮助其树立战胜疾病的信心。

（2）患儿：向患儿讲解疾病的发生原因、治疗方法、康复治疗的预后，告知左侧肢体石膏拆卸的时间，增强康复信心。可通过与他们进行游戏互动等方式，增强互动，降低自我防卫心理，树立正确的自我认知。患儿对个人形象关注，告知可通过佩戴眼镜，加强对右侧眼睛的保护，减少对此的关注。

↗ 小结

颅脑损伤大部分是由各种外伤导致的高级神经中枢系统损伤。对于重症颅脑损伤患儿，特别是处于生长发育期的儿童及青少年，待患儿病情稳定后，早期应行系统的康复护理，促进患儿尽早康复。本案例中患儿通过早期的康复介入，意识状态转为清醒，运动功能也得到了明显的改善，出院时可独走十几步，躯干无摇晃，吞咽功能由鼻饲变为经口糊状流食。综上所述，科学合理的康复护理可有效改善患儿的肢体运动及日常生活能力，对促进患儿早日康复、提高生活质量起着至关重要的作用。

↗ 参考文献

［1］蔡文智，李秀云. 颅脑创伤临床康复护理策略专家共识［J］. 护理学杂志，2016，31（18）：1-6.

［2］倪莹莹，王首红，宋为群，等. 神经重症康复中国专家共识（上）［J］. 中国康复医学杂志，2018，33（01）：7-14.

［3］吕孟菊，柳俊杰，李雪琳. 吞咽障碍患儿饮食管理方案的构建［J］. 中华护理杂志，2022，57（12）：1427-1434.

［4］刘卓. 浅析儿科家属心理问题及护理对策［J］. 中西医结合心血管病电子杂志，2020，8（28）：113+116.

［5］王凡凡，许燕玲，王琼. 青少年骨肉瘤患儿对自我形象紊乱的感知、评价与应对体验［J］. 中国护理管理，2018，18（05）：602-605.

［6］张晓贞. 早期康复护理干预对重型颅脑损伤患儿的应用［J］. 河南医学研究，2020，29（03）：542-544.

▌邵秋岚

案例 23
脑外伤恢复期

↗ 案例介绍

患儿男性，6 岁 11 个月。

入院日期：2024-05-29 18：57。

主诉：外伤后意识障碍 1 个月。

现病史：1 个月前患儿乘车时发生车祸，伤及头部（具体受伤部位、程度等不详），随即出现意识障碍，送至外院神经外科，诊断为"闭合性颅脑损伤，特重型、局灶性大脑挫伤伴出血、创伤性蛛网膜下隙出血、右侧基底节出血破入脑室"等，行"开颅探查＋血肿清除＋双侧硬脑膜修补术"，并给予亚低温、脱水降颅压、抗感染等治疗。入院第 2 天出现抽搐，表现为四肢僵直、眼睛不自主活动，每天发作 5~6 次，因抽搐不易控制、发热，转至当地妇幼保健院，给予呼吸机辅助呼吸、脱水降颅压、止惊、抗感染、抗凝、阿托伐他汀钙促进硬膜下积液吸收等治疗，目前仍意识不清，四肢肌张力高，体温不稳定，为寻求进一步康复治疗，遂来就诊，门诊以"脑外伤恢复期"为诊断收入院。近日来精神一般，鼻饲饮食，睡眠可，大小便正常。

既往史：平素体质可；无肝炎、结核等传染病史，1 个月前因车祸外伤于外院神经外科行"开颅探查＋血肿清除＋双侧硬脑膜修补术"，于当地妇幼保健院住院期间因贫血曾输注"红细胞"。预防接种按计划免疫进行。

个人史：母孕期无接触史，母孕期"血糖偏高"，无感染史，母孕期无用药史；为第 1 胎第 1 产，母孕足月，剖宫产，羊水少，胎位、脐带、胎盘未见明显异常，出生体重 3 200 g。患儿本次生病前生长发育同正常同龄儿。

家族史：患儿出生时父亲 30 岁，母亲 22 岁，均身体健康，非近亲结婚。有 1 个妹妹约 1 岁，体健。否认家族中有遗传病史、传染病史及类似疾病史。

↗ 查体

体格检查：T 37.7℃，P 124 次 / 分，R 16 次 / 分，BP 122/ 71 mmHg，Wt 20.5 kg。体格发育正常，营养良好，意识不清，精神一般。头部可见敷料包扎，无渗液、出血，面部肿胀，右侧明显。现患儿为植物状态，自动睁眼，双眼左侧凝视，无明确追视，对视觉威胁有眨眼反应，对声音惊吓无眨眼反应，不能追声源，叫名无反应，不能逗笑，不认人，无认知、理解、模仿能力。气管切开状态，留置胃管，鼻饲饮食，不能无意识发音。头左歪，双上肢屈曲、手握拳、拇指内收，下肢伸直，双足跖屈、内翻，四肢肌张力高，MAS 分级双侧肱二头肌 2 级，双侧腘绳肌 2 级，腓肠肌 3 级，双侧膝腱反射亢进，双侧 Babinski 征阳性。入院后完善听性脑干反应、视觉诱发电位、脑电图等相关检查，定期复查头颅 MRI 等检查，注意复查血常规、肝肾心功能、电解质等；给予耳迷走神经刺激、右正中神经刺激、多感官刺激治疗、针灸、高压氧、药物等以促醒，给予运动疗法、仪器平衡训练等提高肌力，给予推拿治疗、蜡疗减轻肌肉痉挛、降低肌张力，给予吞咽功能障碍训练以改善吞咽功能。

↗ 护理评估

1. 受伤经过

详细了解患儿受伤的时间、地点、原因、受伤时的体位、外力作用的方式和方向、受伤后的意识状态等。

2. 既往健康状况

了解患儿既往的健康状况，如有无高血压、糖尿病、心脏病、癫痫等慢性疾病，有无手术史、过敏史等。

3. 治疗经过

了解患儿受伤后接受的治疗措施，包括手术治疗、药物治疗、康复治疗等，以及治疗后的效果和反应。

4. 意识状态

评估患儿的意识水平，如清醒、嗜睡、昏睡、昏迷等，观察患儿的意识变化，判断意识障碍的程度是否加重或减轻。

5. 其他系统体征

评估患儿的心、肺、肝、肾等重要脏器的功能，观察有无心肺功能不全、肝肾功能异常等并发症。

6. 心理状态

评估患儿受伤后的心理状态，如有无焦虑、恐惧、抑郁、自卑等情绪反应，了解患儿对疾病的认知和应对方式。

7. 家庭支持系统

了解患儿的家庭结构、家庭经济状况、家庭成员对患儿的关心和支持程度等，评估家庭支持系统是否良好。

8. 社会支持系统

了解患儿所在社区、学校、幼儿园等社会环境对患儿的支持和帮助情况，评估社会支持系统是否完善。

↗ 护理诊断

1. 意识障碍

意识障碍与脑外伤导致的脑组织损伤有关。

2. 清理呼吸道无效

清理呼吸道无效与脑外伤后的意识障碍、咳嗽反射减弱或消失有关。

3. 营养失调：低于机体需要量

营养失调与脑外伤后机体高代谢、胃肠功能紊乱导致的营养摄入不足有关。

4. 躯体活动障碍

躯体活动障碍与脑外伤引起的运动中枢损伤、锥体束受损有关。

5. 有皮肤完整性受损的危险

皮肤完整性受损的危险与脑外伤后长期卧床、肢体活动障碍、感觉异常、营养不良等有关。

6. 潜在并发症

潜在并发症为颅内压增高，与脑外伤后颅内血肿、脑水肿等有关。

7. 焦虑 / 恐惧

焦虑 / 恐惧与脑外伤导致的身体功能障碍、对疾病预后的担忧、陌生的治疗环境等有关。

8. 知识缺乏

知识缺乏与家属缺乏脑外伤相关的疾病知识、护理知识和康复知识有关。

9. 自我形象紊乱

自我形象紊乱与脑外伤导致的肢体残疾、外貌改变有关。

10. 社交障碍

因脑外伤导致的身体功能障碍，使患儿参与社交活动的能力下降。

↗ 护理

△ 治疗护理

（1）遵医嘱给予苯巴比妥片预防癫痫发作，给予乙酰谷酰胺营养神经，给予头孢哌酮钠舒巴坦钠抗感染，给予低分子肝素钠抗凝治疗，复查凝血功能，做双下肢静脉彩超了解血栓情况。

（2）意识障碍的护理如下：

1）定期进行意识状态评估，以便观察意识变化状况。

2）对患儿心电、氧饱和度进行监测，并记录。

3）观察患儿瞳孔大小及对光反射。

4）观察患儿肌张力的变化。

5）保持呼吸道通畅，及时清理呼吸道分泌物。

6）患儿进行良肢位摆放，防止突然改变体位引起体位性低血压。

7）一切治疗护理操作在床旁进行。

8）保持病房安静。

（3）对家属提供意识障碍的知识教育。指导家属对患儿进行呼唤式护理，多与患儿讲话。

（4）给予患儿多感官刺激及穴位按摩等促醒措施。

（5）吞咽障碍的护理如下：

1）进行吞咽功能障碍的评估。

2）每天口腔护理2次。

3）早期进行吞咽功能训练，根据患儿情况，尽快撤除鼻饲管。

4）进行口腔周围肌肉训练、寒冷刺激疗法等。

5）根据评估结果，适时进行摄食训练。

（6）皮肤完整性受损的预防如下：

1）评估皮肤损伤发生的危险因素。

2）向患儿家长讲解皮肤自护方法及皮肤受损的危险因素：如勤换尿布保持皮肤干燥，对皮肤皱褶处特别是腋下、腹股沟应保持清洁，有湿疹应及时处理。

3）避免局部组织长期受压，减轻压力，适时翻身、更换体位，避免拖、拉等动作。正确摆放体位，隔2小时翻身1次，注意观察皮肤的情况。

4）保持床单位及皮肤清洁干燥，干燥皮肤使用润肤乳液。正确使用便盆，避免摩擦皮肤。加强营养摄入。

5）使用气垫床、垫枕、敷料等预防压力性损伤的发生。

6）做好家属的健康宣教，预防压力性损伤的发生。

（7）废用综合征的预防如下：

1）协助患儿进行日常的生活活动，预防肢体萎缩及关节僵硬，进行被动活动。

2）保持肢体良肢位摆放。

3）预防下肢静脉血栓形成。

（8）体温过高的护理如下：

1）保持室内安静，温湿度适中、通风良好。

2）嘱家属进行温水擦浴，并及时更换被汗液浸湿的衣物，加强皮肤护理。

3）体温超过 38.5℃时遵医嘱给予药物降温。

4）测量并记录患儿体温、脉搏、呼吸，观察并记录发热症状与体征。

5）评估有无脱水症状，鼓励多饮水，观察并记录出入水量。

（9）气管切开的护理如下：

1）确保患儿处于空气新鲜和安静的病房内。洁净空气流通，定期清洁消毒，室温控制在 22℃左右，空气湿度在 55％左右，定期湿性清扫地面。控制陪床和探视的人员，禁止室内吸烟。

2）吸痰护理：合理控制吸痰时间及间隔时间，吸痰时严格根据相关标准流程实施，对患儿各项体征指标进行严密监测，一旦出现异常及时向主治医生报告。

3）气管切口护理：定期消毒及更换内套管（2次／天），避免分泌物粘于管套出现结痂或堵塞，同时妥善固定外套管底板，避免在内套管取出时一并带出。切口使用生理盐水予以消毒，避免使用刺激性消毒剂刺激黏膜形成糜烂；使用 75％酒精消毒处理周围皮肤，覆盖无菌纱块吸收滞留的痰液，如果分泌物较多或者较多出血时，需及时更换，保持表面清洁干燥。

4）保持气道湿化。

5）机械辅助排痰。

（10）潜在并发症：肺部感染。

1）注意保暖，保持内衣及被单干燥，避免着凉，诱发呼吸道感染。

2）患儿留置有胃管，口腔护理每日2次，预防口腔炎。

3）保持呼吸道通畅，变化体位或体位引流，每2小时翻身1次，翻身期间配合叩背，一旦出现肺部感染，遵医嘱使用抗生素。

4）进行电动起立床训练。

△ 观察护理

（1）严密观察患儿生命体征，体温、脉搏、呼吸、血压及大小便情况。

（2）观察患儿皮肤情况。

（3）观察患儿意识障碍、吞咽功能恢复情况。

（4）观察患儿头部敷料有无渗液、出血，面部肿胀情况有无改善。

（5）观察患儿肢体有无萎缩及关节僵硬情况。

△ 饮食护理

（1）患儿留置胃管，给予流质饮食，食物的温度应在38~40℃，流经胃管的速度不宜过快，每次注入量不超过200 mL。

（2）创造良好的进食环境，安置舒适的体位。

（3）遵医嘱给予充足的热量，确保营养供给。

△ 心理护理

（1）向患儿家长讲解疾病的发生、发展及转归，多沟通，取得理解和配合。

（2）向家长介绍相关疾病的成功案例，帮助其树立信心。

（3）为患儿家长进行心理评估，了解家长的心理状况，有针对性地进行心理干预，做好患儿家长的心理护理。

（4）指导家长多抚摸患儿，可以播放患儿比较喜欢的音乐或故事，多听听熟悉的人的声音。

△ 健康教育

1. 讲解康复训练的重要性

向患儿及家长强调康复训练对恢复功能的关键作用，鼓励他们积极配合康复治疗。

2. 向患儿家长讲解日常护理要点

（1）保持头部伤口清洁，避免搔抓、碰撞。

（2）指导家长合理安排患儿作息，保证充足睡眠。

3. 做好饮食指导

（1）提供营养丰富、均衡的饮食，包括富含蛋白质、维生素和矿物质的食物。

（2）鼓励适量饮水，避免刺激性食物和饮料。

4. 安全注意事项

（1）为患儿创造安全的生活环境，避免再次受伤。

（2）教导家长注意观察患儿的行为变化，如有异常及时就医。

5. 用药指导

（1）详细说明药物的使用方法、剂量和注意事项。

（2）强调按时服药的重要性，不可自行增减药量。

6. 康复训练方法

（1）教给家长一些简单的康复训练动作，如肢体活动、按摩等。

（2）教会家长简单的促醒方法，如呼唤、抚摸、声光刺激等。

↗ 小结

脑外伤患儿恢复期的护理至关重要。在基础护理方面，密切监测患儿的生命体征、意识状态及瞳孔变化情况，确保病情稳定。保持患儿的呼吸道通畅，及时清理分泌物。做好皮肤护理，防止压疮发生。伤口护理要精心，按时观察伤口愈合情况，换药严格执行无菌操作。康复护理要积极开展，根据患儿的具体情况制定个性化的康复计划，包括肢体功能锻炼、认知训练等，循序渐进地帮助患儿恢复身体机能和认知能力。营养支持也不能忽视，给予营养丰富且易消化的食物，保障患儿的营养需求，促进组织修复和生长发育。心理护理同样关键，关注患儿的情绪变化，通过安抚、陪伴等方式给予其心理支持，减少恐惧和焦虑。同时，要对患儿家长进行详细的健康教育，指导他们掌握家庭护理要点和康复训练方法，以便更好地配合护理工作和延续康复进程。

总之，通过全面、细致、专业的护理工作，为脑外伤患儿的顺利恢复创造良好条件，助力他们早日回归健康生活。

↗ 参考文献

[1]卢佳丽，刘阳优，叶丽萍，等. 综合性呼吸道护理在脑卒中气管切开患儿中的应用效果[J]. 中外医学研究，2024，22（10）：103-106.

▎许　令

案例 24
脑外伤后慢性意识障碍

↗ 案例介绍

患儿男性，9 岁。

主诉：脑外伤后意识、吞咽、运动障碍 1 个月余。

现病史：患儿于 2024-03-14 意外从学校 4 楼跌落至 3 楼（高约 3 m），当即意识不清，急诊完善头颅 CT 考虑右侧硬膜下血肿形成，诊断为"闭合性颅脑损伤（特重型）、急性硬膜下出血、创伤性蛛网膜下隙出血、脑疝、创伤性脑梗死、颞骨骨折、顶骨骨折、头皮挫伤、症状性癫痫、肺部感染、自发性气胸、泌尿道感染、中度贫血、应激性消化道出血、低蛋白血症"，当日全麻下行"开颅硬膜下血肿清除术 + 幕上开颅脑脊液漏修补术 + 去骨瓣减压术"，术后给予抗感染、降颅压、激素冲击、脑保护、抗癫痫、镇静、镇痛等对症支持治疗，于 2024-04-12 行"气管切开术"，于 2024-04-15 撤除呼吸机，生命体征平稳后给予对症支持及床旁康复治疗（具体诊疗过程不详）。现患儿仍有意识、运动、吞咽等功能障碍，不能追视、追听，叫名无反应，四肢肌张力高，伴间断呼吸、心率增快、出汗、四肢肌张力增高加重等症状。为寻求进一步康复治疗，以"脑外伤后意识、吞咽、运动障碍 1 月余"为主诉入院。诊断为"①脑外伤恢复期；②慢性意识障碍（植物状态）；③吞咽功能障碍；④运动功能障碍"；近日来精神一般，鼻饲饮食，睡眠可，大小便正常。

既往史：平素体质可，无肝炎、结核等传染病史，除本次外伤及手术外无其他外伤手术史，有输血史，2024-03-14手术期间曾输血（具体不详）。预防接种按计划免疫进行。

个人史：母孕期无有毒、有害物质接触史，母孕期无并发症，无感染史，母孕期无用药史；患儿为第2胎第2产，母孕40周，剖宫产，羊水、胎位、胎盘均未见明显异常，脐带绕颈（周数不详），出生体重3 000 g；生长发育史在本次外伤前同正常同龄儿，外伤前上小学3年级，成绩可。现人工鼻饲喂养。

家族史：患儿出生时父亲26岁，母亲26岁，均身体健康，非近亲结婚。有1个哥哥约12岁，体健。否认家族中有遗传病史、传染病史及类似疾病史。

↗ 查体

体格检查：T 36.8℃，P 106次/分，R 22次/分，BP 105/86 mmHg，Wt 24.5 kg。年龄别体重Z值-1.49，年龄别身高（长）Z值2.07，身高（长）别体重Z值-4.93。体格发育正常，营养不良风险，意识障碍，精神可。皮下脂肪菲薄，右侧额颞顶部可见陈旧性手术瘢痕、骨质缺如，局部脑膨出、张力不高。双眼睑正常，眼球向右侧斜视，巩膜正常。双侧瞳孔不等大，左侧约3 mm、右侧约5 mm，对光反射迟钝，耳鼻无畸形，无异常分泌物。气管切开状态，留置金属气管导管固定良好，留置鼻胃管，固定良好，口唇红润，口腔黏膜光滑完整，双侧扁桃体无肿大，无充血、分泌物。咽腔黏膜无充血、红肿。

专科检查：植物状态，自动睁眼，双眼无明确追视、对声音刺激有眨眼反应、对视威胁无眨眼反应，刺激肢体回撤屈曲、不能定位，气管切开状态，不能发音，有吸吮动作，叫名无反应，不能逗笑（CRS-R：1-0-2-1-0-2）。眼球向右侧斜视，角膜反射存在，双侧瞳孔不等大，左侧约3 mm、右侧约5 mm，对光反射迟钝，咽反射减弱，有咳嗽反射。留置胃管，鼻饲饮食，吞咽障碍，有流涎。头不能控制，仰卧对称，双肘、膝关节屈曲，前臂内旋，双手握拳，拉起头后垂，俯卧位头臀等高，不会支撑，不会翻身，坐位、立位查体不配合，四肢肌张力高，紧张时更显著，MAS分级 2~3 级，感觉及四肢肌力查体因意识障碍不配合，降落伞反射未引出、蒙面征未引出、踝阵挛双侧阳性、腱反射活跃，巴氏征阳性。

↗ 辅助检查

头颅 CT（2024-03-14）示：右侧额顶颞枕部硬膜下出血；蛛网膜下隙出血；右侧脑实质肿胀，中线结构左移；右侧颞顶骨及左侧顶骨骨折，伴邻近头皮软组织肿胀并部分少量皮下血肿形成；颈椎生理曲度变直，齿状突与双侧侧块间距离不对称，寰枢旋转半脱位可能。

头颅 MRI 平扫 +MRA+MRV（2024-04-07）：①开颅硬膜下血肿清除术 + 幕上开颅脑脊液漏修补术 + 去骨瓣减压术后复查，右侧额颞顶骨骨质缺如，呈术后改变，术区轻度脑膜脑膨出，术区硬膜旁积液；右侧额颞枕部及双侧顶部头皮下软组织轻度肿胀，左侧顶骨骨折；右侧颞部多发控裂伤出血吸收后改变、多发小软化灶形成伴周边少许含铁血黄素沉着，右侧颞枕顶部、左侧枕顶部及大脑镰硬膜下少量出血，右侧颞枕部硬膜外血肿，邻近脑实质受压，蛛网膜下隙出血，脑肿胀（右侧为著）；②双侧额叶、双侧扣带回及中央旁小叶、右侧颞枕顶叶皮层弥漫性肿胀并异常信号，考虑挫伤后脑缺血性改变，建议治疗后复查；③双侧中央大脑脚、双侧丘脑、右侧外囊区、左侧内囊后肢多发异常信号，考虑剪切伤并部分病灶趋于囊变软化；④双侧上颌窦及蝶窦渗出积液，双侧中耳乳突内多发渗出（右侧为主）。右侧脑膜中动脉近段较对侧明显纤细、信号浅淡，其中远段显示不清；左优势型椎动脉，双侧后交通动脉开放，右侧大脑后动脉 P1 段纤细，头颅 MRV 未见明显异常。

头颅 + 胸部 CT（2024-05-07）示：颅脑去骨瓣减压术后改变；右侧颞顶部脑膜脑膨出；右侧额颞顶枕叶低密度，考虑软化灶；右侧丘脑及基底节区陈旧性腔梗可能，建议 MRI 检查；脑积水；右侧额颞部硬膜外积液；

双肺感染；双侧胸膜局限性增厚。

动态脑电图（2024-05-13）示，背景活动：左侧可见后头部低 - 中幅 7~8 Hz 慢波活动，中间夹杂大量快波节律，右侧可见低幅（< 20 μV）混合慢波中夹杂快波节律；睡眠期：清醒 - 睡眠各期左侧 25~30 Hz 快波增多，右侧广泛性电压偏低；印象：异常小儿脑电图。体感诱发电位（2024-05-14）示：右上肢 N20 潜伏时延长，深感觉传导通路功能异常；左上肢 N20 未见肯定波形，深感觉传导通路功能重度异常。事件相关电位（2024-05-14）示：MMN 潜伏期 /ms（Fz 183、F3 179、F4 185），波幅 /μv（Fz -0.7、F3 -1.1、F4 -0.9），患儿目前处于无反应觉醒综合征状态。FEES 评估：吞咽障碍（口咽期）。喉室内可见微量分泌物，声门活动差，关闭延迟，未见分泌物误吸；进食可见吞咽启动延迟，食物留存声带上方，并被清出气道，可见少量会厌谷及梨状隐窝食物残留，未见显著食物误吸。

入院后完善听性脑干反应、视觉诱发电位、体感诱发电位、心电图、四肢血管超声、脑电图等相关检查，各项精神运动行为评估检查及三大常规、肝功能、肾功能、心功能、电解质、血糖等检验，定期复查头颅 CT、胸部 CT 等；根据患儿病情及耐受情况，排除禁忌后逐步选择给予右正中神经电刺激、耳迷走神经电刺激、高压氧疗、经颅磁刺激治疗、经颅直流电治疗等神经调控治疗，多感官刺激、针灸、药物（金刚烷胺）等综合促醒治疗，给予运动疗法、有氧训练、仪器平衡训练、推拿治疗、蜡疗等提高肌力、减轻肌肉痉挛、降低肌张力，改善运动功能，给予电动起立床训练、鼻饲碳酸钙 D_3 颗粒补充维生素 D 及补钙等预防骨量下降；给予吞咽功能障碍训练、冷疗改善吞咽功能，继续给予鼻饲氯硝西泮片控制 PSH 发作及肌张力障碍，必要时根据症状调整药物；继续口服抗癫痫药物，必要时根据发作情况及复查脑电图结果调整药物剂量及种类。

↗ 护理评估

（1）既往健康状况：了解患儿既往的健康状、生长发育情况、受伤经过、治疗过程及治疗后的效果和反应。

（2）监测生命体征：包括体温、脉搏、呼吸、血压等，确保患儿生命体征稳定。

（3）意识状态：评估患儿的意识状态、瞳孔反应等。

（4）其他系统体征：评估患儿的心、肺、肝、肾等重要脏器的功能，观察有无心肺功能不全、肝肾功能异常等并发症。

（5）运动功能：评估患儿肢体的肌力、肌张力、关节活动度等。

（6）日常生活能力评估：评估患儿的进食能力，包括咀嚼、吞咽功能，是否能够自主进食。

（7）家庭支持系统：了解患儿的家庭结构、家庭经济状况、家庭成员对患儿的关心和支持程度等，评估家庭支持系统是否良好。

↗ 护理诊断

（1）意识障碍：与脑外伤导致的脑组织损伤有关。

（2）躯体活动障碍：与脑外伤引起的运动中枢损伤、锥体束受损有关。

（3）吞咽障碍：与脑外伤导致的咽反射减弱有关。

（4）营养失调：低于机体需要量，与脑外伤后意识障碍不能正常进食，营养摄入不足有关。

（5）清理呼吸道无效：与脑外伤后意识障碍、咳嗽反射减弱有关。

（6）有皮肤完整性受损的危险：与脑外伤后长期卧床、肢体活动障碍、感觉异常等有关。

（7）有误吸的危险：与脑外伤后的吞咽功能障碍有关。

（8）潜在并发症：深静脉血栓；癫痫；肺部感染。

（9）焦虑 / 恐惧：与疾病因素、环境因素、过度担心等有关。

（10）知识缺乏：与家属缺乏脑外伤相关的疾病知识、护理知识和康复知识有关。

↗ 护理

△ 治疗护理

（1）基础护理：遵医嘱给予一级护理，鼻饲饮食，合理喂养，营养指导，改善营养状态。给予气道湿化、雾化吸入、翻身拍背排痰等对症治疗肺部感染，必要时抗感染治疗。加强护理，预防压疮、下肢静脉血栓形成。

（2）意识障碍的护理：①定期进行意识状态评估，观察瞳孔大小及对光反射，以便观察意识状态。②给予患儿多感官刺激。视觉、听觉、触觉、嗅觉、味觉刺激，每种刺激 10~15 s，每次训练 15~20 min，一日 2 次。③给予体位刺激。仰卧位 – 坐位 – 侧卧（除旋转动作外），一日 2 次，每次10~15 min。④给予右正中神经电刺激治疗、耳迷走神经电刺激治疗及膈肌起搏治疗，治疗过程中密切观察患儿生命体征的变化。⑤对家属提供意识障碍知识宣教。进行呼唤式护理，多与患儿说话，讲述生病前的趣事，指导家属日常播放一些患儿平时喜欢的音乐。

（3）躯体活动障碍的护理：①早期正确良肢位摆放。使用握力器，防止患儿手指挛缩。仰卧位时膝关节下放置软枕支撑，防止膝过伸。臀部放置软枕，防止髋关节外旋和骨盆后缩。踝关节处不用支撑，可以佩戴足部矫形器，保证踝关节处于中立位或稍背屈，防止足下垂。仰卧位易引起紧张式颈反射和迷路反射，维持时间 < 1 h；患侧卧位可促进本体感觉输入，减轻患侧躯体痉挛，以 60° ~80° 倾斜为佳，维持时间 < 2 h；健侧卧位有利于患侧血液循环，维持时间 < 2 h；半卧位易引起紧张性颈反射，颅脑创伤后偏瘫患儿不建议直接采取半卧位，提倡早期由卧位 – 坐位过渡。②使用棉签、冷热毛巾交替擦敷或实物触摸筛选等方法训练触觉、温度觉等浅感觉功能，通过肢体轻拍、叩打、触摸、冰敷刺激等方法进行深感觉障碍的感觉运动训练。③在康复治疗师指导下由上到下、由近到远有顺序地做上肢、下肢各关节的被动运动，辅以挤压和负重训练。④患儿意识清楚、生命体征平稳后，

可循序渐进地进行床上主动运动，包括 Bobath 握手、桥式运动等。

（4）吞咽障碍的护理：①做好口腔护理，及时查看口腔黏膜情况，负压冲洗式刷牙法清洁口腔；② K 点刺激，刺激腭舌弓与翼突下颌缝的凹陷处诱发患儿张口和吞咽；③舌及口颜面部肌肉训练：利用吸舌器对舌部进行被动牵拉及按压，对咀嚼肌、颊肌、口轮匝肌等进行按摩。每日 3 次，每次10~15 min；④穴位按摩疗法，选取人中、内关、合谷、三阴交、太冲、涌泉、风池、百会、神庭等穴位，每穴 5 s 左右，每次 15 min，一日 2 次。

（5）营养失调的护理：①每周评估患儿的营养状况、监测并记录患儿的体重及化验结果。记录患儿每日摄入的食物量，确保摄入量满足患儿机体需要。②向患儿家属讲解喂养知识及管饲时注意事项。更换高能量密度配方奶粉，管饲前确保胃管位置正确，管饲后抬高床头 30°，保持30~60 min。

△ 气管切开护理

（1）室内温度保持在 18~22℃，湿度 50％~70％，每天开窗通风 1~2次，每次 15~30 min。

（2）按需吸痰，及时清理气道及声门下分泌物，观察颜色、形状、量。每天用灭菌注射用水进行气道湿化。

（3）每日使用两次复方氯己定含漱液进行负压口腔冲洗，观察口腔黏膜及口腔卫生情况。

（4）气管切开处及其周围皮肤每天用 1％碘伏涂擦，并更换无菌敷料，保持敷料清洁干燥，分泌物多时应随时更换。气管套管每天用酒精浸泡30 min 后用灭菌注射用水冲洗干净。

（5）保持气道湿化。

（6）呼吸康复可改善患儿的肺功能，减少感染，加快拔管进程。针对患儿的呼吸康复包括头颈部肌群拉伸训练、胸廓牵伸训练、呼吸肌训练、俯卧位通气、体位排痰和外振荡技术等。

（7）鼻胃管的护理：喂食时床头抬高 30°~45°，鼻饲液温度适宜，鼻饲后 30~60 min 内保持患儿体位相对稳定。鼻饲时注入量不宜过多、速度不宜过快，防止反流误吸。

（8）有误吸的危险：保持呼吸道通畅，鼻饲前清除口、鼻及气管内痰液及分泌物，喂食前检查胃管的位置及胃内容物的残余量。

（9）有非计划拔管的风险：建立管道质控表，加强巡视，按导管脱落的风险程度做好评估记录。为患儿翻身拍背时，一定要确保套管固定牢靠，不要牵拉套管，胃管也应妥善固定，不可提、拉、拽。告知家属各类导管的用途、重要性及活动时如何防止滑脱等知识。一旦发生非计划拔管，应及时通知医生。

（10）肺部感染的预防如下：

1）做好皮肤护理、口腔护理等基础护理，避免感染。

2）保持呼吸道通畅。

3）预防误吸。

4）进行电动站立床护理训练。

（11）深静脉血栓的预防：每 2 小时翻身、拍背，进行翻身拍背时要注意力度均匀。遵医嘱给予雾化吸入治疗及气道湿化和机械深度排痰，必要时进行吸痰。将患儿下肢抬高 20°~30°，每天进行四肢按摩，促进静脉血液回流，预防肢体深静脉血栓形成。患儿肌张力高，做被动关节活动时，应动作轻柔，注意保护关节，以防发生骨折。

（12）癫痫的预防及护理如下：

1）准备好抢救物品，出现先兆症状立即停止活动，平卧，头偏向一侧，保持呼吸道通畅。

2）实施安全性保护，置于单间，避免和减少诱发癫痫发作的各种因素。

3）清理呼吸道分泌物，必要时吸氧、吸痰。

4）遵医嘱建立 2 条以上输液通路，严格控制滴速。

5）防止舌咬伤、误吸。

6）详细记录发作过程、发作时间、持续时间、抽搐开始部位、向哪一侧扩展，发作后有无肢体瘫痪、意识改变、瞳孔变化、大小便失禁，以及有无受伤，如舌咬伤、肌肉拉伤、关节脱位、骨折等。

△ 观察护理

（1）观察患儿小便的颜色、性状和量，有无出现尿液混浊、沉淀、絮状物等情况。

（2）观察残余尿量的情况。

（3）观察烫伤的恢复情况。

（4）观察有无压疮及感染。

△ 生活护理

（1）维持营养，保持水、电解质平衡，增强体质。

（2）维持合理体位，肢体置于功能位，尤其注意防止下肢屈曲挛缩和足下垂畸形。

（3）皮肤护理：保持床单位及皮肤清洁干燥，潮湿、污染时及时更换。建立翻身卡，每 2 小时翻身拍背，皮肤隆出处给予水胶体敷料减压，用软枕垫足踝部、臀部等，翻身时避免拖、拉、拽等动作防止皮肤擦伤。避免局部组织长期受压，使用气垫床减轻压力。及时给患儿修剪指甲，避免抓伤皮肤。

△ 心理护理

关注患儿家属精神及心理状况，与家属沟通时要耐心、细心，及时发现家属的心理变化并给予疏导。提供安静舒适的病房环境，使患儿和家属可以在病房得到精神的放松。指导家属进行患儿的日常康复护理，及时发现和肯定患儿的进步，增加家属的信心。

△ 健康教育

（1）指导家属进行简单的关节活动度训练，注意关节的保护，防止二次受伤。

（2）癫痫患儿多需长期甚至终生服药，指导家长勿擅自停药、减药、换药，家属的参与和个体化规范的长程管理能使患儿达到最好的治疗效果。

（3）指导家属掌握，帮助患儿和家属制订出家庭康复计划，指导患儿出院后继续加强功能锻炼。

（4）做好心理护理，告知康复训练过程艰苦而漫长。

↗ 小结

颅脑创伤属于最常见的严重致残性神经系统疾病，早期易发生各种并发症，恢复期存在多种功能障碍，其康复是一个艰巨而漫长的过程。随着对颅脑创伤患儿从救治模式向管理模式的转变，进行早期、科学化、规范化、系统化的康复护理管理对改善颅脑创伤患儿的预后显得尤为重要。康复护理人员应与多学科的康复团队紧密协作，减少患儿并发症和后遗症，帮助患儿早日康复，提高生活质量，尽早重返社会与家庭。

↗ 参考文献

［1］中国康复医学会康复护理专业委员会. 颅脑创伤临床康复护理策略专家共识［J］. 护理学杂志，2016，31（18）：1-6.

［2］中国残疾人康复协会，中国康复医学会，中国康复研究中心. 慢性意识障碍康复中国专家共识［J］. 中国康复理论与实践，2023，29（2）：125-139.

▎王　倩

案例 25
病毒性脑脊髓炎恢复期

↗ 案例介绍

患儿男性，8 岁 5 个月。

主诉： 发现言语障碍 2 个月余。

现病史： 患儿 2 个月余前因"病毒性脑脊髓炎"于神经科住院治疗后好转出院。现运动能力可，吐字不清，以 3~5 字短句为主，可服从指令，与人有眼神交流；无明显刻板行为，语言组织及表达能力较差，逻辑能力稍差，不能背简单儿歌及唐诗，不能计算简单加减法，反应稍迟钝。否认运动发育倒退，否认反复抽搐病史及喂养困难。为求进一步诊治，门诊以"构音障碍、病毒性脑脊髓炎"收入院。近 2 日患儿精神食纳可，体温正常，无咳嗽，无流涕，无呕吐，大小便正常，尿无特殊气味。大小便正常。

既往史： 既往有"扁平足"病史，未予特殊处理。2 个月前因"病毒性脑脊髓炎"于神经科住院治疗，好转出院，遗留语言障碍。否认肝炎、结核等传染病史及接触史，否认食物、药物过敏史，否认手术史，否认外伤史，否认输血史，按计划免疫接种。

个人史： 母孕期健康或疾病情况正常。第 1 胎第 1 产，因足月"脐带绕颈"行剖宫产，出生体重 3.0 kg，出生时无窒息。同成人饮食，起病前生长发育同正常同龄儿。

家族史： 父母体健，弟弟 3 岁体健，否认近亲结婚，否认家族中具有相同及类似疾病史，无家族遗传倾向疾病。

↗ 查体

体格检查：T 37.1 ℃，P 122 次 / 分，R 27 次 / 分，BP 122/78 mmHg，Wt 34 kg，无咳嗽、咳痰，无呕吐、腹泻，精神食纳可，大小便正常，尿无特殊气味。

专科检查：意识清楚，精神状态可，语言吐字不清，以 3~5 字短句为主。步态正常，姿势正常，无肌萎缩，无肌震颤。自主运动协调，无不自主运动，共济运动检查不能配合，头颈、躯干及四肢肌力 V 级，四肢肌张力正常。原始反射与病理反射均正常。

风险评估：跌倒坠床风险评估（低风险），误吸风险评估（低风险），烫伤风险评估（低风险），ADL 评分（可自理），血栓评估（低风险）。

↗ 辅助检查

胸部 CT（2024-05-29）：左肺下叶少许炎性病灶，较前明显吸收好转，左侧胸膜稍增厚，先天性心脏病。颅脑（平扫）（2024-05-29）：双侧大脑半球广泛斑片状异常信号，较前范围缩小；副鼻窦炎；双侧中耳乳突炎。心脏检查（常规，左心功能测定，室壁运动分析）（2024-06-02）：卵圆孔未闭；左心室收缩功能正常范围，彩色多普勒显示右心房水平左向右分流。

↗ 诊断

诊断：①构音障碍；②病毒性脑脊髓炎恢复期；③卵圆孔未闭。

↗ 诊疗经过

治疗：经颅磁、震动起立床、语言、悬吊、听统、感统、眼动图、针灸。

用药：口服奥卡西平片早 450 毫克 / 次，晚 600 毫克 / 次、丙戊酸钠口服溶液 13.5 毫升 / 次，2 次 / 天。左乙拉西坦口服液 5 毫升 / 次，2 次 / 天。醋酸泼尼松片早 25 毫克 / 次，晚 17.5 毫克 / 次、氯硝西泮 1 毫克，1 次 / 天。

近期康复目标：改善言语能力。

远期康复目标：回归社会。

↗ 护理

△ 语言方面

（1）根据患儿现有的语言水平，制定训练计划，选择适当的语言训练内容，在日常生活中边学边做。

（2）给予言语训练。

1）呼吸训练：缩唇呼吸训练、吹气球及呼吸辅助器训练，吞咽训练，咳嗽训练等。

2）口腔感觉刺激训练：对患儿舌根、软腭进行冷、热、咸、苦、甜等刺激。

3）舌肌训练：指导患儿进行舌头左右移动、顶腭、卷舌等动作。

4）面部肌肉训练：指导患儿进行鼓腮、咬合等动作，按摩患儿面颊，促进肌肉运动。

5）语言训练：指导患儿认识颜色、形状、物品，读简单的叠词、词组、短语，唱简单的儿歌；嘱咐家属多与患儿交流，促进患儿语言能力、认知能力的恢复。

（3）患儿在言语训练的基础上，增加文体疗法。

1）放松训练：四肢伸展活动、听音乐等用于患儿适应治疗环境或治疗中出现不配合、注意力下降等情况。

2）趣味性训练：以画画、看图识物、下棋等方式引出目标音，调动患儿参与的积极性，如"b"音，在进行看图识物时，以与"b"音相关的图片为主。

3）集体训练：通过集体游戏、竞赛等方式调动患儿训练的积极性，如吹气球、拍球等，将其融入基础的言语训练中。治疗结束后布置相应的家庭任务，指导患儿家属将言语训练融入文娱活动中。

（4）给患儿足够的时间表达清楚，中间可以停顿。注意保护患儿的自尊心。

△ 社会交往方面

（1）能理解和运用姿势性语言和表情性动作表达自己的意愿。逐渐使患儿能主动注意周围的人或事。

（2）逐渐提高语言交往能力。

（3）通过情景模拟等鼓励患儿与同伴交流沟通，并将自我感受、心情等表达出来，带动自由表达，注意过程中保持良好氛围，为患儿建立一个安全、舒适的环境，缓解其负性心理。

（4）在患儿恢复期可进行儿童游戏的隐喻干预，利用生活中的动、植物，如仙人掌进行隐喻，教会患儿在经历病痛后依然对生活充满希望，增强自我认同感；通过绘本故事及做玩偶的游戏等，提高患儿语言表达能力、视听能力及活动能力，增强患儿自我表达的积极性；护士与患儿的积极沟通和互动及对患儿的包容和肯定，能帮助患儿保持情绪的稳定，患儿通过对游戏的选择和掌控，强化对生活的主动性，有利于增加患儿的自我效能感，提高社会生活能力，从而为回归正常生活奠定基础。

（5）家长应重视对自身社交和语言养育行为的提高，促进儿童的身心发育和长远发展。

△ 预防癫痫再发作方面

（1）加强生命体征及患儿病情的监测。观察患儿的生命体征，观察患儿的血压、心率、呼吸，并做好记录。

（2）睡眠护理：患儿的睡眠质量影响癫痫发作次数，因此保证患儿的睡眠质量，可降低癫痫发作次数，嘱患儿早睡早起，督促患儿适当运动，睡前喝一杯牛奶，或用热水泡脚，保证患儿睡眠质量。

（3）心理护理：情感刺激会诱发癫痫，护理人员应关注患儿的心理状态，并有针对性地开展心理护理干预，开展疏导，缓解其精神压力。

（4）内分泌护理：电解质失衡和代谢紊乱是疾病发生的主要原因，因此应注意观察患儿的电解质水平，发现电解质及代谢紊乱情况，及时报告医生。

（5）饮食护理：过量饮水、过度饥饿均会导致继发性癫痫，因此须控制患儿的饮水量，督促患儿戒掉不良饮食习惯，防止癫痫发作。

（6）提高治疗依从性。用药依从性不佳会延长患儿的病程，加重患儿病情，反复发生不合理用药，会导致患儿产生耐药性。因此护理人员须针对患儿及家长开展健康教育，讲解不规律用药的危害性，并记录患儿的具体用药情况，有针对性地开展宣教。

△ 安全方面

（1）确认会增加患儿受伤概率的潜在因素。

（2）向患儿家属详细介绍医院、病房及周围环境，保持光线充足、宽敞、无障碍物，保持地面清洁无积水。

（3）指导家属使用床挡，避免坠床。

（4）家属 24 小时陪护，防止患儿走失，对于走失行为严重的孩子，还可以在孩子身上装上定位装置，监测孩子的位置。

（5）热水、尖锐物品远离患儿放置。

（6）告知家属发生意外伤害时的应对方式，防止造成二次伤害。

（7）氯硝西泮属于第二类精神药品，应严格管制，常见不良反应包括嗜睡、头昏、共济失调、肌力减退等，可在夜间服药，服药后不从事危险活动，以免出现意外。

△ 心理状况方面

（1）向患儿及家属讲解疾病的病因、治疗过程、预后，使患儿及家属了解疾病及影响。鼓励患儿及家属积极参与整个康复过程，树立康复信心。

（2）有针对性地实施叙事护理，通过提出开放式问题的形式与照顾者交流，不以对错来评价他们的行为，耐心倾听并帮助其解除疑惑。

（3）由专业人员与患儿家长共同制定出院康复计划和饮食方案，叮嘱患儿家长协助和监督患儿严格执行康复计划，增加患儿家长对疾病管理的信心。

（4）不要把注意力集中在患儿失去了什么，而应努力发现他们可以实现什么，发展现有的潜能。既不高度关注和过分强调，也不漠视患儿在功能方面的不便。加强正面的技能和素质培养，使其可以成为个人成长中的资源，真正促进他们达到良好的社会适应。

↗ 小结

神经康复的主要基础是脑的可塑性和可重组性，脑炎是由于病毒的入侵而引发的中枢神经瘫痪，本病例运动功能基本恢复正常，遗留的言语及认知问题严重影响了患儿的生活质量。通过言语训练，结合文体训练、心理疏导等，有助于提高疗效和患儿对治疗的接受度，为患儿早日回归社会奠定基础。

↗ 参考文献

［1］马礼丹，易新玉，马蜀竹，等. 综合康复护理对病毒性脑炎恢复期患儿的日常生活活动能力及意识恢复的影响［J］. 当代护士（下旬刊），2021，28（06）：110-112.

［2］朱鹏鹏，郭爱松. 言语训练结合文体疗法治疗功能性构音障碍的效果分析［J］. 南通大学学报（医学版），2022，42（06）：595-596.

［3］王梓珩，孙琳琳，魏蓉美，等. 集体融合教育在孤独症儿童社交

障碍及心理改善中的应用研究［J］．心理月刊，2021，16（22）：28-30.

　　［4］王陈军，李霞，刘一苇．基于儿童游戏的隐喻对脑外伤恢复期患儿心理及行为的影响［J］．中国儿童保健杂志，2024，32（05）：566-571.

　　［5］陈雪娇，徐伟．语言发育迟缓儿童神经心理发育水平及其与家长社交语言养育行为的关系［J］．精神医学杂志，2023，36（04）：412-417.

　　［6］李晓静．继发性癫痫护理中预防性护理干预的应用观察［J］．黑龙江中医药，2021，50（03）：312-313.

　　［7］吴小芹，吴金霞．叙事护理改善慢性疾病儿童照顾者心理活动的应用［J］．叙事医学，2023，6（03）：176-179+211.

　　［8］孙薇薇，米雪．以家庭为中心的康复护理对脑外伤患儿神经功能及日常活动能力的影响［J］．中国疗养医学，2020，29（08）：848-850.

　　［9］许有云，何侃，张立松．运用 ICF 理论与方法对残疾儿童心理康复相关问题的探讨［J］．中国康复理论与实践，2015，21（12）：1447-1450.

　　［10］伍均．儿童脑炎后遗症的康复治疗效果分析［J］．临床医药文献电子杂志，2017，4（48）：9332.

▍邵秋岚

案例 26
病毒性脑炎后遗症

📝 案例介绍

患儿女性，2 岁 11 个月。

入院日期：2024-07-10 15：51。

主诉：发现语言发育倒退 1 年余。

现病史：患儿 1 年余前因手足口病后出现语言发育倒退，逐渐出现与人沟通障碍，患儿 2 岁 8 个月时语言发育落后，叫名无反应，不与人沟通，喜欢转圈圈，行为异常，遂来就诊，门诊以"病毒性脑炎后遗症"为诊断收入院。入院后根据病情给予综合康复治疗，经治疗患儿病情好转，现患儿 2 岁 11 个月语言表达能力差，与人沟通存在障碍，行为异常，今来院行进一步康复治疗，近日来精神可，饮食可，睡眠可，大小便正常。

既往史：平素体质可，无肝炎、结核等传染病史，无手术史，无外伤史，无输血史。预防接种按计划免疫进行（具体不详）。

个人史：母孕期无接触史，母孕期合并妊娠期糖尿病，无感染史，母孕期无用药史；患儿是第 2 胎第 2 产，母孕 39 周，因羊水过少行剖宫产，胎位、脐带、胎盘未见明显异常，出生体重 3500 g，有生后哭声可，无出生后窒息史，Apgar 评分不详。12 个月独站，13 个月独走；12 个月有意识发单音。出生后至 12 个月母乳喂养；12 个月至 2 岁人工喂养；现普食。

家族史：患儿出生时父亲 36 岁，母亲 37 岁，均身体健康，非近亲结

婚。有 1 个姐姐约 6 岁，体健。否认家族中有遗传病史、传染病史及类似疾病史。

↗ 查体

体格检查：T 36.9℃，P 112 次 / 分，R 28 次 / 分，Wt 15 kg。体格发育正常，营养良好，神志清晰，精神可。患儿意识清醒，反应迟钝，表情丰富，追视灵活，与人对视欠佳，对声音有反应，追听有反应，叫名无反应，注意力不集中，对周围事物不感兴趣，多动，胆小，行为异常。认识家庭成员，认知模仿能力较同龄儿落后，不遵从指令。语言落后，会说 2~3 字句，不会用语言表达自己的意愿、完成简单的对话，不会说完整的句子。集体活动不参与，与家长互动少。双手抓物灵活，精细动作尚可。竖头稳，坐位自由玩耍，四爬。可独站，可独走，步态正常，会爬楼梯，双足可蹦离地面，四肢肌张力可，腱反射可引出。

↗ 护理评估

△ 健康史

（1）了解患儿病毒性脑炎发病时的病情、治疗经过及恢复情况。

（2）询问患儿既往的健康状况、免疫接种史。

△ 身体状况

1. 神经系统症状评估

（1）评估患儿的意识状态，观察有无嗜睡、昏迷、意识模糊等。

（2）检查瞳孔大小、对光反射，判断有无瞳孔异常。

（3）观察患儿有无抽搐、惊厥发作，记录发作的频率、持续时间和发作形式。

（4）评估患儿的肌力、肌张力，检查有无肢体瘫痪、肌肉萎缩、运动不协调等。

（5）检查患儿的感觉功能，了解有无感觉减退、感觉过敏或感觉异常。

（6）评估患儿的语言功能，观察有无失语、语言表达障碍、语言理解困难等。

（7）观察患儿的吞咽功能，判断有无吞咽困难、呛咳等。

2. 认知和智力评估

（1）运用相关量表或测试方法，评估患儿的认知功能，包括注意力、记忆力、思维能力等。

（2）观察患儿的学习能力、解决问题的能力和适应能力。

（3）检查患儿的智力发育水平，与同龄人进行对比。

3. 心理和行为评估

（1）观察患儿的情绪状态，有无焦虑、抑郁、恐惧、烦躁等情绪问题。

（2）评估患儿的行为表现，如多动、冲动、攻击性行为、退缩行为等。

（3）了解患儿的睡眠情况，有无入睡困难、睡眠不安、多梦、易惊醒等。

△ 家庭和社会支持评估

（1）了解患儿家庭的经济状况、家庭结构和家庭成员之间的关系。

（2）评估家长对患儿疾病的认知和照顾能力，以及家长的心理状态和应对方式。

（3）了解家庭和社会对患儿的支持程度，包括医疗资源的可及性、康复机构的利用情况等。

↗ 护理诊断

1. 语言沟通障碍

语言沟通障碍与病毒性脑炎引起的大脑语言中枢损伤有关。表现为患儿发音不清、词汇量少、语句简短、语言表达和理解能力差。

2. 社交参与受限

社交参与受限与因语言发育迟缓，导致患儿在与他人交往、参与集体活动等社交场景中存在困难有关。例如，患儿难以与同龄人或家人进行有效的交流互动，不愿参与社交活动。

3. 心理社会适应不良

由于语言能力不足，使患儿在心理和社会适应方面出现问题有关。可能表现出焦虑、抑郁、自卑、孤僻等情绪和行为，对学习和生活的兴趣降低。

4. 营养失调：低于机体需要量

语言发育迟缓可能影响患儿的吞咽功能或进食意愿，进而导致营养摄入不足。如患儿进食速度慢、咀嚼和吞咽困难，造成体重不增或下降、营养不良。

5. 照顾者知识缺乏

照顾者对促进语言发育迟缓患儿康复的知识和方法了解不足。如照顾者不清楚如何进行语言训练、日常交流技巧，不能为患儿提供有效的语言刺激和支持。

6. 家庭应对无效

因患儿语言发育迟缓，家庭在应对疾病、照护患儿、协调家庭资源等方面存在困难。家庭成员可能因压力过大而出现矛盾、焦虑，无法形成有效的应对策略。

↗ 护理

△ 治疗护理

（1）遵医嘱给予经颅磁刺激治疗，经颅直流电治疗促进脑部循环，给予引导式教育训练，感觉统合治疗，作业疗法，言语训练，计算机言语疾病矫治，认知知觉功能障碍训练提高言语、认知及智能发育。

（2）评估语言能力：对患儿的语言能力进行全面评估，包括语音、语义、语法、语用等方面，确定语言发育迟缓的程度和类型，为制定个性化的训练计划提供依据。

（3）制定训练计划：根据评估结果，与语言治疗师共同制定个性化的语言训练计划，包括训练目标、内容、方法、频率和时间等。训练计划应具有针对性、系统性和渐进性，遵循儿童语言发展的规律和特点。

（4）实施语言训练如下：

1）语音训练：从基础的发音练习开始，帮助患儿纠正发音错误，练习发音器官的协调性和灵活性，如唇、舌、齿等的运动。可以通过模仿、游戏、儿歌等方式进行训练。

2）词汇训练：根据患儿的认知水平和兴趣爱好，选择合适的词汇进行教学，如日常生活用品、动物、植物、颜色、数字等。采用图片、实物、卡片等教具，帮助患儿理解和记忆词汇。

3）语法训练：在患儿掌握一定词汇量的基础上，进行简单的语法训练，如句子的构成、语序、时态等。通过模仿、造句、填空等方式，让患儿学会正确运用语法规则进行表达。

4）语用训练：注重培养患儿的语言运用能力，如对话、提问、回答、讲述等。创设各种语言交际情境，让患儿在实际情境中练习语言的运用，提高语言的实用性和交际性。

（5）定期对康复训练效果进行评估，根据评估结果调整训练计划。

△ 观察护理

（1）定时测量体温、脉搏、呼吸和血压，观察生命体征的稳定性。

（2）注意体温的变化，有无发热或体温过低；脉搏的节律和频率；呼吸的频率、节律和深度；血压的高低及波动情况。

（3）留意患儿的语言功能，包括语言表达、理解能力及发音是否清晰等。

（4）观察有无吞咽困难、饮水呛咳等进食和吞咽问题。

（5）关注患儿的情绪变化，如有无焦虑、抑郁、烦躁、易怒等情绪问题。

（6）观察患儿的行为表现，如多动、注意力不集中、攻击性或退缩性行为等。

△ 生活护理

（1）为患儿提供安静、舒适的病房环境，保持室内空气流通、温度和湿度适宜。

（2）做好口腔护理，保持口腔清洁，预防口腔感染。

（3）加强皮肤护理，保持皮肤清洁、干燥，及时更换衣物和床单。

（4）定期对患儿进行营养评估，了解其身高、体重、血红蛋白、白蛋白等指标情况，及时发现营养不良的问题。

（5）饮食指导：根据患儿的营养状况和饮食需求，为家长提供饮食指导，建议多给患儿食用富含蛋白质、维生素、矿物质等营养物质的食物，如鸡蛋、牛奶、鱼肉、蔬菜、水果等。

△ 心理护理

（1）心理评估：定期对患儿进行心理评估，了解其心理状态和情绪变化，及时发现焦虑、抑郁、自卑等心理问题。

（2）心理支持：给予患儿充分的关爱和支持，鼓励其积极参与语言训练，增强自信心。表扬患儿的每一点进步，让其感受到成功的喜悦。

（3）心理干预：对于存在心理问题的患儿，及时进行心理干预，如认知行为疗法、游戏疗法、音乐疗法等，帮助患儿缓解心理压力，调整心理状态。

（4）关注家长的心理状态，给予家长心理支持和情感安慰。帮助家长协调家庭资源，减轻家庭负担，营造温馨和谐的家庭氛围。

△ 健康教育

（1）向家长介绍病毒性脑炎的病因、发病机制和预后，让家长知道语言发育迟缓是病毒性脑炎常见的后遗症之一，减轻家长的焦虑和恐惧心理。

（2）讲解语言发育迟缓的表现和危害，如发音不清、词汇量少、语言表达能力差、语言理解能力差等，让家长认识到早期干预和治疗的重要性。

（3）定期组织家长培训，向家长传授语言训练的方法和技巧，让家长了解语言发育迟缓的相关知识和护理要点，提高家长的护理能力和康复意识。

（4）指导家长在日常生活中对患儿进行语言训练，如日常对话、讲故事、唱儿歌等。鼓励家长与患儿多交流、多互动，为患儿创造良好的语言环境。

（5）向家长介绍患儿的饮食原则，如均衡饮食、多样化饮食、适量饮食等。建议家长给患儿多吃富含蛋白质、维生素、矿物质等营养物质的食物，如鸡蛋、牛奶、鱼肉、蔬菜、水果等。

（6）提醒家长关注患儿的心理状态，由于语言发育迟缓，患儿可能会出现自卑、焦虑、抑郁等心理问题。家长要给予患儿足够的关爱和支持，让患儿感受到家庭的温暖和安全感。

↗ 小结

个性化的护理方案对于病毒性脑炎后遗症语言发育迟缓患儿的康复至关重要，需要根据患儿的具体情况制定针对性的训练计划。家庭支持和配合是促进患儿康复的重要因素，护理人员应加强对家长的指导和教育，使其更好地参与到患儿的护理和训练中。同时，在护理过程中要关注患儿的心理状态，及时给予心理支持和鼓励，帮助患儿建立自信，积极面对疾病。

↗ 参考文献

［1］吴俊. 延续性护理模式对重症病毒性脑炎后遗症儿童生存质量影响的研究［D］. 贵州医科大学，2017.

▌许　令

案例 27
病毒性脑炎恢复期

↗ 案例介绍

患儿男性，5 岁 1 个月。

入院日期：2024-07-11 09：17。

主诉：发热、抽搐后左侧肢体偏瘫 4 个月余。

现病史：2024-03-07 患儿出现发热症状，伴精神差，热峰 40.4℃，于当地诊所就诊，给予口服药物治疗（具体不详），体温可控制，仍有反复。2024-03-15 出现抽搐，表现为口眼歪斜，右侧肢体强直，并出现意识丧失，急至当地市中心医院降颅压等治疗，效果欠佳，遂急诊转至当地医院 PICU 给予呼吸机辅助呼吸降颅压、抗感染、抗血栓、输血、输白蛋白、电子纤维支气管镜肺泡灌洗等治疗，病情稳定后给予床边康复训练（运动疗法、针灸等）。患儿 4 岁 10 个月时因左侧偏瘫，构音不清，遂来就诊，门诊以"脑炎恢复期"为诊断收入院，给予高压氧治疗、经颅磁刺激治疗、功能训练、针灸治疗、构音功能训练等综合康复 3 个疗程，可独站独走。现患儿 5 岁 1 个月左侧偏瘫，遂来复诊，门诊以"病毒性脑炎恢复期"为诊断收入院。近日来精神可，饮食可，睡眠可，大小便正常。

既往史：平素体质可，无肝炎、结核等传染病史，无手术史，无外伤史，有输血史，PICU 住院期间输血治疗（成分不详）。预防接种按计划免疫进行。

个人史：母孕期无接触史，母孕期无并发症，无感染史，母孕期无用药史，患儿为第 1 胎第 1 产，足月，剖宫产，羊水未见明显异常，胎位、脐带、胎盘未见明显异常，出生体重 3 000 g，生病前生长发育与同龄儿相符。生后至 6 月母乳喂养，现普食。

家族史：患儿出生时父亲 32 岁，母亲 31 岁，均身体健康，非近亲结婚。否认家族中有遗传病史、传染病史及类似疾病史。

↗ 查体

体格检查：T 36.4 ℃，P 102 次 / 分，R 24 次 / 分，BP 92/60 mmHg，Wt 20 kg。体格发育正常，营养良好，神志清晰，精神可。患儿意识清醒，左侧额纹消失，左侧鼻唇沟变浅、鼓腮时口角向右歪斜，伸舌偏向左侧，反应稍迟，表情单一，叫名反应可，可笑出声，认生人，认知模仿能力可，可认识常见的简单物品，可识别五官，可执行简单指令，可区分形状、颜色、大小、美丑，可数数，简单加法欠佳，可背诵简单古诗。吞咽可，无流涎，语言落后，仅能完成 5~6 字短句交流。右上肢肌力正常，左侧三角肌、肱二头肌肌力约 3 级，肱三头肌肌力约 2+ 级，左侧无法完成前臂旋前旋后，左侧无法完成腕关节掌屈和背屈，竖头稳，仰卧对称，四肢伸展，拉起头与躯干成一条直线，俯卧位可抬头 90°。右侧手支撑，会翻身，坐位自由玩耍，右侧下肢肌力正常，右侧肢体肌张力正常，左侧肢体肌张力偏高，左手轻度握拳，左侧足背屈角快角 0°、慢角 10°，左侧髂腰肌、股四头肌肌力 4 级，胫骨前肌肌力 2 级，可独走，左侧屈髋、屈膝欠佳，左侧膝反张，左侧足背屈欠佳，Babinski 征（左侧：可引出，右侧：未引出）、腱反射右侧可引出，左侧亢进。

↗ 护理评估

1. 健康史

向患儿及家长询问，了解患儿患病前有无呼吸道、消化道或皮肤的病毒感染史，虫媒家禽接触史。

2. 身体状况

（1）神经系统症状如下：

1）观察患儿意识状态是否清晰，有无嗜睡、昏迷或谵妄等。

2）评估患儿的瞳孔大小、对光反射是否正常。

3）检查肢体活动能力，包括肌力、肌张力，有无偏瘫、抽搐或震颤。

4）注意语言表达和理解能力是否恢复正常。

（2）生命体征如下：

1）监测体温、心率、呼吸、血压等生命体征，确保在正常范围内。

2）观察呼吸节律和深度，有无呼吸困难或呼吸衰竭的迹象。

（3）营养状况如下：

1）评估患儿的体重、身高增长情况。

2）观察饮食摄入量和消化吸收情况，有无食欲缺乏、恶心、呕吐等。

（4）皮肤和黏膜如下：

1）检查皮肤完整性，有无压疮、皮疹等。

2）观察口腔黏膜、眼部黏膜等是否正常。

3. 心理 – 社会状态

评估患儿家长对疾病的认知程度，对治疗、护理知识的掌握程度，对患儿健康的需求，是否有焦虑和恐惧的心理状况。评估家庭对疾病治疗和护理的经济承受能力和社会的支持水平。

4. 社会适应能力

（1）观察患儿与同龄人交往的情况，是否存在退缩或异常行为。

（2）评估患儿重返学校或幼儿园的可能性和准备程度。

↗ 护理诊断

（1）躯体活动障碍：与脑部病变导致的神经功能受损有关。

（2）语言沟通障碍：与脑炎引起的大脑语言中枢受损有关。

（3）知识缺乏（家长）：对疾病护理知识和康复训练方法不了解。

（4）焦虑/恐惧（患儿及家长）：与担心疾病预后、康复效果不佳有关。

（5）潜在并发症：癫痫发作与脑炎导致的脑神经元异常放电有关。

（6）自我形象紊乱：与疾病导致的身体功能改变有关，如肢体活动障碍、语言障碍等，影响患儿自我认知。

↗ 护理

△ 治疗护理

（1）遵医嘱给予经颅磁刺激治疗、直流电刺激促进脑部循环，给予运动疗法、有氧训练、悬吊治疗、仪器平衡训练、生物反馈治疗、中频脉冲治疗、等速肌力训练及针灸治疗提高肌力，给予作业疗法、言语训练、计算机言语疾病矫治提高言语、认知及智能发育。

（2）言语训练如下：

1）呼吸训练：缩唇呼吸训练、吹气球及呼吸辅助器训练、吞咽训练、咳嗽训练等。

2）口腔感觉刺激训练：对患儿舌根、软腭进行冷、热、咸、苦、甜等刺激。

3）舌肌训练：指导患儿进行舌头左右移动、顶腭、卷舌等动作。

4）面部肌肉训练：指导患儿进行鼓腮、咬合等动作，按摩患儿面颊，促进肌肉运动。

5）语言训练：指导患儿认识颜色、形状、物品，读简单的叠词、词组，唱简单的儿歌，嘱咐家属多与患儿交流，促进患儿语言能力、认知能力的恢复。经过综合康复护理后，对比两组患儿的日常生活活动能力及意识障碍恢复情况。每日训练时间为1 h，每天1次，每周训练6次，根据患儿耐受能力适当减少或额外增加康复训练时间。

（3）日常生活活动能力训练如下：

1）主要训练内容包括桥式训练、背飞训练、坐位训练、扶站训练、迈步训练，髋内收外展练习，前臂旋前旋后练习，双手指精细运动训练，串珠，对指、折纸、涂鸦、填色、握笔等训练。

2）患儿在步行期间主要训练站立平衡、上下楼梯、助行器的使用、体位转换等；其次是解系衣扣、拉拉链、如厕、穿脱衣裤、鞋袜训练、进食、刷牙洁面等练习，每天的康复训练时间为 1 h，每天 1 次，每周训练 6 次，同时根据患儿耐受能力适当减少或额外增加康复训练时间。

△ 观察护理

1. 神经系统症状观察

（1）密切观察患儿的意识状态，如是否清醒、嗜睡或昏迷，以及意识状态的变化趋势。

（2）注意患儿的精神状况，如是否烦躁、淡漠或呆滞。

（3）留意有无头痛、呕吐等颅内压增高的表现。

（4）观察瞳孔的大小、形状及对光反射是否正常。

（5）评估患儿的肢体活动能力、肌力及肌张力，有无抽搐、震颤或瘫痪等异常。

2. 生命体征监测

（1）定时测量体温，观察体温变化，警惕发热或体温过低。

（2）监测呼吸频率、节律和深度，注意有无呼吸急促、呼吸困难等。

（3）记录心率和心律，观察有无心律失常。

（4）测量血压，确保血压在正常范围内。

3. 饮食与营养观察

（1）观察患儿的进食情况，包括食欲、进食量和吞咽能力。

（2）注意有无恶心、呕吐、腹胀、腹泻等消化系统症状，以评估营养吸收状况。

4. 心理状态观察

（1）关注患儿的情绪变化，如是否焦虑、恐惧或抑郁。

（2）观察患儿与家人和医护人员的交流情况，评估其心理适应能力。

5. 康复进展观察

定期评估患儿的康复训练效果，如肢体功能、语言能力、认知水平等方面的改善情况。

6. 并发症观察

（1）注意有无继发性癫痫发作。

（2）观察有无泌尿系统感染、肺部感染等并发症的迹象，如尿频、尿急、咳嗽、咳痰等。

7. 睡眠情况观察

了解患儿的睡眠质量和睡眠时间，观察有无入睡困难、多梦、易醒等问题。

Δ 生活护理

（1）保证患儿充足的睡眠和休息，根据患儿的恢复情况，逐渐增加活动量，但要避免过度劳累。

（2）饮食护理：给予患儿营养丰富、易消化的食物，如富含蛋白质、维生素和矿物质的食物。

（3）预防感染：保持患儿居住环境的清洁卫生，定期开窗通风；注意患儿的个人卫生，预防呼吸道感染、泌尿系统感染等。

（4）安全护理：做好安全宣教，指导家长加强对患儿的保护，避免摔倒、受伤、烫伤、走失等。同时创造安全的环境，移除可能导致危险的物品。

Δ 心理护理

1. 建立信任关系

护理人员应以亲切、和蔼的态度与患儿接触，多与他们交流、玩耍，让患儿感受到关爱和安全，从而建立起信任。

2. 了解心理需求

通过与患儿及其家长的沟通，了解患儿在恢复期的内心想法、担忧和期望，以便有针对性地进行心理护理。

3. 提供情感支持

（1）鼓励患儿表达自己的情绪，无论是恐惧、焦虑还是沮丧，都要耐心倾听并给予积极的回应和安慰。

（2）对患儿的努力和进步及时给予肯定和表扬，增强他们的自信心。

4. 减轻恐惧心理

通过图片、教育宣传手册、视频等方式为较大患儿及家属进行健康知识宣教，提高疾病认知度，缓解紧张、焦虑、恐惧等负性情绪，强调综合康复护理的重要性，指导其正确配合康复训练，同时对患儿的每一点进步给予表扬并总结经验，提高其康复信心。

5. 创造舒适环境

为患儿营造一个温馨、舒适、充满童趣的治疗环境，摆放一些患儿喜欢的玩具和装饰品。

6. 鼓励社交互动

安排适当的集体活动，让患儿与其他恢复期的孩子一起玩耍、交流，减轻孤独感。

7. 家庭支持

指导家长在日常生活中给予患儿足够的关爱和支持，保持家庭氛围的和谐与温暖。

△ 健康教育

（1）向患儿及家长解释偏瘫产生的原因是病毒性脑炎影响了大脑控制运动的区域。

（2）说明偏瘫的表现，如一侧肢体无力、活动受限、肌肉萎缩等。

（3）强调康复训练对于恢复肢体功能的关键作用，能够改善肌肉力量、关节活动度和协调性。鼓励患儿和家长树立信心，坚持长期的康复训练。

（4）详细介绍适合患儿的康复训练内容，如物理治疗、运动疗法、语言训练等，讲解作用，做好家庭康复指导。

（5）强调均衡饮食的重要性，摄入足够的蛋白质、维生素和矿物质，促进神经和肌肉的修复。

（6）提醒家长注意观察患儿是否有肌肉痉挛、关节僵硬等并发症的迹象，如有异常及时就医。出院后定期带患儿到医院进行复查，评估康复进展。

↗ 小结

在病毒性脑炎患儿的恢复期护理中，我们着重关注患儿的身体和心理状况，密切监测患儿的生命体征和病情变化，及时发现潜在问题。为促进肢体功能的恢复，制定并实施了个性化的康复训练计划，包括物理治疗、运动疗法等。对于语言障碍，采用语言康复训练，从简单的发音练习到词语、句子的表达，耐心引导患儿开口说话。注重患儿的饮食营养，摄入充足的蛋白质、维生素和矿物质，保证营养供给。同时，给予患儿及家长心理支持，帮助他们缓解焦虑和恐惧，增强战胜疾病的信心。在护理过程中，我们与患儿和家长保持良好的沟通，共同努力，为患儿的全面康复创造了有利条件。经过精心护理，患儿在恢复期的症状逐渐减轻，身体功能逐步改善，为回归正常生活奠定了坚实基础。

↗ 参考文献

［1］马礼丹，易新玉，马蜀竹，等. 综合康复护理对病毒性脑炎恢复期患儿的日常生活活动能力及意识恢复的影响［J］. 当代护士（下旬刊），2021，28（06）：110-112.

许　令

案例 28
脑炎后遗症

📝 案例介绍

患儿男性，13 岁。

入院日期：2024-04-11 10：14。

主诉：脑炎后认知障碍 1 年。

现病史：1 年前（2023-04-12）无明显诱因发热，于诊所药物治疗（具体不详），体温好转，次日再次发热，热峰 39.9℃，于外院给予"奥司他韦、布洛芬、地塞米松"治疗，此后 2 天体温正常，2 天后晨起无明显诱因出现抽搐，表现为呼之不应，双眼上翻，口吐白沫，四肢僵直抖动，持续约 5 分钟自行缓解，遂至外院治疗，诊断"甲流；脑炎？"治疗 2 天（机械辅助通气），后深昏迷、脑电异常，给予帕拉米韦、丙球、甲强龙、托珠单抗、左乙拉西坦等治疗 14 天，患儿仍有抽搐，复查 MRI 示细胞毒性水肿范围增大；2023-04-29 至外院，诊断为"甲流相关性脑病"，给予丙球、甲强龙、丙戊酸钠、奥卡西平等治疗，2023-05-12 行气管切开，意识稍好转，可睁眼，眼球有追视动作，无追听，左侧肢体部分自主活动。2023-05-30 至外院，给予高压氧、运动疗法、作业疗法、针灸等治疗，自主睁眼时间延长，追听追视改善，四肢自主活动，不能听指令。2023-07-28 至外院诊断"甲流相关性脑病"，给予电动起立床、高压氧、针灸、音乐治疗、脑室腹腔分流术（2023-08-21）等综合治疗，治疗后可在陪护下独走，吞咽功能好转，可发多个无具体意义的单音，但不能遵从指令、不能使用物品。半年前来儿童康复科就诊，给予（带量）左乙拉西坦片（备用），口服，0.5 g，q12 h；（带量）胞磷胆碱（备用），口服，0.2 g，tid；金刚烷胺片（备用），口服，1 片，bid；丙戊酸钠缓释（德巴金）片，口服，60 mg，q12 h 治疗。康复给予右正中神经刺激、感觉统合治疗、高压氧舱治疗、普通针刺、经颅磁刺激治疗等综合康复治疗；2023-10-15 复查头颅 MR 提示右侧硬膜下 / 外血肿，行 "右侧硬膜下血肿钻孔引流术"，术后恢复可，今计划拔除引流管，门诊以 "右侧硬膜下血肿" 为诊断收入院。近日来精神可，饮食可，睡眠可，间断大小便，体重无明显变化。

既往史：平素体质可，无高血压，糖尿病，心脏病等病史，无肝炎、结核等传染病史，无传染病接触史，无手术史，无外伤史，无输血史。预防接种随社会进行。

个人史：患儿为第 2 胎第 1 产，胎龄 42 周，剖宫产，出生体重 3.6 kg，出生时无窒息史，新生儿期黄疸轻；生后母乳喂养，现无偏食、挑食；预防接种按计划免疫进行。发病前学习成绩优秀，母孕期体健。

家族史：父母均体健，非近亲结婚，家族中无遗传病史、传染病史及类似疾病史。

↗ 查体

体格检查：T 36.8℃，P 84 次 / 分，R 21 次 / 分，BP 96/63 mmHg，Wt 63 kg。发育正常，营养良好，神志清晰，精神可。神志清，精神可，双侧瞳孔等大等圆，直径约 3 mm，对光反射灵敏，颈软，无抵抗，双肺听诊呼吸音清，心音有力，节律规整，腹软，未触及包块，四肢活动可，肌力及肌张力正常，生理反射存在，病理反射未引出。

↗ 护理

△ 治疗护理

（1）遵医嘱给予经颅磁治疗刺激促进意识恢复，给予文体训练、引导式训练、作业疗法、言语训练、计算机言语疾病矫治、认知知觉功能障碍训练提高言语、认知及智能发育。继续给予左乙拉西坦片、丙戊酸钠糖浆、奥卡西平以控制癫痫发作，以及复方甘草酸苷片保肝治疗。

（2）康复护理：根据就诊者临床表现进行综合训练，并观察其症状改善情况，及时与医生沟通，调整康复训练计划。康复训练要从运动训练、手部精细动作训练、认知活动训练、语言训练及个人社交能力训练等多方面进行。

1）日常对话交流干预：提高交流训练的次数和训练频率，积极地将交流训练从治疗室延伸到患儿的日常生活中。同时，鼓励患儿家长自主指导患儿进行交流对话和学习。为了帮助患儿更好地掌握语言能力，鼓励患儿多多与其他儿童进行沟通和玩耍，从而在玩乐中更好地学习。此外，家长要为患儿提供良好的语言学习环境，让患儿有勇气和信心去和外界进行语言沟通。对患儿好奇心强、记忆力容易不集中的特点有针对性地开展教育，将教学时间集中在早上精力充沛的时间段，同时适当地增加休息时间，避免患儿产生抵制等不良情绪。

2）文字、手势、动作等符号性训练：文字、手势、动作等符号是辅助教学的重要工具，要积极利用好这些方法。如在日常的护理指导中，可以将我们生活中常见的事物采用图片或者是手势的形式展现，以激发患儿的学习积极性。此外，还可以积极地借助多媒体的设备，通过播放动画等形式，对患儿展开刺激教育。在与患儿日常交流中，除了使用语言外，还可以借助手势，以提高患儿对外界事物的分辨能力，并鼓励患儿多于他人展开手势等非语言的交流。

3）表达和模仿复述训练指导：对患儿护理初期，根据患儿的实际发育情况，有针对性地开展护理教育指导。对于语言发育较差的患儿，早期应该简化教学内容，向患儿讲解简单的单词，之后，逐渐增加教学难度，指导患儿由单词向简单的词组或者是短句子转变。对于语言发育相对较好的患儿，可以提高教学难度，初期以各种短语教学为主，后期指导患儿自主运用所学词汇进行造句训练等。此外，为患儿准备合适的听力材料，通过跟读和模仿训练，指导患儿对简单的听力材料进行模仿和复述。

4）记忆力和精细操作能力的训练：为了让患儿能够更好地掌握和记忆知识，可以改善患儿日常的饮食，多食用核桃等益智类的食物。改善患儿的休息睡眠作息习惯，确保睡眠的充足，更好地促进大脑的生长发育。对于性格孤僻，不喜运动的患儿，指导其适当地进行户外体育锻炼，以提高身体体质。为了锻炼患儿的精细操作等动作能力，指导年龄稍大的患儿自主穿衣、洗漱及进食等。

5）家庭康复训练指导教育：家庭是患儿长期居住的地方，家庭环境的好坏对患儿起着十分重要的影响，因此，应该指导家长为患儿营造良好的家庭环境。同时，向家长教授基本的语言康复训练方法，指导家长在家中正确指导患儿展开锻炼和学习。

（3）根据就诊者年龄进行日常生活能力的训练，制定个性化康复训练计划。生活自理能力训练（ADL训练）如下：

1）进食训练。①环境选择：安静、安全，温湿度适宜，光线充足。②餐具选择：有把手，勺面浅平，勺柄长的餐具。③食物选择：软硬适中，利于吞咽，不易在口腔残留。保证正确的进食姿势，使就诊者脊柱伸直，头肩稍前倾，收下颌使其贴近胸部；桌椅高度要合适，双足着地，增加稳定性，形成自我控制，鼓励自我进食。饭后清洁口腔。

2）穿衣训练。①衣物选择：宽松柔软，易分辨前后，上衣最好带纽扣或拉链。②穿脱衣技巧：保持对称姿势，培养穿脱衣能力，由全辅助到部分辅助，再到独立。

3）如厕训练。①训练时机：2岁以后，对排便、排尿有一定控制能力。②体位选择：坐位，膝部分开弯曲，可独立坐于便器上。③环境及便器选择：环境安静，不易分心；便器根据自身情况选择；周围有扶手。达到目的给予奖励。④训练如厕意识：有便意—找便盆—坐下—排便。有如厕意识后开始练习穿脱衣裤—擦拭—冲水。

△ 观察护理

密切观察就诊者生命体征、精神、饮食及大小便情况，及时发现有无营养不良或感染的发生；观察治疗后的语言、认知等改善情况。

△ 饮食护理

给予易消化吸收、维生素、高蛋白质饮食，补充足够的水分，每日至少评估 1 次患儿摄食量，每日的能量与蛋白摄入量在总需求量的 50%~70% 时，应提供口服营养补充作为额外的营养补充，并动态观察营养指标变化（身高、体重、BMI、肱三头肌皮褶厚度等）；加强口腔护理，口腔护理 2~3 次 / 天；每日评估皮肤的色泽及弹性；定期检测血糖、白蛋白、电解质、血红蛋白等指标。

△ 心理护理

（1）家长支持：给予患儿家长充分地理解、关心和心理疏导，让他们保持信心和积极的心态，因为家长的情绪会间接影响患儿。

（2）情感表达：护理人员可通过温和的语言、轻柔的触摸等方式向患儿表达关爱，尽管患儿可能意识不清，但仍可能对情感刺激有一定反应。

（3）熟悉环境：尽量保持患儿周围环境的稳定和熟悉，可放置一些患儿熟悉的物品，增加其安全感。

（4）声音刺激：播放患儿熟悉的音乐、故事或亲人的声音，有助于刺激其大脑。

（5）耐心对待：护理过程中始终保持耐心和温柔，避免急躁和不耐烦的情绪表现。

（6）积极鼓励：当患儿出现任何细微的进步或积极反应时，及时给予鼓励和肯定，增强康复的信心。

（7）家庭参与：鼓励家长多与患儿交流、互动，讲述家庭中的事情等，强化情感联系。

△ 健康教育

（1）安全教育：保证环境安全，对于认知低下的就诊者，增强家属安全防范意识，避免不良事件发生。

（2）康复指导：借助多媒体将科学、全面的疾病相关知识传输给就诊者家属，帮助家属掌握相应的照护技能，促进就诊者康复；帮助家属形成正确的认知期待，减轻其焦虑、抑郁等消极情绪。

（3）制定康复计划：帮助家属制订切实可行的康复计划，提高就诊者的生活质量。

（4）促进心理健康：家庭应给予就诊者更多的关爱与照顾，耐心指导，积极鼓励，挖掘其自身潜力，使就诊者有成就感并不断进步，不可歧视或过于偏爱，以免造成性格缺陷。

↗ 小结

脑炎后遗症是以精神和意识障碍为突出表现的中枢神经系统感染性疾病。对于重症脑炎患儿，若未得到及时的治疗，很可能会导致癫痫、运动障碍、智力落后等各种后遗症的发生。这种疾病的发生会对患儿自身及其家庭造成非常严重的影响，待患儿适应后，鼓励患儿主动参与功能恢复锻炼，提高四肢协调能力及身体耐力，增加患儿及其家属对恢复健康的信心，同时主动学习穿衣、洗漱等日常生活行为，无需依赖家属或护理人员，自行完成日常生活行为，这对患儿成长及回归社会有着十分重要的作用。

↗ 参考文献

［1］柴小雨. 延续性护理模式对重症病毒性脑炎后遗症儿童生存质量的改善效果观察［J］. 婚育与健康，2023，29（1）：22-24.

▍杨留林

案例 29
缺血缺氧性脑病后遗症

案例介绍

患儿女性，2岁8个月。

入院日期：2024-05-24 08：05。

主诉：溺水窒息后认知、运动障碍1年余。

现病史：1年余前（2023-03-23）患儿哥哥发现患儿头面及颈部溺入鱼缸内，时长约10分钟，家属将患儿抱起后发现意识丧失、呼之不应，立即给予海姆立克急救法，患儿呕吐出少量水样浑浊液体，后给予心肺复苏抢救，持续约半小时，急救人员到达现场，发现患儿双侧瞳孔散大、无心跳呼吸，立即给予"喉罩置管呼吸球囊辅助通气、持续心肺复苏、抢救药物应用"等抢救治疗，约20分钟后到达外院急诊科，紧急给予"气管插管、呼吸机辅助呼吸"等对症支持治疗；于2023-03-24转至外院PICU，诊断为"①溺水；②心脏停搏复苏成功；③呼吸衰竭；④重症肺炎；⑤缺血缺氧性脑病；⑥多脏器损伤（肝脏、心脏、胰腺、脑）；⑦四肢瘫痪；⑧吞咽困难"，完善相关检查后先后给予"机械通气、镇静镇痛、冬眠合剂、亚低温、维持内环境稳定、脑保护"等对症支持治疗，撤机停用镇静镇痛后表现为肌张力增高、角弓反张状态，先后给予"苯巴比妥、氯硝西泮、咪达唑仑、巴氯芬、美多芭"等药物，床旁康复等对症支持治疗2个月后出院，患儿肌张力缓解不明显，仍有意识障碍；患儿家属为寻求进一步康复治疗，2023-05-22 由救护车接诊，完善相关检查和评估并请相关科室会诊后诊断为"①缺血缺氧性脑病后遗症；②意识障碍；③植物状态；④吞咽功能障碍；④运动功能障碍；⑤肌张力障碍；⑥阵发性交感神经过度兴奋综合征；⑦重症肺炎恢复期；⑧肝损伤；⑨心肌酶谱异常；⑪低钠血症；⑫反咬合；⑬牙周创伤；⑭胃食管反流"，给予综合康复及对症支持治疗 10 个疗程，患儿意识逐渐清醒，未再出现阵发性交感神经过度兴奋发作，期间有 1 次因家属个人因素治疗 4 天后出院；患儿于 2023-09 出现间断双眼左侧凝视，四肢抖动屈曲，持续约 1 秒，10~20 次 / 天，结合同步EEG 结果，不排除癫痫发作，且患儿醒 - 睡各期可见各全导广泛性大量中 - 高波幅棘波、棘慢、多棘慢综合波，给予鼻饲左乙拉西坦口服液抗癫痫治疗，患儿未再出现类似发作，2023-12 复查脑电图示正常范围小儿脑电图，抗癫痫药物逐渐减停。现患儿 2 岁 8 个月，仍有吞咽、认知、运动等功能障碍，可按声音指令寻找父母及不同物品，功能性交流测试可完成，四肢偶有不自主运动，双手有主动抓物意识、因肌张力障碍抓物困难，竖头不稳，不能独坐独站，经口饮食中 - 高稠食物量可，无呛咳，饮水量多时偶有呛咳，无发热、呼吸困难，无呕吐、腹泻等，无惊厥发作，今家属为进一步康复治疗遂来复诊，门诊以"缺血缺氧性脑病后遗症"为诊断收入院。近日来患儿精神可，睡眠可，大小便正常。

既往史：患儿于 2023-07-30 至 2023-08-14 因"肺炎"在儿童医院 PICU住院，给予抗感染等对症支持治疗后好转出院；平素体质可；无肝炎、结核等传染病史，无手术史，无外伤史，无输血史。预防接种按计划免疫进行。

个人史：母孕期无有毒有害物质接触史，母孕期无并发症，无感染史，母孕期无用药史；患儿为第 2 胎第 2 产，母孕 39 周，剖宫产，羊水、胎位、脐带、胎盘均未见明显异常，出生体重 3 400 g；生长发育史在本次溺水前同正常同龄儿。现普食。

家族史：患儿出生时父亲 42 岁，母亲 37 岁，均身体健康，非近亲结婚。有 1 个哥哥约 14 岁，体健。否认家族中有遗传病史、传染病史及类似疾病史。

↗ 查体

体格检查：T 36.9℃，P 104 次 / 分，R 26 次 / 分，Wt 10.7 kg。体格发育正常，营养良好，神志清晰，精神可。意识清醒，追视追听可，能逗笑、可笑出声，注意力不集中，认家庭成员，叫名有反应，可按指令完成再见、寻找父母及生活物品等简单指令，不能指认五官，不会简单模仿。双手有主动伸手抓物意识、因肌张力障碍抓物困难、中线位活动少、无精细动作，可间断发 "ba、ma、da" 音、不会有意识地叫爸妈。吞咽障碍、间断流涎，可经口进食中 – 高稠食物，速度慢，存在分次吞咽，咽反射减弱，有咳嗽反射、进食水量多时偶有呛咳。四肢有不自主运动，仰卧肢体对称，竖头不稳，拉起头稍后垂，俯卧位抬头 90°，不能肘支撑，会翻身，坐位拱背坐片刻，扶立位双下肢能支撑部分体重、不能扶栏及床面站立，安静状态下双上肢肌张力可、双下肢肌张力稍高，哭闹及紧张时肌张力增高明显、MAS 分级 1 至 2 级、踝阵挛双侧阳性、腱反射亢进，巴氏征阴性。入院完善血常规、尿常规、大便常规、肝肾心功能等检验，以及粗大运动功能评估（GMFM）等评估。

↗ 护理

△ 治疗护理

（1）遵医嘱给予经颅磁刺激治疗促进脑部循环，给予运动疗法、有氧训练、仪器平衡训练、推拿治疗、等速肌力训练、电动起立床训练等提高肌力、减轻肌肉痉挛、降低肌张力，改善运动功能；给予作业疗法、言语训练、计算机言语疾病矫治、冲动行为干预、认知知觉功能障碍训练提高言语、认知及智能发育。

（2）吞咽功能训练。①吞咽运动功能训练：包括下颌辅助主动训练、唇运动功能训练、舌运动功能训练。②冰刺激训练：冰棉签和冰棒刺激舌面、软腭、咽后壁等敏感区域，每次刺激 5~10 分钟，1~2 次 / 天。③发声训练：通过呼吸控制、噪音热身、舌部灵活度提升、口腔肌肉锻炼等方面的综合训练，患儿可以有效改善吞咽困难带来的发声问题。

（3）运动障碍康复。运动障碍以锥体外系损害的表现最为常见，如肌张力增高、震颤等。可通过肢体运动功能康复训练、电刺激、肉毒毒素注射等改善运动功能。

（4）感觉障碍康复。①浅感觉刺激法：主要用于帮助对疼痛、刺痛、温度等感觉不敏感或完全无法感觉的患儿恢复部分感觉。这种训练方法主要通过皮肤刺激来实现，使用如豆子、刷子、米粒、粗毛巾等小的凹凸物刺激患儿的皮肤，使其大脑获得感觉反馈。在进行浅感觉刺激时，应密切观察患儿的反应，如有任何不适或疼痛，应立即停止刺激并调整刺激的方法或强度。②深感觉刺激法：康复治疗以改善关节位置觉及运动觉为主，进行患儿关节负重、手法挤压、平衡训练等。③复合感觉：通过触觉训练板进行素材的识别训练及触摸各种道具的（平时熟悉的物品）触摸训练。

（5）认知障碍康复。包括言语治疗、认知行为治疗、神经物理学干预及药物治疗。

△ 观察护理

（1）密切观察就诊者的生命体征、精神、饮食及大小便情况。

（2）密切观察患儿的言语表达进展，包括发音清晰度、词汇量增长、语句长度和复杂度等。

（3）留意其语言理解能力，看对指令、问题等的反应是否符合其年龄。

（4）观察患儿的交流意愿、交流方式及与他人互动时的表现。

（5）注意患儿在不同环境和情境下的言语表现差异。

△ 饮食护理

（1）指导家长合理喂养，保证充足的营养供应，确保患儿摄入各类营养素，包括蛋白质、碳水化合物、脂肪、维生素和矿物质等，以支持大脑发育和整体健康。

（2）适量饮水：保持充足的水分摄入，维持身体正常代谢。

（3）规律进餐：培养良好的饮食习惯，定时、定量进餐，避免过度饥饿或过饱。

（4）避免刺激性食物：尽量减少辛辣、油腻等刺激性食物的摄入。

△ 心理护理

对患儿父母进行早期心理干预，树立治疗疾病的信心，配合治疗和康复。与患儿多沟通，多表扬，倾听和理解患儿的内心体验，尊重他们的人格，调动其积极性。

△ 健康教育

（1）保证儿童的营养，使孩子能正常地生长发育。

（2）照顾好孩子的日常生活，包括饮食、大小便、衣着等。

（3）注意训练，根据孩子的大小，开展与年龄适应的智力和体力的锻炼，恢复期可进行肢体按摩、被动操、视听觉训练等康复锻炼。

（4）预防疾病，特别是与脑部有关的疾病，以免加重病情。

（5）避免外伤，特别是脑外伤。

（6）按医生指导用药，不要自己乱用药。

↗ 小结

缺血缺氧性脑病（HIE）是各种原因引起的脑组织缺血缺氧导致脑部病变，最常见的是新生儿缺血缺氧性脑病，但也可发生在其他年龄段。非新生儿期的缺血缺氧性脑病见于各种原因引起的严重的脑组织缺血缺氧，常见呼吸心跳骤停，也可见于休克、CO 中毒、癫痫持续状态、重症肌无力等。

↗ 参考文献

［1］张霞. 早期康复护理在缺血缺氧性脑病新生儿中的应用研究［J］. 中国实用医药，2021，16（15）：191-193.

▌杨留林

案例 30
缺血缺氧性脑病恢复期

◢ 案例介绍

患儿女性，1 岁 11 个月。

主诉：缺氧缺血性脑病后 3 月 12 天左侧肢体偏瘫。

现病史：2024-02-29 患儿发热，热峰 40℃，自行给予口服布洛芬混悬液，效果欠佳，至当地诊所给予肌注退热药物（具体不详），效果欠佳，再自行至外院就诊，给予退热、补液、抗感染治疗，输液期间出现面色发绀、烦躁、心率增快、呼吸急促、意识不清等症状，同时血氧饱和度下降，给予吸氧、清理呼吸道后急转至当院 PICU，按照"脓毒血症、休克、呼吸衰竭、重症肺炎、肺出血、多器官衰竭综合征"等给予气管插管、呼吸机辅助呼吸、抗感染、改善循环、补充凝血因子等治疗，于 2024-03-01 给予颈部血管切口行 ECMO 支持并串联连续血液净化治疗 5 天，期间患儿肺、胸腔出血，给予外科胸腔闭塞引流装置术，效果欠佳，行开胸止血术，病情稳定后于 2024-03-20 给予针灸、物理因子治疗、推拿等综合康复至 2024-04-07。患儿 1 岁 9 个月时因仅能自主睁眼，无明确追视，左侧肢体偏瘫，遂来就诊，门诊以"慢性意识障碍"为诊断收入院，行经颅磁刺激治疗、经颅直流电刺激、药物促醒、功能训练等综合康复治疗 2 个疗程，可主动追物，可独坐，可模仿咂嘴。现患儿 1 岁 11 个月左侧肢体偏瘫，认知言语能力落后于同龄儿，遂来复诊，门诊以"缺血缺氧性脑病恢复期"为诊断收入院。近日来精神可，睡眠可，大小便正常。

既往史：平素体质可；无肝炎、结核等传染病史，有手术史，PICU 住院期间曾行胸腔穿刺减压术、胸腔闭塞引流装置术、开胸止血术等，无外伤史，有输血史，PICU 住院期间有输注悬浮红细胞、血浆、凝血因子等（具体量不详）。预防接种按计划免疫进行。

个人史：母孕期无接触史，母孕期合并孕酮低，无感染史，母孕期无用药史；患儿为第 2 胎第 2 产，足月顺产，羊水、胎位、脐带、胎盘未见明显异常，出生体重 3 300 g；生病前生长发育与同龄儿相符；现进流食。

家族史：患儿出生时父亲 31 岁，母亲 33 岁，均身体健康，非近亲结婚。有 1 个姐姐约 11 岁，体健。否认家族中有遗传病史、传染病史及类似疾病史。

↗ 查体

体格检查：T 36.2℃，P 106 次 / 分，R 24 次 / 分，Wt 11 kg。体格发育正常，营养良好，神志清晰，精神可。意识清醒，反应迟钝，表情单一，追视灵活，对声音有反应，追听反应迟，叫名反应迟，可咧嘴逗笑，注意力不集中，对周围事物不感兴趣，过于安静、自发动作少、胆小。认母亲，认生，认知模仿能力较同龄儿落后，不认识常见的简单物品、不可识别五官，不可执行简单指令，不会按指令再见、拍手，偶可模仿咂嘴。语言落后，仅可无意识地发"爸爸、妈妈"音，不会说双音节词。右手抓物欠灵活，无精细动作，左手不能主动抓物，左手轻度拇指内扣。竖头稳，左侧肢体偏瘫，拉起头与躯干成一条直线，俯卧位可抬头 90°。右侧手支撑，左侧肘支撑。偶会翻身，坐位自由玩耍，平衡欠佳，不会爬。扶立位双下肢支撑力差（左侧差），躯干有前倾，不能完成体位转换，不能独站、独走，左侧轻度尖足内翻，左旋前圆肌、左腘绳肌、左腓肠肌肌张力轻度高，降落伞反射未引出、蒙面征可引出、踝阵挛（左侧未引出，右侧未引出），Babinski 征（左侧未引出，右侧未引出），双侧腱反射亢进。入院后完善三大常规等检查检验；根据患儿病情，给予经颅磁刺激治疗、直流电、迷走神经电刺激、右侧正中神经电刺激促进运动、认知言语恢复，给予运动疗法提高肌力，给予推拿治疗、蜡疗减轻肌肉痉挛、降低肌张力，给予左乙拉西坦口服液预防癫痫发作。

↗ 护理

△ 观察护理

同案例 29。

△ 饮食护理

同案例 5 中"进食活动"。

△ 心理护理

对患儿父母进行早期心理干预，树立治疗疾病的信心，配合治疗和康复。与患儿多沟通，多表扬，倾听和理解患儿的内心体验，尊重他们的人格，调动其积极性。

△ 康复护理

创建宽敞、整洁、典雅、舒适、安全的康复环境，理想的康复环境有利于康复目标的实现。脑瘫患儿由于年龄和损伤部位的不同，可以有不同的分型。为使各型脑瘫患儿恢复至理想运动功能状态，应注意康复环境的准备。因此，安全性是环境准备不容忽视的一个重要环节。环境准备要全面考虑环境设施的安全性，确保患儿的使用安全。①患儿应选择带有护栏的多功能床；②避免灯光直接刺激患儿的眼睛；③房间内无障碍设施，方便患儿及轮椅出入；④通道应安装扶手、呼叫器，地面应防滑，以保障患儿的安全。有条件可以给患儿建立多感官刺激室。用色彩鲜艳的颜色刺激患儿的视觉，不同质地的玩具刺激患儿的感觉，悦耳的音乐刺激患儿的听觉等。

△ 健康教育

（1）责任护士反复宣教，提高家长的重视度。针对患儿所处的年龄阶段进行重点训练：多参与户外活动，加强认知方面的训练，随年龄增长可多参与集体活动促进社交。

（2）用药指导：耐心解释各类药物的作用、不良反应及使用注意事项，指导患儿遵医嘱正确用药；出院后合理用药、积极锻炼并定期随诊。

（3）计划性指导：制订教育计划，通过宣传卡、健康教育处方和公休座谈会的方式，耐心向患儿及家属讲解所患疾病的有关知识、危险因素及预防，介绍治疗本病的新药物、新疗法，指导对象对所患疾病有切合实际的认识和评价，重新树立信心。

（4）合并癫痫的康复护理。癫痫发作时应立即使患儿平卧，头偏向一侧，松解衣领，有舌后坠者可用舌钳将舌拉出，防止窒息；保持呼吸道通畅，注意患儿安全；防止患儿抽搐时造成骨折和皮肤破损，注意观察，适当活动与休息，避免情绪紧张。

↗ 小结

婴儿缺血缺氧性脑病是一种损害婴儿中枢神经系统的常见疾病，主要是由于围生期窒息导致的。意识障碍是婴儿缺血缺氧性脑病的主要表现，还会发生癫痫、惊厥和肌张力增加等情况，而且婴儿缺血缺氧性脑病的病死率较高，预后效果也比较差，幸存者会出现神经功能障碍，甚至脑瘫等后遗症。国内外目前都没有确切的特异疗法，但是有研究发现，婴儿缺血缺氧性脑病的神经细胞死亡以凋亡为主，这是一个缓慢发展的过程，通过及时干预可以阻止神经细胞的持续扩大，从而减少后遗症的发生。

↗ 参考文献

［1］吴慕君，吴海燕. 应用婴儿氧舱治疗缺血缺氧性脑病恢复期的护理探讨［J］. 实用临床护理学电子杂志，2018，3（29）：102+110.

▋杨留林

第二章

儿童生长发育障碍的康复护理

案例 31
全面性发育迟缓 1

案例介绍

患儿男性，1 岁 9 个月。

入院日期：2023-05-04 09：17。

主诉：至今 1 岁 9 个月反应迟，主动语言少。

现病史：家属代诉，患儿为第 1 胎第 1 产，胎龄 39 周，因"宫内缺氧"行剖宫产娩出，羊水污染，胎位、脐带、胎盘未见明显异常，出生体重 3 400 g，生后哭声弱，未入院治疗。早期有四肢发硬、反应迟等异常表现。现 1 岁 9 个月，反应迟，认知理解能力落后，主动语言少，遂来就诊，门诊以"康复医疗，全面性发育迟缓"为诊断收入院。近日来精神可，饮食可，睡眠可，大小便正常。

既往史：平素体质差，易合并呼吸道感染；无肝炎、结核等传染病史，无手术史，无外伤史，无输血史。预防接种按计划免疫进行。

个人史：母孕期无异常接触史；母孕期合并"贫血"，口服药物治疗，具体不详，早孕期发热，口服"柴胡"后缓解。3 个月抬头，8 个月独坐，18 个月独走；至今无主动语言。出生后至 1 个月余母乳喂养；现普食。

家族史：患儿出生时父亲 23 岁，母亲 20 岁，均身体健康，非近亲结婚。姥姥至今不能独走，无明确诊断。否认家族中有遗传病史、传染病史及类似疾病史。

↗ 查体

体格检查：T 36.6℃，P 114 次 / 分，R 28 次 / 分，Wt 12.2 kg。体格发育正常，营养良好，神志清晰，精神可。皮肤及黏膜色泽正常，温度和湿度正常，弹性正常，毛发正常。无水肿，无皮疹、瘀点、紫癜、色素沉着、缺失。全身浅表淋巴结无肿大。头颅正常。头围 48.8 cm，前囟已闭。双眼睑正常，眼球正常，巩膜正常。双侧瞳孔等大等圆，对光反射正常，耳鼻无畸形，无异常分泌物。口唇红润，口腔黏膜光滑完整，双侧扁桃体无肿大，无充血、分泌物。咽腔黏膜无充血、红肿。颈部两侧对称，无强直，气管居中。双侧胸廓正常，呼吸节律正常，双肺听诊呼吸音清，未闻及干、湿性啰音，心律齐，心音可。腹部平软，肝脏肋缘下未触及，剑突下未触及。胆囊未触及，脾脏肋缘下未触及。肠鸣音正常。肛门及外生殖器未见异常。脊柱无畸形，活动度正常，无压痛、叩击痛。四肢无畸形，双下肢皮纹对称。

专科检查：意识清醒，反应迟钝，表情偏少，目光对视短暂，注意力欠集中，对声音有反应，追听有反应，叫名反应迟，胆小，分不清家人和陌生人，认知模仿能力差，听指令能力欠佳，仅能听"再见"等少量指令，不认识常见的简单物品、不可识别五官。双手抓物灵活，能指尖捏物，双手配合能力欠佳。吞咽可，有流涎，喝水时呛咳，喝奶时不明显，半固体食物呛咳不明显，语言落后，会咿呀发音，会说"打""爸爸"等少量词汇，其余发音不可辨识，会指物表达自己的意愿，集体活动参与欠佳，与家长互动少，不会表示大小便。竖头稳，独坐自由玩耍，会独站独走，不会跑，不会跳，牵一只手可上 3~4 阶楼梯，腱反射可引出。

↗ 护理

Δ 治疗护理

（1）遵医嘱完善康复评定、血常规、尿常规、大便常规等相关检查和

评估，明确患儿发育程度。

（2）遵医嘱给予作业疗法、认知知觉功能障碍训练、引导式教育训练、文体训练、言语训练、计算机言语疾病矫治、儿童行为干预、心理治疗、行为观察和治疗、物理因子治疗等综合康复治疗。

（3）做好基础护理，指导家长正确的喂养方法，加强口腔护理，促进患儿舒适。告知家长及时更换纸尿裤，保持皮肤清洁，做好皮肤护理。保持床单位干净、整洁，室内空气清新，定时开窗通风，紫外线消毒，防止交叉感染。

（4）功能训练：患儿一旦确诊，应立即根据患儿的临床表现，针对每个发育指标迟缓的情况进行综合训练，并观察其症状改善情况，及时与医生沟通，调整康复训练计划。

1）运动训练：针对大运动迟缓情况分别选用 Bobath 疗法或 Vojta 诱导法等。

2）作业训练：针对手功能及认知能力进行上肢功能训练、手功能活动，以及注意力、观察力训练等。

3）言语训练：针对构音障碍和语音障碍进行口部探索游戏活动、构音训练、音位感知训练，以及儿歌、短句训练等。

4）感觉统合训练：进行针对大肌肉及平衡能力、触觉敏感及情绪稳定、本体感及协调能力的固有平衡训练、前庭平衡训练、触觉动作能力训练及动作协调能力训练。

5）生活技能训练：指导家长对孩子进行刷牙、洗脸、进食、穿脱衣、大小便、如厕等训练，以帮助孩子更好地回归社会。每天让患儿与护理人员或其余患儿进行搭积木、看动画片、听故事等娱乐活动，为就诊者举办节目表演晚会或组织患儿进行互动游戏，锻炼其社交能力。

6）功能训练要循序渐进，同时配合中医针刺、理疗、推拿和必要的矫形器等。

（5）安全管理：入院时及时对患儿进行评估，根据患儿情况给家长进行防跌倒、坠床、烫伤等安全宣教，做到专人护理，防止患儿受伤。

△ 观察护理

密切观察患儿生命体征、精神、饮食及大小便情况，及时发现有无营养不良或感染的发生；观察治疗后的运动功能、语言、认知、社会适应能力和日常生活能力等改善情况。

△ 生活护理

指导家长合理喂养，保证充足的营养供应，给予高蛋白、富含维生素、易消化的食物。对于哺乳期患儿，指导家长及时添加辅食，补充钙、铁、锌等微量元素，多晒太阳，促进骨骼发育。

△ 心理护理

疾病治疗周期长，应经常与家长沟通，倾听家长的心声，及时给予心理支持。帮助其克服困难，减轻负性情绪，以利于疾病的康复。

△ 健康教育

对家长进行全面性发育迟缓的知识普及，并根据患儿特点及具体病情制定家庭康复的训练方案。告知家长方案执行的注意事项，并在方案实施过程中，持续与家属保持沟通和交流，不断调整优化，最大程度保证方案发挥实效。指导家长利用肢体语言及有趣的表达方式，以鼓励为主，激发患儿主动进行功能锻炼的兴趣。

↗ 小结

在对全面性发育迟缓患儿的护理工作中，我们始终保持高度的耐心与细心。从日常的生活照料，到积极配合康复训练，再到给予患儿及其家庭充分的情感支持与专业指导。我们密切观察患儿的每一个细微变化，不断调整护理策略，致力于为患儿创造良好的康复环境，提升其生活质量，陪伴他们在艰难的成长道路上一步一个脚印地前进，尽最大努力帮助他们追赶发育进度，为他们的未来带去更多希望。

↗ 参考文献

［1］毛洁，李巧秀，王雪芳. 生活技能训练对全面性发育迟缓患儿社会适应能力的影响［J］. 临床研究，2021，29（12）：164-166+170.

［2］罗熔莉，李巍嘉. 基于个案管理模式的渐进性康复护理在发育迟缓患儿中的疗效［J］. 中国卫生标准管理，2023，14（14）：184-188.

［3］柯海娟，唐久来. 64例全面性发育迟缓患儿病因及疗效分析［J］. 中国儿童保健杂志，2016，24（06）：658-661.

［4］张颖. 对比互动健康教育和单向教育在全面性发育迟缓患儿护理中的效果［J］. 家有孕宝，2021，3（1）：25.

▍董 婵

案例 32
全面性发育迟缓 2

↗ 案例介绍

患儿男性，1 岁 7 个月。

入院日期：2024-05-13 10：24。

主诉：发育落后 1 年 7 个月余，间断抽搐 9 个月余。

现病史：患儿出生后为早产合并脑出血，多次手术，合并发育认知、运动落后，无显著肌张力高，给予对症治疗（见既往史）。9 月余前患儿无明显诱因出现抽搐，呈点头、上肢屈曲上举、抬腿、眼球上斜视，两次动作可间隔数秒至 10 余秒，两次动作间期可有主动动作，每天 1~2 次，每次 3 分钟至 10 余分钟不等，于外院完善脑电图检查提示异常，考虑"婴儿痉挛症"，给予口服"丙戊酸钠 + 氨己烯酸"抗癫痫治疗，发作较前减少、动作幅度降低。6 月前至外院就诊，调整药物为"丙戊酸钠 + 妥泰"抗癫痫治疗至今，抽搐发作显著减少，现 1~4 次 / 天眼球上翻发作，不伴肢体动作，非成串发作。现患儿 1 岁 7 个月双手主动抓物迟缓，独坐不稳，伴有咀嚼能力差，偶有呛咳，无显著肌张力高，现口服"丙戊酸钠 3 毫升 / 次，bid；妥泰 50 毫克 / 次，bid"，遂来就诊，门诊以"全面性发育迟缓、癫痫"为诊断收入院。近日来精神可，饮食可，睡眠可，大小便正常。

既往史：患儿出生后因"早产儿、低出生体重儿"入住外院新生儿科，住院 2 天后发现脑出血（脑室内），给予保守治疗（期间多次腰椎穿刺），住院期间应用"肺表面活性物质"，机械通气，住院期间发现"脑积水""甲状腺功能减退"，黄疸不重，总共住院 5 个月半。期间因脑积水手术治疗 3 次，第 1 次（2022-12-23）ommaya 管植入 + 脑室转孔引流术（右侧）；第 2 次（2022-12-30）神经内镜下透明隔造瘘术（因右侧脑室梗阻加重）；第 3 次（2023-02-02）双侧脑室腹腔分流术，3 次手术期合并颅内感染并控制不佳，转至外院（5.5 月龄），2023-03-30 取出脑室腹腔引流系统改外引流，并分别于 2023-04-20、2023-05-15 分两次完成脑室腹腔分流术（双侧）。平素体质可；无肝炎、结核等传染病史，无外伤史，无输血史新生儿科住院期间多次输血。预防接种卡介苗，乙肝疫苗 1 次。

个人史：母孕期无接触史，母孕期无并发症，无感染史，约孕 7 周因"先兆流产"行保胎治疗，母孕期应用过"保胎药（具体不详）"；患儿为第 2 胎第 3 产（双胎小宝），母孕 30^{+1} 周因"羊水破"经阴道自然分娩，羊水未见明显异常，胎位未见明显异常，脐带未见明显异常，胎盘未见明显异常，出生体重 1 200 g，出生后哭声可，无出生后青紫窒息史、出生后苍白窒息史，Apgar 评分 1 分钟 9 分（皮肤各扣 1 分）、5 分钟 9 分（皮肤各扣 1 分）、10 分钟 8 分（呼吸、皮肤各扣 1 分）；11 个月抬头，12 个月主动抓物。生后人工喂养；现人工喂养。

家族史：患儿出生时父亲 36 岁，母亲 36 岁，均身体健康，非近亲结婚。有 1 姐姐约 10 岁，体健，双胎哥哥体健。否认家族中有遗传病史、传染病史及类似疾病史。

↗ 查体

体格检查：T 37℃，P 118 次 / 分，R 26 次 / 分，Wt 9.5 kg。体格发育正常，营养良好，神志清晰，精神可。意识清醒，反应迟钝，表情单一，追视迟钝，对声音有反应，追听反应迟，无叫名反应，可笑出声，注意力不集中，对周围事物不感兴趣，过于安静、自发动作少胆小。认母亲，不认生人，认知模仿能力较同龄儿落后，不认识常见的简单物品、不可识别五官，不可执行简单指令，不会按指令再见，拍手。吞咽可，无流涎，语言差，无意识叫"爸爸、妈妈"。双手抓物迟缓，左侧尺侧全掌抓物，右尺侧全掌抓物。竖头稳，仰卧对称，四肢伸展，拉起头前屈，俯卧位可抬头 90°。肘支撑。会翻身，坐位拱背坐，平衡欠佳，不会爬。扶立位双下肢可支撑体重，躯干有前倾，可完成仰卧位至俯卧位体位转换，不会迈步，不可独站，不可独走，四肢肌力差，双内收肌、双腘绳肌、双腓肠肌肌张力偏高（MAS 分级均 1 级），立位支撑时可有尖足、内翻，内收肌角 100°，腘窝角 100°，足背屈角 30°，围巾征肘尖可达正中线、踝阵挛（左侧未引出，右侧未引出）、Babinski 征（左侧未引出，右侧未引出）、腱反射活跃。

↗ 护理

△ 治疗护理

1. 综合治疗护理

根据患儿病情，给予口服丙戊酸口服液联合托吡酯联合抗癫痫治疗；给予运动疗法、有氧训练、悬吊治疗、仪器平衡训练等提高肌力；给予推拿治疗减轻肌肉痉挛、降低肌张力；给予引导式教育训练、感觉统合治疗、作业疗法等提高认知及智能发育。

2. 生活护理

家长平时要注意观察儿童的生长发育情况，如果出现了生长发育迟缓的情况，应及时带儿童到医院就诊，在医生的指导下进行相关治疗。对于说话晚的孩子，生活上需进行相应的护理，注意观察改变环境后的状况，家长适当引导，对症状的消除或疾病的恢复，均有一定的促进作用。

3. 躯体移动障碍

躯体移动障碍与姿势异常及运动障碍有关。

（1）加强功能锻炼，患儿一旦确诊，应立即开始功能训练，根据医嘱实施康复训练，督促患儿家属遵医嘱康复。并观察其症状改善情况，及时与医生沟通，调整康复训练计划。

（2）长期卧床患儿保持瘫痪肢体处于功能位置。病情稳定后，指导患儿家长为患儿进行肢体的被动或主动功能锻炼，活动时要循序渐进，加强保护措施，防碰伤。

4. 语言训练

（1）护士将发音动作分为简单直观的构音运动，结合手部运动进行演示，让患儿面对面地观察和模仿。强调家长在家庭训练时充当示范者的角色，当患儿不能重复完成发音动作时，要反复演示，引出发音动作后加上对镜练习，以随时纠正错误发音。

（2）口腔功能训练，指导患儿舌尖前伸后缩、上下左右舔唇运动，尽量达到最大幅度后再加快速度。

△ 观察护理

（1）观察患儿的生命体征，精神及饮食、大小便情况。

（2）观察治疗后的运动功能、异常姿势的改善情况。

（3）了解家长的心理变化，及时进行心理护理。

（4）观察患儿有无营养不良及感染。

△ 生活护理

减少刺激：环境安静舒适，减少哭闹，保证充足的睡眠，记录患儿每日痉挛发作次数及其具体表现。应急处理：痉挛发作时，保持周围环境安静，保持呼吸道通畅，及时清理口腔内的分泌物，防止误吸窒息，待其发作停止。

△ 心理护理

（1）对患儿父母早期进行心理干预，向患儿家属耐心讲解该疾病的相关知识、患儿目前的病情主要的治疗方法和护理措施，树立治疗疾病的信心，积极配合治疗和康复，教会其康复训练的方法，使其更好地配合治疗，以便患儿早日康复。

（2）医护人员要有强烈的爱心和同情心。患儿一般胆子较小，陌生人很难接近，因此良好的医患关系尤为重要。患儿言语能力差，与其谈话要简洁明了，进行心理治疗和行为治疗时，对患儿只提简单的问题，并经常提示患儿重复练习；医护人员要掌握和熟悉患儿病情，以及家属对患儿的态度、教育、训练情况等。与家属密切配合，以保证实施治疗方案；与医生合作做好心理治疗和行为治疗。

△ 健康教育

（1）患儿痉挛护理必须注意安全，尽量避免患儿发生意外：患儿在服药期间不能单独外出，以防止交通事故发生。注意患儿安全，禁止单独游泳及攀高，防止坠床或摔伤。发作时禁止强行服药或进水、进食，避免用强力阻止患儿抽动，以免发生骨折和其他意外。

（2）家长带孩子出门散步玩耍时，应选择阳光温和、无风或风小的天气，同时应避免去超市、商场、寺庙等人多嘈杂或气场阴沉的场所，人流量较为稀少的公园是孩子的首选。在孩子玩耍过程中，家长务必全神贯注，防止孩子因跌摔、碰撞而受到惊吓加重病情。

（3）对家长进行培训指导，提高父母沟通和管教技能，改善亲子关系，营造和谐的家庭氛围。教会家长一些行之有效的家庭训练方法，配合专业训练，提高训练效果。

↗ 小结

全面性发育迟缓（global developmental delay，GDD）是指身体、运动、语言及智力等多方面发育出现速率减慢或次序出现异常的神经发育障碍疾病，临床常表现为社会适应困难、思维活动水平不高及行走步态不稳等症状，严重时患儿甚至可丧失基本活动能力，严重降低其生命质量。当前临床尚无有效治疗该病的药物，多采取对症治疗，配合长期的康复护理，以尽可能促进患儿各项功能发育至正常水平。

↗ 参考文献

［1］付杰，张玲玲，朱蕊. 个案管理模式下渐进性康复护理联合心理健康教育对全面性发育迟缓患儿的影响［J］. 心理月刊，2023，18（23）：180-182.

▎杨留林

案例 33
全面性发育迟缓 3

⬈ 案例介绍

患儿男性，2 岁 1 个月。

入院日期：2024-07-09 10：01。

主诉：至今 2 岁 1 个月言语落后。

现病史：2 岁时因言语落后，反应迟钝，在外院康复治疗 15 天。现患儿已 2 岁 1 个月，反应迟钝，言语理解及言语表达落后，遂来复诊，Gesell（2024-06-18）示，适应能力为 DA 16.7 月，DQ 65，轻度发育迟缓；大运动为 DA 18.4 月，DQ 71，轻度发育迟缓；精细动作为 DA 16 月，DQ 62，轻度发育迟缓；语言为 DA 16 月，DQ 62，轻度发育迟缓；社交行为为 DA 16.1 月，DQ 62，轻度发育迟缓。S-S 法语言发育迟缓评定（2024-06-18）示，语言发育迟缓；理解处于 3-2 阶段；表达处于 3-2 阶段。婴儿－初中生社会生活能力量表（2024-06-18）示，独立生活 7 分，自我管理 2 分，集体活动 7 分，作业操作 2 分，交往 4 分，运动 4 分；总得分 26 分，标准分 9 分，结果评定为边缘状态。门诊以"全面性发育迟缓"为诊断收入院。近日来精神可，饮食可，睡眠可，大小便正常。

既往史：平素体质可；无肝炎、结核等传染病史，无手术史，无外伤史，无输血史。预防接种按计划免疫进行。

个人史：母孕期无异常接触史，母孕期无并发症，无感染史，母孕期应用过"新型冠状病毒疫苗"；为第 4 胎第 2 产，母孕 38 周，剖宫产，胎位臀位，脐绕颈 3 周，出生体重 3 700 g；3 个月抬头，7 个月独坐，15 个月独走。生后至 15 个月母乳喂养；15 个月至今人工喂养。

　　家族史：患儿出生时父亲 36 岁，母亲 31 岁，均身体健康，非近亲结婚。有 1 个姐姐约 11 岁，体健。否认家族中有遗传病史、传染病史及类似疾病史。

↗ 查体

　　体格检查：T 36.7℃，P 98 次 / 分，R 26 次 / 分，Wt 11.6 kg。意识清醒，反应迟钝，追视灵活，对声音有反应，追听可寻声源，叫名反应可，可笑出声，认母亲，认生人，可认识常见的简单物品、可识别五官，可执行简单指令，会按指令再见，拍手。言语理解及言语表达落后，会主动叫"爸爸、妈妈"，不会用语言表达自己的意愿、完成简单的对话，不会说完整的句子。双手精细动作欠佳。竖头稳，俯卧位可抬头 90°。手支撑。会翻身，坐位自由玩耍。可独站独走，可双腿跳离地面，四肢肌张力尚可，腱反射可引出。

↗ 护理评估

1. 健康史

　　了解患儿一般情况，了解就诊者出生时有无窒息、早产，有无宫内缺氧、宫内感染等，了解母孕期有无感染、并发症等。

2. 身体状况

　　测量患儿生命体征，检查患儿精神状态、四肢活动情况、肌张力改变情况，以及言语、认知、生活自理能力等情况；询问家长患儿的进食及大小便情况。

3. 心理 - 社会状态评估

　　评估家长对该疾病的了解程度、护理知识的掌握程度，是否能积极配合治疗。

↗ 护理诊断

1. 生长发育迟缓

生长发育迟缓与神经系统损伤有关。

2. 语言沟通障碍

语言沟通障碍与神经系统损伤致语言发育落后有关。

3. 生活自理能力缺陷

生活自理能力缺陷与运动、智力发育落后有关。

4. 有感染的危险

有感染的危险与免疫力低下有关。

5. 有受伤的危险

有受伤的危险与家长安全意识薄弱，患儿认知落后等有关。

↗ 护理

△ 治疗护理

（1）根据患儿病情，给予言语训练、引导式教育、作业疗法、物理因子治疗等综合康复治疗。

（2）做好基础护理，保持床单位干净、整洁，室内空气清新，定时开窗通风，紫外线消毒，防止交叉感染。

（3）功能训练：根据患儿临床表现，针对每个发育指标迟缓的情况进行综合训练，并观察其症状改善情况，及时与医生沟通，调整康复训练计划。

1）作业训练：针对手功能及认知能力进行上肢功能训练，手功能活动，注意力、观察力训练等。

2）言语训练：进行针对构音障碍和语音障碍的口部探索游戏活动、构音训练、音位感知训练，以及儿歌、短句训练等。

3）生活技能训练：指导家长对孩子进行刷牙、洗脸、进食、穿脱衣、大小便、如厕等训练，以帮助孩子更好地回归社会。每天让患儿与护理人员或其他患儿进行搭积木、看动画片、听故事等娱乐活动，为患儿举办节目表演晚会或组织患儿进行互动游戏，锻炼其社交能力。

（4）安全管理：入院时及时对就诊者进行评估，根据患儿情况给家长进行防跌倒、坠床、烫伤等安全宣教，做到专人护理，防止就诊者受伤。

△ 观察护理

同案例 28。

△ 饮食护理

营养饮食，提供均衡营养的饮食对于全面发育迟缓的儿童至关重要。确保他们摄入足够的蛋白质、维生素和矿物质，以促进健康的生长发育。

△ 心理护理

同案例 31。

△ 健康教育

对家长进行全面性发育迟缓的知识普及，并根据患儿特点及具体病情制定家庭康复的训练方案。告知家长方案执行的注意事项，并在方案实施过程中，持续与家长保持沟通和交流，不断调整优化，最大程度保证方案发挥实效。针对语言发育迟缓的儿童，提供言语治疗和聆听训练，帮助他们提高语言能力和沟通技巧。提供个性化的教育支持包括特殊教育课程和个别辅导，以满足儿童的学习需求。指导家长利用肢体语言及有趣的表达方式，以鼓励为主，激发患儿主动进行功能锻炼的兴趣。

↗ 小结

同案例 31。

↗ 参考文献

［1］付杰，张玲玲，朱蕊. 个案管理模式下渐进性康复护理联合心理

健康教育对全面性发育迟缓患儿的影响［J］．心理月刊，2023，18（23）：180-182.

　　［2］贾玉凤，李阳，张双，等．目标－活动－丰富运动疗法对全面性发育迟缓患儿运动及日常生活能力的效果［J］．中国医药导报，2022，19（36）：105-108.

▌刘欣欣

案例 34
全面性发育迟缓 4

↗ 案例介绍

患儿男性，1 岁 1 个月。

入院日期：2024-06-07 10：29。

主诉：发现发育落后 7 个月余。

现病史：患儿 7 个月余体检时发现发育落后，表现为竖头不稳，不能主动抓物，后于门诊评估 Gesell 量表（2023-10-26）示适应能力，DA 2.7 月，DQ 46.6，中度发育迟缓，大运动，DA 3.5 月。DQ 60.3，轻度发育迟缓，精细动作，DA 2.8 月，DQ 48.3，中度发育，语言，DA 4 月，DQ 69，轻度发育迟缓，社交行为，DA 3.1 月，DQ 53.4。中度发育迟缓。6 个月余时因仍发育落后，给予综合康复治疗 5 个疗程后好转出院。现患儿 1 岁 1 个月仍反应迟缓，双手抓物欠佳，不能独站，遂来就诊，门诊以"全面性发育迟缓"为诊断收入院。近日来精神、饮食、睡眠可，大小便正常。

既往史：平素体质欠佳，无肝炎、结核等传染病史，1 月龄时发现先天性心脏病，2 月龄时于外院手术治疗，无外伤史，输血史不详。预防接种史不详。

个人史：母孕期无接触史，母孕期无并发症，无感染史，母孕期患"上感"曾口服"感康"，孕期新型冠状病毒感染；患儿为第 2 胎第 2 产，母孕 39 周，剖宫产，羊水未见明显异常，胎位未见明显异常，脐带未见明显异常，胎盘未见明显异常，出生体重 3 900 g，生后哭声可，无出生后青紫窒息史、出生后苍白窒息史。出生后至 2 月混合喂养，现人工喂养。

家族史：患儿出生时父亲 36 岁，母亲 33 岁，均身体健康，非近亲结婚。有 1 个哥哥约 5 岁，体健。否认家族中有遗传病史、传染病史及类似疾病史。

↗ 查体

体格检查：T 37.1℃，P 118 次 / 分，R 26 次 / 分，Wt 9.3 kg。体格发育正常，营养良好，神志清晰，精神可。现患儿意识清醒，反应迟钝，追视、追听可，认生人欠佳，叫名反应迟，不能听懂简单指令。双手抓物欠佳，不能捏小丸。头控制尚可，短暂手支撑，会翻身、不灵活，拱背坐，不能抓站、沿走，不能独站，扶立位双下肢支撑力欠佳，四肢肌张力尚可、腱反射可引出。

↗ 护理评估

同案例 33。

↗ 护理诊断

1. 生长发育迟缓

生长发育迟缓与神经系统损伤有关。

2. 躯体活动障碍

躯体活动障碍与运动发育落后有关。

3. 语言沟通障碍

语言沟通障碍与神经系统损伤致语言发育落后有关。

4. 生活自理能力缺陷

生活自理能力缺陷与运动、智力发育落后有关。

5. 有感染的危险

有感染的危险与免疫力低下有关。

6. 有受伤的危险

有受伤的危险与家长安全意识薄弱，就诊者认知落后等有关。

↗ 护理

△ 治疗护理

（1）遵医嘱给予运动疗法，推拿、生物反馈治疗，中频脉冲治疗提高肌力；给予感觉统合治疗、作业疗法等提高言语、认知及智能发育。

（2）做好基础护理，指导家长正确的喂养方法，加强口腔护理，促进就诊者舒适。告知家长及时更换纸尿裤，保持皮肤清洁，做好皮肤护理。保持床单位干净、整洁，室内空气清新，定时开窗通风，紫外线消毒，防止交叉感染。

（3）功能训练：根据患儿临床表现，针对每个发育指标迟缓的情况进行综合训练，并观察其症状改善情况，及时与医生沟通，调整康复训练计划。

1）运动训练：针对大运动迟缓情况分别选用 Bobath 疗法或 Vojta 诱导法等。

2）作业训练：针对手功能及认知能力进行上肢功能训练、手功能活动训练及注意力、观察力训练等。

3）言语训练：进行针对构音障碍和语音障碍的口部探索游戏活动、构音训练、音位感知训练，以及儿歌、短句训练等。

4）感觉统合训练：进行针对大肌肉及平衡能力、触觉敏感及情绪稳定、本体感及协调能力的固有平衡训练、前庭平衡训练、触觉动作能力训练及动作协调能力训练。

5）生活技能训练：指导家长对孩子进行刷牙、洗脸、进食、穿脱衣、大小便、如厕等训练，以帮助孩子更好地回归社会。每天让患儿与护理人员或其他患儿进行搭积木、看动画片、听故事等娱乐活动，为患儿举办节目表演晚会或组织患儿进行互动游戏，锻炼其社交能力。

6）功能训练：要循序渐进，同时配合针刺、理疗、按摩、推拿和必要的矫形器等。

（4）安全管理：入院时及时对就诊者进行评估，根据就诊者情况给家长进行防跌倒、坠床、烫伤等安全宣教，做到专人护理，防止就诊者受伤。

△ 观察护理

同案例 28。

△ 饮食护理

指导家长合理喂养，保证充足的营养供应，给予高蛋白、富含维生素、易消化的食物。

△ 心理护理

同案例 31。

△ 健康教育

同案例 31。

小结

同案例 31。

参考文献

［1］毛洁，李巧秀，王雪芳. 生活技能训练对全面性发育迟缓患儿社会适应能力的影响［J］. 临床研究，2021，29（12）：164-166+170.

［2］罗熔莉，李巍嘉. 基于个案管理模式的渐进性康复护理在发育迟缓患儿中的疗效［J］. 中国卫生标准管理，2023，14（14）：184-188.

许　令

案例 35
全面性发育迟缓 5

案例介绍

患儿男性，3 岁 7 个月。

入院日期：2023-11-24。

主诉：出生至今 3 岁 7 个月语言落后。

现病史：患儿为第 2 胎第 2 产，母孕 39 周，因"瘢痕子宫"行剖宫产，羊水、胎位、脐带、胎盘未见明显异常，出生体重约 3 500 g，无缺氧窒息史。1 岁余自主语言较少，未在意。3 岁 2 个月因语言落后至当地医院行语言评估等提示语言发育迟缓，建议家庭康复；3 岁 7 个月因家庭康复效欠佳，再次至外院就诊，语言评估提示语言发育迟缓，建议康复治疗。现患儿 3 岁 7 个月词汇量少，语言落后，遂来就诊，门诊以"全面性发育迟缓"为诊断收入院。近日来精神可，饮食可，睡眠可，大小便正常。

既往史：平素体质可，无肝炎、结核等传染病史，无手术史，无外伤史，无输血史。预防接种按计划免疫进行。

个人史：母孕期无接触史，母孕期无并发症，无感染史，母孕期无用药史。6 个月余独坐，1 岁 2 个月独走。出生后至 6 个月母乳喂养，6 个月后添加辅食，现普食。

家族史：患儿出生时父亲 27 岁，母亲 24 岁，均身体健康，非近亲结婚。有 1 个哥哥约 8 岁，体健。否认家族中有遗传病史、传染病史及类似疾病史。

↗ 查体

体格检查：T 36.7℃，P 98 次 / 分，R 24 次 / 分，Wt 18 kg。体格发育正常，营养良好，神志清晰，精神可。表情丰富，眼神对视可，互动可，追视灵活，追听可寻声源，叫名反应可，注意力不集中，对周围事物感兴趣。认识家庭成员，认知模仿能力较同龄儿落后，认识常见的简单物品、可识别五官及手足，可执行"再见、给妈妈、亲亲妈妈、拿东西、扔垃圾"等简单指令。吞咽无明显呛咳，说话时有时有流涎，舌体灵活性差，语言落后，会有意识地叫"爸爸、妈妈"，会仿说简单名词动词，以单字为主，发音不清，存在音节置换，词汇量少，不会用语言表达自己的意愿、完成简单的对话，不会说两词句及简单句子，可用手指或拉人寻求帮助，会数10 以内的数字。集体活动参与欠佳，与家长互动可。双手精细动作较差，可拇食指指尖对捏，日常生活能力落后，可独自用勺进食但有时需家属喂，可脱裤子脱鞋子，大小便不会表达但可示意。可独走及跑，双足轻度扁平，双足可蹦离地面，可独自上下楼梯，四肢肌张力可，双侧腱反射可引出。

↗ 辅助检查

S–S 法语言发育迟缓评定（2023–11–02）示：语言发育迟缓；理解处于 4–2 三词句阶段；表达处于阶段 3 幼儿语阶段。

0~6 岁儿童发育行为评估量表（2023–11–02）示，大运动：智龄 39.0 月，DQ 90.6；精细运动：智龄 34.5 月，DQ 80.2；适应能力：智龄 34.5 月，DQ 80.2；语言：智龄 22.5 月，DQ 52.3；社会行为：智龄 33.0 月，DQ 76.7；评定结果：发育商临界偏低。

脑电图（2023–11–02）示：正常脑电图 / 脑电地形图。

听力检查（2023–11–06）示：ABR 阈值：左耳为 30 dBnHL，右耳为 50 dBnHL；骨导听觉脑干诱发电位阈值（ABR 骨导阈值）：左耳为 20 dBnHL，右耳为 20 dBnHL；40 Hz 听觉相关电位：左耳反应阈值为

30 dBnHL，右耳为 50 dBnHL；听觉多频稳态诱发电位（ASSR）：左耳（dB）反应阈值为 500 Hz 24 dBnHL、1 000 Hz 29 dBnHL、2 000 Hz 27 dBnHL、4 000 Hz 21 dBnHL，右耳（dB）为 500 Hz 44 dBnHL、1 000 Hz 49 dBnHL、2 000 Hz 17 dBnHL、4 000 Hz 21 dBnHL。

儿童发育行为检查报告（2023-11-14）示：大运动：智龄 39.0 月，DQ 90；精细动作：智龄 34.5 月，DQ 79；适应能力：智龄 36.0 月，DQ 83；语言：智龄 22.5 月，DQ 52；社会行为：智龄 31.5 月，DQ 73；建议综合康复治疗。

孤独症行为评定量表（ABC）（2023-11-14）示：24 分，低于异常临界值。

3.0T 颅脑磁共振成像平扫（2023-11-24）：大枕大池首先考虑，枕大池囊肿不除外；双侧上颌窦炎症或气化不全；腺样体稍厚；建议结合临床。

构音评估（2023-11-27）示：经构音器官检查，最长发声 3 秒，唇力度稍差，噘嘴、龇牙范围不充分，鼓腮不能，舌体灵活性欠佳，舌可前伸至唇外，左、右运动可，舌上舔不能；经构音检查，自发语（d），省略（p、n）等现象；其余检查无法配合；诊断：构音障碍。

↗ 护理评估

同案例 33。

↗ 护理诊断

（1）语言沟通障碍：与神经系统损伤致语言发育落后有关。

（2）社交能力障碍：与认知和情感发育迟缓有关。

（3）生活自理能力缺陷：与智力发育落后有关。

（4）有受伤的危险：与家长安全意识薄弱，就诊者认知落后等有关。

（5）知识缺乏（家长）：缺乏关于儿童发育迟缓的护理知识和康复护理训练方法。

↗ 护理

△ 治疗护理

1. 做好基础护理，指导家长正确的喂养方法

加强口腔护理，促进患儿舒适。保持床单位干净、整洁，室内空气清新，定时开窗通风，紫外线消毒，防止交叉感染。

2. 构音障碍训练

（1）发音训练。①发音启动训练：深呼吸，用嘴哈气，然后发"a"，或做发摩擦音口形，然后做发元音口形如"s……u"。②持续发音训练：由一口气发单元音逐步过渡到发 2~3 个元音。③音量控制训练：指导患儿由小到大，再由大到小交替改变音量。④音高控制训练：帮助患儿找到最适音高，在该水平稳固发音。⑤鼻音控制训练：控制鼻音过重。

（2）口面与发音器官训练。①唇运动：练习双唇闭合、外展、鼓腮。②舌的运动：练习舌尽量向外伸出、上抬，由一侧口角向另一侧口角移动，舌尖沿上下齿龈做环形"清扫"动作。③软腭抬高。④交替运动：主要是唇舌的运动，是早期发音训练的主要部分。

（3）游戏训练：①模仿各种动物的叫声，模仿小鸭叫声"嘎嘎"，促进舌后部肌群的上抬和舌根音的发出；模仿老虎叫声"嗷嗷"，锻炼唇部协调转换能力；模仿小鸡叫声"叽叽"，诱发舌面上抬等。②开展竞争性游戏，护士和患儿比赛弹舌、舌舔上唇的频率和速度，提高舌部肌群的力量和舌尖音的清晰度。护士和患儿比赛噘唇、咧唇的强度和时间，促进唇部肌肉力量的提高。③锻炼呼吸功能的游戏，根据患儿呼吸功能的不同程度依次让患儿吹羽毛、纸条、泡泡、蜡烛等。

3. 语言训练

（1）每天进行 30 分钟的语言训练，包括词汇积累、语句模仿等。

（2）使用视觉辅助工具：视觉辅助工具可以帮助他们更好地理解和表

达需求。例如，护士可以使用图片卡、手势、符号等视觉辅助工具来辅助表达。这些工具可以帮助患儿更直观地理解语言信息，提高他们的语言理解能力。随着患儿语言能力的提高，训练中可以逐步减少视觉辅助工具的使用，让患儿逐渐过渡到口语交流。

（3）模仿练习：模仿是儿童学习语言的重要途径之一。训练中护士鼓励患儿模仿护士的语言和表情，如模仿发音、语调、表情等。同时，护士也要及时回应患儿的任何沟通尝试，哪怕只是一个眼神或简单的音节，都是宝贵的交流的开始。这种积极的回应将增强患儿的自信心和沟通意愿，促进他们更积极地参与语言交流。

（4）语言节奏训练。①重音节奏训练：利用呼吸控制加强患儿对自己语言节奏的调节。②语调训练：练习不同的语句使用不同的语调。

（5）游戏训练：以小游戏、视听等多方式相互结合对患儿进行言语训练，先从单词开始，逐步过渡至词语、词组，然后是一句完整的话，耐心指导患儿并矫正发音，提高患儿对其的理解。进行游戏时，护士先示范游戏的过程，患儿被示范吸引后，护士夸大表情和动作，用积极的语调说出物品或正在做的动作名称，当患儿做出游戏动作的同时，护士进行语言刺激并做出相应的表情反馈。

4. 认知训练

（1）认知训练旨在提升患儿的认知能力，包括注意力、记忆、问题解决和逻辑思维等。通过游戏、拼图等方式，锻炼大脑功能，提高患儿的认知能力和思维能力，帮助患儿更好地适应学习和日常生活。

（2）定期更换训练内容，保持患儿的学习兴趣和积极性。

5. 社交能力培养和情绪管理

（1）鼓励患儿参与集体活动，如亲子游戏、幼儿园体验等。

（2）教导患儿基本的社交礼仪和沟通技巧。

（3）教导患儿如何认识和应对情绪，培养积极的情感体验。

6. 日常生活能力训练

（1）培养患儿良好的生活习惯，让患儿做力所能及的事情，如定时大小便、自己穿衣等。

（2）给予适当的奖励和鼓励，增强患儿的自信心和独立性。

7. 精细动作训练

（1）安排每日 20 分钟的精细动作训练，如画画、剪纸、搭积木等。

（2）可以采取游戏的形式进行训练，例如：抓握游戏、橡皮泥 / 黏土游戏、拼图游戏等。

（3）逐渐增加训练难度，提高患儿的手部协调能力。

8. 安全护理

（1）保持病房的安全、简单、整洁，室内严禁存放危险物品，每天都应检查危险物品。应制止影响患儿安全的一切活动，如登高、打闹等。

（2）加强巡视，随时警惕潜在的不安全因素。重视患儿主诉，密切观察患儿动态，谨防意外。病情波动及时记录与交班。

（3）关心、理解、尊重患儿。良好的护患关系常可避免意外事件发生。

△ 观察护理

（1）观察患儿言语、理解能力、精细动作的改善情况。

（2）观察患儿在日常生活中的社交行为、情绪表现等，评价社交情感状况的改善情况。

△ 饮食护理

注意饮食卫生和营养搭配，给予高蛋白、富含维生素、易消化的饮食。

△ 心理护理

护士要有爱心和同情心。关注患儿的情绪变化，及时给予安抚和鼓励。患儿言语能力差，与其谈话要简洁明了，进行心理治疗和行为治疗时，对患儿只提简单的问题，并经常提示患儿重复练习；护理人员要掌握和熟悉患儿病情，以及家属对患儿的态度、教育、训练情况等。与家属密切配合，营造温馨、和谐的康复环境，让患儿感受到关爱和支持。

注重家长的心理护理。照顾特殊需要儿童是一项艰巨的任务，父母们需要投入大量的时间和精力。在照顾孩子的同时，父母们也要注意自己的身心健康。适当休息、参与兴趣爱好、保持社交活动等都有助于父母们保持良好的心态和状态。此外，父母们还可以寻求专业的心理咨询或支持服务，以缓解压力和焦虑情绪。

△ 健康教育

指导家长创造一个语言丰富的生活环境是促进患儿语言发展的关键。父母可以频繁与孩子交谈，描述日常活动，唱歌、读故事书等。这些活动不仅有助于增加孩子的词汇量，还能提高他们的语言理解和表达能力。此外，父母还可以使用一些简单的手语或肢体语言来辅助表达，帮助孩子更好地理解语言。

↗ 小结

全面性发育迟缓是由于多种原因的综合作用致使患儿的大脑组织遭受损坏，进而使患儿的语言能力、理解能力等方面出现不同程度的障碍。一般情况下患儿临床症状多表现为表达能力较差、语言理解能力较弱；若患儿长时间无法与同年龄患儿正常交流，容易致使患儿出现多动、脾气暴躁、注意力不集中等心理问题，患儿的生活质量严重受到威胁。目前临床上对于全面性发育迟缓没有特效药，也无法通过手术改善临床效果，只能通过语言康复训练等护理措施对全面性发育迟缓患儿的大脑语言区域进行有效的刺激；并通过肢体活动及游戏等方式，促进患儿运动能力得到提高。因此临床上实施有效的康复训练护理，促使患儿的语言等功能得到提高，对患儿心理生理及生活质量起到重要意义。不同的患儿存在个体差异，采用个案管理模式能为患儿提供针对性的个性化康复干预，循序渐进地指导患儿熟悉掌握日常生活的基础能力，协助患儿逐步恢复认知能力、语言能力、生活能力，进而提高患儿的生活质量。

↗ 参考文献

[1] 郑彩娥，李秀云. 实用康复护理学 [M]. 北京：人民卫生出版社，2018.

❚王　倩

案例 36
智力发育障碍 1

案例介绍

患儿男性，5 岁 6 个月。

入院日期：2024-06-13 08：47。

主诉：出生至今 5 岁 6 个月认知、语言落后于同龄儿。

现病史：患儿为第 1 胎第 1 产，母孕 40 周，剖宫产，羊水未见明显异常，胎位未见明显异常，脐带未见明显异常，胎盘未见明显异常，出生体重 3 000 g，出生后哭声可，无出生后窒息史，Apgar 评分不详。出生后约 7 天出现黄疸，口服"茵栀黄颗粒"，10 天后黄疸消退。早期未诉明显异常表现。患儿 3 岁时因语言落后，给予针灸及药物等治疗数个疗程。患儿 4 岁 5 个月时因认知及语言落后于同龄儿，给予综合性康复治疗 8 疗程。现患儿 5 岁 6 个月认知及语言落后于同龄儿，门诊以"智力发育障碍"为诊断收入院。近日来精神可，饮食可，睡眠可，大小便正常。

既往史：平素体质可；无肝炎、结核等传染病史，无心血管、脑血管及内分泌系统疾病病史，无手术史，无外伤史，无输血史。预防接种按计划免疫进行。

个人史：母孕前期工作、生活压力较大，无有毒、有害及放射线等异常接触史；母孕期合并妊娠期糖尿病，饮食控制血糖尚可；母孕 1 月时有呼吸道感染史，口服感冒药对症治疗（具体不详）；4 个月抬头，6 个月翻身，6 个月独坐，9 个月会爬，1 岁 4 个月独走；12 个月执行简单指令，18 个月有意识发单音。生后至 6 个月母乳喂养；6 个月至 2 岁混合喂养；2 岁至今普食。

家族史：患儿出生时父亲 30 岁，母亲 29 岁，均身体健康，非近亲结婚。有 1 个妹妹，约 4 岁，为"全面性发育迟缓"。否认家族中有遗传病史、传染病史。

↗ 查体

体格检查：T 36.5℃，P 112 次 / 分，R 28 次 / 分，BP 96/ 58 mmHg，Wt 21 kg。体格发育正常，营养良好，神志清晰，精神可。反应稍迟，表情稍呆滞，追视灵活，追听有反应，叫名反应可，注意力不集中，对周围事物感兴趣。能按指令识别周围环境的人，主动与人打招呼，认知能力较同龄儿落后，认识常见的物品，可识别身体部位，可执行简单指令，可指认卡片，可认识几种常见的颜色和形状，能区分"大小"，对抽象概念的理解能力差。吞咽可，无流涎，舌体活动欠灵活，不会弹舌、左右及上舔不充分，语言落后，有意识地叫称呼，会说完整的句子，会用语言表达自己的意愿、完成简单的对话，深入对话差，会唱儿歌、背诵唐诗，发音清晰度欠佳，逻辑思维能力欠佳，不会数数。可与其他小朋友一起玩耍，集体活动参与欠佳。手眼协调及双手配合能力欠佳。会穿脱简单衣物，二便需要部分帮助，用勺子、筷子吃饭易洒，精细动作欠佳。可独走，运动协调性欠佳，腱反射可引出。

↗ 护理评估

1. 健康史

了解患儿家族有无类似疾病发生；了解母孕期有无用药史、宫内感染、内分泌异常、情绪压抑等异常；了解患儿出生时有无窒息、羊水吸入，出生后有无中枢神经系统感染、癫痫、教育缺乏等。

2. 身体状况

测量患儿生命体征，检查患儿精神状态、四肢活动情况、肌张力改变、言语、认知模仿、社会适应能力等情况，询问家长患儿的进食及大小便情况。

3. 心理 – 社会状态

评估家长对该疾病的了解程度、相关护理知识的掌握程度，是否能积极配合治疗，评估患儿有无恐惧。

↗ 护理诊断

1. 社交活动障碍

社交活动障碍与智力、社会适应能力低下有关。

2. 语言沟通障碍

语言沟通障碍与发育障碍有关。

3. 生活自理能力缺陷

生活自理能力缺陷与智力低下、认知发育落后有关。

4. 有受伤的危险

有受伤的危险与家长安全意识薄弱、就诊者认知低下等有关。

5. 焦虑

焦虑与家长缺乏疾病相关知识、住院环境陌生等有关。

↗ 护理

△ 治疗护理

（1）遵医嘱给予经颅磁刺激治疗、直流电治疗促进脑部循环，给予言语训练、计算机言语疾病矫治、认知知觉功能障碍训练提高言语、认知及智能发育。

（2）一般护理：保持床单位干净、整洁。病房定时开窗通风，紫外线消毒，为患儿提供一个安静、整洁、安全、舒适的环境，保证患儿充足的睡眠。指导家长做好皮肤护理，保持皮肤清洁。

（3）康复训练：根据患儿临床表现进行综合训练，并观察其症状改善情况，及时与医生沟通，调整康复训练计划。康复训练要从运动训练、手部精细动作训练、认知活动训练、语言训练及个人社交能力训练等多方面进行。

1）运动训练包括爬、跳跃、踢、拍、跑步、站立、坐立、走路等。

2）手部精细动作训练包括双手配合度、手眼合作协调度及手部的基本操作等。

3）认知能力训练包括训练患儿的视觉、听觉、触觉、嗅觉及味觉等感知能力；训练患儿摆弄物件、手眼协调、使用简单工具及解决简单问题等；进行颜色、大小、数字、物品、形状的认知水平训练。

4）语言训练主要涉及听力、文字等方面，包括训练患儿面部表情、发音、理解话语和说话。

5）个人社交能力训练包括自理能力及交往能力；进行洗漱、进食、穿衣、大小便的能力训练，有利于提高自理能力；安排适当的集体活动，鼓励患儿与同龄儿进行玩耍，有利于提高认知能力，促进智力发育。

6）实施游戏和绘本的康复教育，提升智力障碍患儿的运动能力，改善其认知能力和交流能力，促进患儿健康。

7）功能训练要循序渐进，同时配合针刺、理疗、按摩、推拿等。

（4）安全防护：确保患儿生活环境安全，避免意外伤害，家长 24 小时看护。

△ 观察护理

（1）密切观察患儿生命体征、精神、饮食及大小便情况；留意有无营养不良或感染的发生。

（2）认知能力：观察患儿学习新知识、理解事物的进展和变化。

（3）语言表达：留意语言的发展，包括词汇量、表达清晰度等。

（4）社交互动：观察与他人交往的方式、情绪反应等。

（5）行为表现：注意有无异常行为、刻板动作或情绪波动。

（6）日常生活技能：如进食、穿衣、如厕等方面的能力提升情况。

△ 饮食护理

（1）均衡营养：确保食物包含各类营养素，如碳水化合物、蛋白质、脂肪、维生素和矿物质等。

（2）多食用富含蛋白质食物：如瘦肉、鱼类、蛋类、豆类等，有助于大脑发育和身体生长。

（3）提供足够的能量：保证患儿有足够的体力和精力进行日常活动和学习。

（4）多食用丰富的蔬果：以获取丰富的维生素、矿物质和膳食纤维。

（5）规律进餐：培养定时定量进餐的习惯，避免过度饥饿或暴饮暴食。

（6）注意食物质地：根据患儿的咀嚼和吞咽能力，调整食物的质地，确保进食安全。

（7）提供充足水分：维持身体正常代谢。

（8）避免刺激性食物：如辛辣、油腻食物等。

△ 心理护理

（1）建立信任关系：以耐心、温和的态度与患儿相处，让其逐渐信任护理人员。

（2）给予充分关爱：通过拥抱、微笑、温柔的话语等表达对患儿的爱和关心。

（3）尊重与理解：尊重患儿的感受和行为，理解他们可能存在的困难和局限。

（4）鼓励与表扬：及时发现患儿的点滴进步和优点，给予鼓励和表扬，增强其自信心。

（5）情绪安抚：当患儿出现情绪波动时，耐心安抚，帮助其稳定情绪。

（6）个性化互动：根据患儿的兴趣和能力，开展适合他们的互动活动，如简单游戏等。

（7）培养积极心态：引导患儿以积极的心态面对生活和学习中的挑战。

（8）心理支持家长：帮助家长缓解焦虑情绪，指导他们如何更好地给予患儿心理支持。

（9）创造轻松氛围：营造轻松、愉快的生活和护理环境，减少患儿的心理压力。

（10）培养兴趣爱好：协助患儿发现和培养兴趣爱好，丰富其精神生活。

△ 健康教育

（1）讲解智力发育障碍的相关知识，包括病因、表现、发展趋势等，让家长有正确的认识。

（2）介绍适合患儿的教育方法和训练技巧，如认知训练、语言训练等，帮助家长在家中持续开展。

（3）强调日常生活护理的重要性，如饮食安排、睡眠管理、安全注意事项等。

（4）告知家长如何观察患儿的情绪变化和行为表现，以及应对异常情况的方法。

（5）鼓励家长积极参与患儿的康复训练和教育过程，保持耐心和信心。

（6）提供有关社会支持资源和康复机构的信息，以便家长寻求更多帮助。

（7）提醒家长定期带患儿进行体检和评估，了解患儿的健康状况和发展水平。

（8）指导家长如何培养患儿的生活自理能力和社交技能，促进其融入社会。

（9）强调家庭氛围对患儿的重要影响，鼓励营造温暖、和谐的家庭环境。

（10）指导家长关注自己的心理健康，学会调节压力和情绪。

↗ 小结

对智力发育障碍患儿的护理要充满爱心与耐心。注重生活上的精心照料，包括提供营养均衡的饮食、规律的作息，保证患儿身体健康。关注其心理状态，给予温暖的关爱与鼓励，增强其安全感与自信心。根据患儿能力进行个性化的教育和训练，循序渐进地提升认知、语言、社交等方面能力。注重行为引导，培养良好的生活习惯和行为规范。加强安全防护，避免患儿受到意外伤害。同时，要与患儿家长密切沟通合作，指导家长掌握正确的护理方法和教育技巧，共同为患儿的成长和发展创造良好条件。定期评估患儿的进展，以便及时调整护理和康复计划，促进患儿不断进步。

↗ 参考文献

［1］杨国华. 论智力障碍儿童康复训练的重要性［J］. 百科论坛电子杂志，2020（19）：1547.

［2］王丽军. 智力障碍儿童家长生活质量及其影响因素研究［D］. 重庆医科大学，2019.

［3］李侠. 基于游戏和绘本的康复教育在智力障碍患儿临床护理中的应用研究［J］. 当代护士，2023，30（09）：69-73.

▌许　令

案例 37
智力发育障碍 2

↗ 案例介绍

患儿男性，6 岁 4 个月。

入院日期：2024-10-21 10：10。

主诉：发现认知语言落后 5 年余。

现病史：5 年余前（9 月龄）家属发现患儿反应迟，不会有意识发音，不会坐，至外院就诊，考虑"发育迟缓"，建议康复治疗，家属因个人原因未予治疗。3 岁 3 个月因反应迟，独走不稳，不会说话，至外院就诊，考虑"全面性发育迟缓"，建议康复治疗，仍未予治疗。患儿 4 岁 8 月认知语言落后，无有意识发音，运动协调性差，以"全面性发育迟缓，染色体异常"为诊断，给予综合康复治疗 20 个疗程后好转出院，期间查全外显子组检测到 RALA 基因的 1 个新发杂合致病性变异（NM005402：c.73G > A：p.Val25Met），与常染色体显性遗传性 Hiatt-Neu-Cooper 神经发育综合征相关。现患儿 6 岁 4 个月，智力语言落后，社交行为欠佳，为求进一步诊治，门诊以"智力发育障碍"为诊断收入院。近日来精神可，饮食可，睡眠可，大小便正常。

既往史：平素体质一般；5 岁龄有反复鼻衄病史，至耳鼻喉科就诊并完善相关检查，考虑"儿童型鼻窦炎"，给予外用药物等处理后好转，患儿 6 岁余龄突发哭闹，右腹股沟有包块，自行消失后查腹部彩超示右侧隐睾。

无肝炎、结核等传染病史，无手术史，无外伤史，无输血史。预防接种按计划免疫进行。

个人史：母孕期无接触史；母孕早期有先兆流产史，口服保胎药物治疗1个月，具体不详；母孕期合并贫血，未口服药物；无感染史。为第3胎第3产，母孕38周，因"瘢痕子宫"行剖宫产，羊水未诉异常，胎位未诉异常，脐带未诉异常，胎盘未诉异常，出生体重3 300g，生后哭声可，无出生后青紫窒息史，Apgar评分不详。早期有易惊，反应迟等异常表现。12个月独坐，36个月独走；24个月执行简单指令。现普食。

婚育史：无。

家族史：患儿出生时父亲30岁，母亲28岁，均身体健康，非近亲结婚。有1个哥哥约12岁，1个姐姐10岁，均体健。否认家族中有遗传病史、传染病史及类似疾病史。

↗ 查体

体格检查：T 36.5℃，P 96次/分，R 24次/分，BP 90/60mmHg，Wt 16 kg。体格发育正常，营养不良，神志清晰，精神可。反应迟钝，面容特殊，鼻梁低平，喜张口吐舌、流涎，表情呆滞，叫名反应迟，目光对视短暂，注意力不集中，对周围事物不感兴趣，安静，胆小，认生人。认知模仿能力差，听指令欠佳，可认识个别常见的物品、可指认鼻子、眼睛，可执行"关门、扔垃圾"等个别简单指令，会按指令再见，拍手，逻辑思维能力差，不能识别大小、多少、颜色及形状。语言落后，会说"爸爸、奶奶、拜拜、姐姐、再见"，主动意识差，词汇量少，不会用语言表达自己的意愿、完成简单的对话，不会数数，不会唱儿歌、背古诗。社交活动欠佳，集体活动不参与，与家长互动少。双手会用勺子吃饭，狼藉多，不会用笔，不会模仿画圆形，不会用筷子。会跑跳，运动协调性欠佳，偶可单腿站。

↗ 护理

△ 治疗护理

（1）遵医嘱给予经颅磁刺激治疗、直流电治疗促进脑部循环，给予言语训练，计算机言语疾病矫治，认知知觉功能障碍训练提高言语、认知及智能发育。

（2）有针对性的教育，核心是增进患儿对环境、教育和训练内容的理解与服从，强调训练场地和环境的特别布置，注重训练程序的安排和视觉提示。

（3）社交障碍：应帮助患儿正确认识陌生人，保证安全的情况下，消除患儿对他人的恐惧；与患儿谈话时尽量使用简单明确的语言。锻炼患儿用肢体语言表达自己的意愿；建立愉悦的与人交往的环境；父母以身作则，给患儿树立与人接触的榜样。

△ 观察护理

（1）密切观察患儿的语言表达能力及思维逻辑能力。

（2）观察患儿生命体征变化，预防并发症的发生，每日测量体温 1 次，同时要注意观察患儿精神反应、体重及大小便情况。

△ 饮食护理

根据患儿营养状况实施饮食护理，保证充足的营养供应，给予高蛋白、富含维生素、易消化的食物。康复训练后及时补充水分。必要时补充钙、铁、锌等微量元素，多晒太阳，促进骨骼发育。鼓励多活动，以使其适应高代谢的需求。

△ 心理护理

（1）对患儿父母早期进行心理干预，促使其尽快由悲伤转变为认可，树立治疗疾病的信心，配合治疗和康复。

（2）与患儿多沟通，多表扬，调动其积极性，培养其克服困难的信心，树立积极向上的人生态度，磨炼出不屈不挠的性格。

（3）进行日常生活能力的训练，鼓励其与正常儿童一起参与集体活动，促其树立信心，防止产生自卑及孤独心理，使其早日回归社会。

△ 健康教育

（1）通过康复训练，提高患儿语言交往能力，能主动表达自己的意愿。改善其与父母及周围人的交往，促进双向沟通。

（2）逐渐使患儿学会正确的发音，提高复述和对答能力。

（3）通过训练，使患儿提高生活自理能力，能满足生理基本需求。

（4）患儿不发生受伤与伤害他人的现象。

↗ 小结

在儿童早期诊断后，虽然 ID 严重程度可能随时间改变有所不同，但通常伴随终生。潜在的躯体或遗传疾病和共患病（如听力或视力损害、癫痫）可能会影响疾病进程。早期持续干预可改善儿童期和成年后的适应功能，在某些病例，可使其智力功能发生重要进步，以至 ID 诊断不再合适。因此，对尚未进行适当干预训练的婴幼儿，临床通常会推迟诊断。对于较大患儿或成人，在获得较大程度支持后可完全参与日常生活中的各种活动，并因此提高适应能力。

↗ 参考文献

［1］任军爽，鲍玲，王蕊，等. 言语语言障碍儿童智能发育状况及影响因素分析［J］. 中国妇幼保健，2023，38（03）：492-495.

［2］王亚，武改，辛鑫，等. 言语疗法配合视听觉统合康复训练对全面性发育迟缓儿童智力及语言恢复的干预效果［J］. 安徽医药，2021，25（11）：2270-2272.

▍刘欣欣

案例 38
智力发育障碍 3

◰ 案例介绍

患儿男性，5 岁 1 个月。

入院日期：2021-06-03 08：56。

主诉：发现发育落后约 2 年。

现病史：约 2 年前患儿 3 岁余时，家长发现发育落后，表现为无主动语言，呼名无反应，认知能力落后，于外院康复治疗 1 年，效果欠佳，具体治疗不详。6 个月前患儿 4 岁 7 个月，认知能力差，注意力不集中，无主动语言，诊断为"全面性发育迟缓"，给予作业疗法、认知知觉障碍训练、沙盘治疗等综合康复治疗 5 个疗程，注意力较前改善，认知能力较前提高。现患儿 5 岁 1 个月，注意力不集中，主动语言差，为求进一步治疗，门诊以"智力低下"为诊断收入院。近日来精神可，饮食可，睡眠可，大小便正常。

既往史：平素体质可；无肝炎、结核等传染病史，无手术史，无外伤史，无输血史。预防接种按计划免疫进行。

个人史：母孕期无接触史，母孕期无并发症，无感染史，母孕期无用药史；患儿为第 1 胎第 1 产，母孕 38^{+2} 周，阴道自然分娩，羊水未见明显异常，胎位未见明显异常，脐带绕颈 2 周，胎盘未见明显异常，出生体重 3 800 g，生后哭声可，Apgar 评分 1 分钟 10 分、5 分钟 10 分、10 分钟 10

分。5 个月主动抓物，6 个月独坐，11 个月独站，15 个月独走。生后至 8 月龄母乳喂养；现普食。

家族史：患儿出生时父亲 27 岁，母亲 27 岁，均身体健康，非近亲结婚。否认家族中有遗传病史、传染病史及类似疾病史。

↗ 查体

体格检查：T 36.5 ℃，P 88 次 / 分，R 22 次 / 分，BP 96/66 mmHg，Wt 19.5 kg。体格发育正常，营养良好，神志清晰，精神可。意识清醒，可与陌生人对视，时间短暂，6~8 秒，有与陌生人主动挥手打招呼意识，易躲避目光，表情欠丰富，眼距宽、小下颌，可与家人对视，家人呼名有反应，叫名有反应，注意力不集中，讲故事时可集中 3~5 分钟，可认知日常常见物品，感兴趣玩具操作时可安坐约半小时，其余安坐时间短暂，多动，规则秩序能力差，仅购物时可按顺序排队，会简单模仿，可执行扔垃圾等简单指令，不能指认自己五官，不能参与"过家家"等集体游戏，主动语言差，仅无意识表达"爸、妈、抱抱"等 8~10 个字词，偶能表达"妈妈拜拜"，逻辑思维能力差，不能应用"你、我、他"，能分辨 3~4 种常见颜色，不能分辨大小、多少，不能分辨常见形状，不能分辨美丑，不能理解"冷、热、饿"等，不能分辨常见近义词、反义词，不能模仿画圆圈、交叉线，不能分辨残缺部位的图片，不能主动表达物品名称，抓物精细动作欠佳，不能模仿搭桥、搭城门，大小便可示意，可简单脱衣物，不能独自穿衣服，可使用简单工具自我喂食，可独走、跑，不能单脚站立，不能双脚跳，腱反射可引出。

↗ 护理

△ 治疗护理

（1）给予经颅磁刺激治疗促进脑部循环，给予作业疗法、言语训练、计算机言语疾病矫治、认知知觉功能障碍训练等提高言语、认知及智能发育。

（2）生活自理能力训练：轻度智力发育障碍的孩子生活尚能自理，中、重度以上患儿生活自理困难，理解能力差，常需别人监护。训练培养患儿平时生活中的一些必要的技能，如洗脸、洗澡、如厕等。

（3）语言功能训练：语言障碍和缺陷常常成为智力发育障碍患儿思维和智力发展的桎梏，要重视对语言障碍和缺陷进行矫正，使他们能较好地掌握语言这一工具进行社会交往和交流。

（4）劳动技能训练：通过劳动技术的教育和训练使患儿能自食其力，以减轻社会和家庭的负担。劳动技术教育必须适合患儿的智力水平和动作发展水平。

△ 观察护理

（1）注意膳食的酸碱平衡，有益于机体内 pH 值的相对稳定，使各种代谢功能协调，进而使身心保持良好的健康状态。较大的患儿应少吃糖，多吃蔬菜、水果、杂粮等碱性食物。

（2）患儿不会用语言表达他的要求，有时用尖叫和发脾气来表达。为防止这种情况发生，父母不要在患儿尖叫或发脾气时满足他的要求。

（3）妈妈做出特殊的努力去拥抱患儿、吻他、抱着他走来走去、同他说话，使他具有与正常儿童一样的经历。

（4）鼓励患儿多参加各种锻炼，多参与集体活动，多和别的小朋友一起玩。切勿让患儿长期过"封闭式"的生活，以免使其形成孤僻性格而影响患儿终生。

（5）一旦发现患儿出现类似发育迟缓的表现，应及时咨询医生，妥善施治，并进行相关诱导训练。

△ 生活护理

（1）加强营养：给患儿多吃有利于大脑和身体发育的富含蛋白质、维生素和各种微量元素的食物，如鸡肉、鲜鱼、牛奶、瘦肉、蛋黄、木耳、动物内脏等。

（2）防止各种意外发生：不要让患儿独自外出，以免走失或发生意外事件。最好在患儿外衣上缝上写有姓名和住址、联系方式的布条，以便在走失时，能被送回。

（3）面对面地教孩子进行口的开闭：舌的前后、左右、上下及吹口哨、鼓腮等运动，并进行口语交流。最好让孩子先学会一些简单的词语，这样孩子才能体会到和人简单交流的快感，才能逐渐主动模仿学习。

（4）提高孩子的独立生活能力：包括吃饭、喝水、穿衣、大小便的能力训练，安排适当的集体活动，有利于孩子智力的促进。

△ 心理护理

（1）智力低下的患儿可能会存在焦虑、抑郁等心理问题，家长要关注其心理状态，给予他们情感上的支持和鼓励，增强其自信心和自尊心。日常生活中用简单、清晰的语言与他们交流，耐心倾听他们的需求和感受。

（2）家长们要关注孩子的心理健康。智力低下的孩子往往容易受到歧视和排斥，这会对他们的心理健康造成不良影响。因此，家长们要关注孩子的情绪变化，及时给予疏导和安慰。同时，要教育孩子正确面对自己的不足，鼓励他们积极面对生活，树立自信心和自尊心。

△ 健康教育

（1）重点是针对家长与老师，使他们正确认识疾病特征和可能的预后，教会家长教育训练的方法。从患儿的实际发展水平出发，对患儿的发展前景寄予恰当的希望。

（2）对于有部分遗传代谢性疾病的患儿，如甲状腺功能减退，需要对家长进行用药宣教，嘱家长切勿随意增减药量，同时要观察药物有无不良反应。对于氨基酸、有机酸代谢性疾病患儿应嘱其家长早期应用特殊饮食疗法。

↗ 小结

智力低下是一种常见的儿童发育行为疾病，会对患儿及家属的日常生活与学习造成严重的影响。对于智力低下患儿的家长来说，发现孩子患病后除了要及时治疗外，日常的护理措施也很重要，注意生活中的细节可以在一定程度上缓解智力低下给孩子带来的危害。在面对智力障碍患儿时，要在理解患儿的基础上，采用适用的行为矫正技术，要设计有针对性的训练，帮助患儿形成正确的情绪反应和良好的行为习惯，以使他们最终适应社会生活。

↗ 参考文献

［1］高晓婷，万晓洁，张玲，等．中医辨证施膳结合综合康复护理对智力发育障碍患儿智力水平的影响［J］．临床医学研究与实践，2024，9（7）：130-133.

▌杨留林

案例 39
言语和语言发育障碍 1

↗ 案例介绍

患儿男性，7 岁。

入院日期：2024-06-24 09：01。

主诉：出生至今 7 岁语言发育落后于同龄儿。

现病史：患儿为第 1 胎第 1 产，母孕 40^{+2} 周，阴道自然分娩，羊水未见明显异常，胎位未见明显异常，脐带未见明显异常，胎盘未见明显异常，出生体重 3 300 g，出生后哭声可，无出生后青紫窒息史及苍白窒息史，住院 3 天出院。早期无异常表现。患儿 3 岁余因疑似孤独症于当地康复机构综合康复 2 个月，反应较前改善，互动能力改善。2024-04-17 患儿因语言发育落后于同龄儿，遂来就诊，门诊以 "①康复医疗；②语言发育迟缓" 为诊断收入院，给予经颅磁刺激治疗、作业疗法、引导式教育训练、言语训练等综合康复 2 个疗程，反应较前灵敏，模仿认知能力较前提升，言语理解及表达能力较前提升。近日来精神可，饮食可，睡眠可，大小便正常。

既往史：平素体质可；患儿 5 个月时诊断癫痫，给予口服抗癫痫药物 2 年，现已控制；无肝炎、结核等传染病史，无手术史，无外伤史，无输血史。于癫痫控制后间接补种。

个人史：母孕期无接触史；母孕期无并发症；无感染史；母孕期无用药史；6 个月独坐，15 个月独走。生后至 8 个月母乳喂养；现普食。

家族史：患儿出生时父亲 25 岁，母亲 24 岁，均身体健康，非近亲结婚。有 1 个妹妹约 4 岁余，体健。外祖父及姑姥姥有"高热惊厥"病史。否认家族中有遗传病史、传染病史。

↗ 查体

体格检查：T 36.1℃，P 96 次 / 分，R 24 次 / 分，BP 98/66 mmHg，Wt 35.5 kg。体格发育正常，营养良好，神志清晰，精神可。皮肤及黏膜色泽正常，温度和湿度正常，弹性正常，毛发正常。无水肿，无皮疹、瘀点、紫癜、色素沉着、缺失。全身浅表淋巴结无肿大。头颅正常。头围尚可，前囟已闭。双眼睑正常，眼球正常，巩膜正常。双侧瞳孔等大等圆，对光反射正常，耳鼻无畸形，无异常分泌物。口唇红润，口腔黏膜光滑完整，双侧扁桃体无肿大，无充血、分泌物。咽腔黏膜无充血、红肿。颈部两侧对称，无强直，气管居中。双侧胸廓正常。呼吸节律正常，双肺听诊呼吸音清，未闻及干湿性啰音。心律齐，心音可。腹部对称，平坦，腹部柔软。肝脏肋缘下未触及，剑突下未触及。胆囊未触及，脾脏肋缘下未触及。肠鸣音正常。

专科检查：意识清醒，特殊面容，反应迟钝，表情单一，交流态度欠佳，眼神对视欠佳，叫名反应稍迟，可笑出声，注意力不集中，对感兴趣人和事物可适当延长，过于安静、自发动作少胆小。认生人，可认识常见的简单物品、可识别五官，可执行简单指令，会按指令再见、拍手。轻度流涎，语言落后，仅能完成 4~5 字短句交流，会数 20 以内的数字，5 以内的加减法欠佳，仅能背诵简单古诗，唱儿歌欠佳。发音不清晰，音量低，集体活动参与欠佳，与家长互动少。小便控制欠佳，偶有尿床现象，使用筷子进食欠佳，自行刷牙欠佳，穿脱衣物、鞋袜需要家长语言指导。可独站独走，步态正常，会爬楼梯，双足可蹦离地面，四肢肌张力可，腱反射可引出。

↗ 护理

△ 治疗护理

（1）遵医嘱完善康复评定、血常规、尿常规、大便常规等相关检查和评估，明确患儿发育程度。

（2）根据患儿病情，给予经颅磁刺激治疗、单纯直流电刺激促进脑部循环，给予引导式教育训练、感觉统合治疗、作业疗法、言语训练、计算机言语疾病矫治、冲动行为干预、认知知觉功能障碍训练、沙盘治疗提高言语、认知及智能发育。

（3）做好基础护理，指导家长正确的喂养方法，加强口腔护理，促进患儿舒适。告知家长及时更换衣裤，保持皮肤清洁，做好皮肤护理。保持床单位干净、整洁，室内空气清新，定时开窗通风，紫外线消毒，防止交叉感染。

（4）功能训练。

1）构音障碍如下：

①构音器官运动功能训练，a. 呼吸训练：可以促进胸部、腹部呼吸协调性，诱发膈肌运动，由被动将残余气呼出，逐渐过渡到主动呼出。b. 下颌运动训练：下颌关节运动障碍时，必须进行下颌关节被动上抬下拉的运动练，促进其下颌上抬、下拉的主动运动。患儿也尽可能张大嘴，使下颌下降，然后再闭口缓慢重复5次，休息。患儿还应该使下颌前伸，缓慢地由一侧向另一侧移动。重复5次，休息。c. 口唇运动功能训练：训练先从口唇闭合开始，让患儿用双唇夹住吸管、压舌板，可向外拉压舌板，患儿闭唇防止压舌拉出。为了进一步训练口唇的运动功能，还要做双唇尽量向前噘起（发u音位置），然后向两边做龇牙状（发i音位置）的反复交替运动。d. 舌运动功能训练：训练时舌尽量向外伸出，然后缩回，向上向后卷起，重复5次，休息，逐渐增加运动次数。e. 鼻咽腔闭锁功能训练：训练

时我们可以采用鼻吸气、口呼气训练，深吸气，鼓腮维持数秒，然后呼出；吹气训练时断发"a"，如"a、a、a"，然后用元音加辅音组合发声训练；利用全身紧张来促进软腭的上举功能；用细毛刷等物直接刺激软腭，如果软腭软瘫，可用冰块快速擦软腭，数秒后休息，可增加肌张力。

②发音训练。发音训练时结合其构音器官运动的特点进行训练。a. 构音点不同音的组合训练：如"ba、ka、la"的组合训练。b. 构音点相同音的组合训练：如"ba、pa、ma""da、ta、na"等组合训练。c. 非意义音节组合训练：如"ha、hu"等组合训练。d. 有意义音节组合训练：如"小草、自行车"等。e. 句子水平的组合训练：当患儿的构音情况趋于好转，但仍有语音清晰度问题时，就可以利用诗歌、儿歌、短文逐渐过渡到接近正常日常生活会话水平的构音。

2）语言发育迟缓的训练如下：

①注意力和记忆力的训练。a. 听觉注意训练：可采用带有声音的各种玩具、教具，如带有声音的仿真水果、蔬菜、小动物等进行训练。b. 视觉注意训练：可使用彩色小球做视觉追踪训练，还可做照镜子游戏、钓鱼游戏、穿珠珠游戏等。c. 触觉注意训练：此训练是通过儿童触摸物品或玩具完成对于事物变化的过程。例如把积木从一个容器拿到另一个容器，模仿玩智力箱、套环游戏、搭积木等。d. 注意的保持与记忆训练：根据记忆的特点，通过游戏完成记忆与记忆的转化训练，例如图形配对游戏、颜色认知游戏、找物游戏等。

②交流态度与交流能力的训练。a. 对视游戏训练：将儿童喜欢的玩具放置于治疗师的视线前，当儿童寻找喜欢的玩具时，即可与治疗师形成目光对视。b. 交往训练与交往能力训练训练：对于语言前阶段水平的语言发育迟缓儿童，可采用举高高、团团转、逗笑、吹气等游戏来进行抚爱行为形成的游戏训练；对于单词水平阶段的语言发育迟缓儿童，可用鼓槌敲鼓、将小球放入小孔内等能让其很快理解操作和结果的游戏；对于语句水平阶段的语言发育迟缓儿童，可利用系列性图片轮流看图说话、复述故事词语

接龙及角色扮演等活动。并用鼓励代替矫正，促进沟通和语言的学习。

3）作业训练：针对手功能及认知能力进行上肢功能训练，手功能活动及注意力、观察力训练等。

4）感觉统合训练：针对大肌肉及平衡能力、触觉敏感及情绪稳定、本体感及协调能力的固有平衡训练，前庭平衡训练，触觉动作能力训练及动作协调能力训练。

5）生活技能训练：指导家长对孩子进行刷牙、洗脸、进食、穿脱衣、大小便、如厕等训练，以帮助孩子更好地回归社会。每天让患儿与护理人员或其余患儿进行搭积木、看动画片、听故事等娱乐活动，为就诊者举办节目表演或组织患儿进行互动游戏，锻炼其社交能力。

（5）安全管理：入院时及时对患儿进行评估，根据患儿情况给家长进行防跌倒、坠床、烫伤等安全宣教，做到专人护理，防止患儿受伤。

△ 观察护理

同案例 29。

△ 饮食护理

同案例 29。

△ 心理护理

同案例 9。

△ 健康教育

（1）用药指导如下：

1）详细说明药物的使用方法、剂量和注意事项。

2）强调按时服药的重要性，不可自行增减药量。

（2）责任护士反复宣教，提高家长的重视度。针对患儿所处的年龄阶段进行有重点的训练：多参与户外活动，加强认知方面的训练，随年龄增长可多参与集体活动促进社交。

（3）儿童语言的发育与语言环境和家庭环境密不可分，指导家长建立良好的家庭人际关系，让患儿生活在和谐温暖健康的家庭环境中，家长要利用各种机会与患儿说话，游戏时与患儿一起进行，寓教于乐，培养儿童良好的兴趣，持之以恒，使语言障碍的儿童获得良好的语言基础，利于疾病的恢复。

↗ 小结

综上所述，语言发育迟缓儿童的护理是一个综合且持续的过程，涉及多个方面，需要综合考虑治疗护理、观察护理、饮食护理、心理护理及健康教育等多个方面。在护理过程中，应耐心与患儿互动，观察患儿的表达、理解、发音的变化，及时调整护理方案和措施，指导家长如何在日常生活中创造语言学习的机会，通过游戏、阅读、日常对话等方式促进儿童语言发展。为孩子创造一个积极的交流环境，耐心倾听他们的尝试，即使表达不清晰也要给予正面反馈，避免批评和打断，增强他们的沟通信心。鼓励孩子与其他儿童一起玩耍，参与集体活动，帮助提升患儿社交技能和语言运用能力。总之，家长和医务人员应共同努力，为儿童提供全方位的支持和关爱，促进他们的健康成长。

↗ 参考文献

［1］梁冠军，李明娣，张何威，等. 小组语言训练对言语发育障碍儿童语言和社交功能的影响［J］. 反射疗法与康复医学，2021，2（10）：131-133.

［2］葛胜男，王勇丽，尹敏敏，等. 脑性瘫痪并发言语障碍的诊断、评估与康复：基于 WHO-FICs 研究［J］. 中国康复理论与实践，2022，28（6）：637-645.

▌董　婵

案例 40
言语和语言发育障碍 2

↗ 案例介绍

患儿男性，5 岁 4 个月。

入院日期：2024-06-03 09：26。

主诉：出生至今 5 岁 4 个月独走不稳伴反应迟。

现病史：患儿为第 2 胎第 2 产，母孕 40 周，因"高龄产妇"行剖宫产，羊水未见明显异常，胎位未见明显异常，脐带未见明显异常，胎盘未见明显异常，出生体重 3 100 g，出生后哭声弱，无出生后青紫窒息史、出生后苍白窒息史，Apgar 评分不详，生后因肌张力低当地医院考虑有"缺氧"，于当地医院住院治疗（具体不详）14 天后出院。早期有哺乳困难、吃奶呛咳、打挺、异常安静、全身松软、头背屈、反应迟缓等异常表现。患儿 5 个月时因四肢松软于当地诊所间断行针灸、艾灸、推拿等康复治疗至 3 岁 4 月龄，患儿 3 岁 4 月龄时因不能独站独走，偶会发"爸爸、妈妈、这、那"等少数 1~2 字音节，认知较同龄儿落后，现患儿 5 岁 4 个月，独站独走不稳，认知语言较同龄儿明显落后，为求进一步康复治疗，门诊以"①全面性发育迟缓；②隐睾"为诊断收入院，给予综合康复治疗 12 个疗程，双下肢支撑较前有力，可独站独走，反应较前灵敏，近日来精神可，饮食可，睡眠可，大小便正常。

既往史：平素体质可，既往于外院诊断"① Prader-Willi 综合征；②双侧隐睾；③脊柱侧弯；④卵圆孔未闭；⑤右侧腹股沟斜疝；⑥染色体异常"，无肝炎、结核等传染病史，无手术史，无外伤史，无输血史。预防接种按计划免疫进行。

个人史：母孕期无接触史，母孕期无并发症，无感染史，母孕期无用药史；3 个月有抬头意识，9 个月独坐，4 岁可独站独走；3 岁可执行简单指令，不会有意识地发单音。生后至 8 个月人工喂养；8 个月至 24 个月混合喂养；现普食。

家族史：患儿出生时父亲 45 岁，母亲 46 岁，均身体健康，非近亲结婚。有 1 个姐姐约 16 岁，体健。否认家族中有遗传病史、传染病史及类似疾病史。

↗ 查体

体格检查：T 36.5℃，P 100 次 / 分，R 25 次 / 分，BP 96/62 mmHg，Wt 17.5 kg。体格发育正常，营养良好，神志清晰，精神可。患儿意识清醒，反应迟钝，表情欠丰富，追视追听有反应，叫名反应迟，可逗笑，注意力欠集中，对周围事物感兴趣，多动、偏执。认母亲及生人，不能按指令识别周围环境的人，认知模仿能力较同龄儿明显落后，可认识少量部分常见的简单物品、可识别个别五官，时而可执行伸手及拿物等简单指令，时而会按指令再见、拍手。吞咽可，偶有流涎，轻度但明确的口中的唾液增多，语言落后，偶会主动叫"爸妈"，主动发音言语少。发音不清晰，集体活动参与欠佳，与家长互动可。双手抓物欠灵活，精细动作双侧，拇食指指腹对捏，用勺进食洒多。竖头稳，仰卧对称，四肢伸展，拉起头前屈，俯卧位前胸能离床。手支撑。会翻身，坐位拱背坐自由玩耍，平衡欠佳，高爬。扶立位双下肢支撑力欠佳，躯干时有前倾，可完成多种体位转换，扶走会迈步，可抓站延走，可独站独走，蹒跚步态不稳，双足外翻，膝过伸，双膝外翻，双足不可蹦离地面，四肢肌力欠佳，四肢肌张力低，内收肌角 160°，腘窝角 180°，足背屈角 40°，围巾征肘尖过正中线，降落伞反射可引出、蒙面征可引出、腱反射可引出。

↗ 护理评估

（1）询问病史：了解就诊者家族中是否有类似疾病，询问就诊者的出生史。

（2）体格检查：检查患儿生命体征，检查患儿精神状态。

（3）实验室检查及其他辅助检查：评估患儿构音器官发育及功能情况，评估患儿言语发育情况。

（4）心理 – 社会状态评估：评估家长对该疾病的了解程度、护理知识的掌握程度，是否能积极配合治疗。

↗ 护理诊断

（1）社交障碍：与语言发育迟缓有关。

（2）语言沟通障碍：与疾病有关。

（3）焦虑：与家长知识缺乏有关。

（4）生活自理缺陷：与疾病有关。

↗ 护理

△ 治疗护理

（1）遵医嘱给予经颅磁刺激治疗、超反射治疗、经络穴位测评疗法促进脑部循环；给予运动疗法、悬吊治疗、仪器平衡训练、生物反馈治疗、中频脉冲治疗提高肌力；给予引导式教育训练、感觉统合治疗、作业疗法、言语训练、计算机言语疾病矫治、冲动行为干预、认知知觉功能障碍训练提高言语、认知及智能发育。

（2）指导家属保持单一的语言环境，避免多种方言共存，消除导致孩子发音混乱的口音。合理控制孩子接触电子产品的时间，多和孩子交流，在平时的日常生活中保持和孩子的语言沟通。

（3）社交训练：开展患儿喜欢的游戏活动，通过游戏让患儿体验愉悦的感知觉刺激，并建立游戏常规，使患儿在游戏活动中自发使用沟通技能，促进社交沟通技能的发展。鼓励患儿与正常儿童一起参与集体活动和游戏，还可通过互换游戏完成交往训练，例如假扮游戏、超市购物，促其树立信心，防止产生自卑及孤独心理，提高其与外界交流沟通的积极性。

（4）功能训练如下：

1）构音障碍：①进行构音器官运动功能训练。a. 运用缩唇呼吸的方法进行呼吸控制训练改善发声。b. 牵伸下颌骨促进下颌上抬下拉的主动运动。c. 让患儿用双唇夹住吸管、压舌板，可向外拉压舌板增加口唇肌肉力量。d. 定时做舌的上、下、左、右运动提高舌的活动灵活度。②发音训练时可用各种音组合的训练方法并结合音量及音高控制、鼻音控制等方法进行训练。③口腔感知觉训练。利用冰冻柠檬棒或软毛刷刺激口、唇、舌，进行口唇闭合锻炼，提高下颌随意运动，减少流涎的发生，达到强化口腔肌肉功能。

2）语言发育迟缓：①可采用带有声音、鲜艳颜色的各种教具训练患儿注意力，利用搭积木、图形配对游戏提高患儿记忆力。②与患儿进行举高高、团团转等快乐互动游戏增加患儿与外界的交流，并用鼓励代替矫正，促进沟通和语言的学习。③听说读写都属于语言治疗的范畴，对患儿进行字—词—单词组—多词组—句子阶段性的训练，反复的语言刺激患儿的主动言语表达。

（5）安全管理：责任护士加强宣教，提高患儿家属安全防护意识，正确佩戴腕带并带有其他联系方式的醒目标识，一旦发生走失可快速找回。

△ 观察护理

同案例 29。

△ 饮食护理

同案例 29。

△ 心理护理

对患儿父母早期进行心理干预，树立治疗疾病的信心，配合治疗和康复。与患儿多沟通，多表扬患儿，倾听和理解患儿的内心体验，尊重他们的人格，调动其积极性。

△ 健康教育

（1）责任护士反复宣教，提高家长的重视度。针对患儿所处的年龄阶段进行有重点的训练：多参与户外活动，加强认知方面的训练，随年龄增长可多参与集体活动促进社交。

（2）儿童语言的发育与语言环境和家庭环境密不可分，指导家长建立良好的家庭人际关系，让患儿生活在和谐温暖健康的家庭环境中，家长要利用各种机会与患儿说话，与患儿一起游戏，寓教于乐，培养儿童良好的兴趣，持之以恒，使语言障碍的儿童获得良好的语言基础，利于疾病的恢复。

↗ 小结

对言语和语言发育障碍患儿的护理是一个持续且细致的过程。在护理中，要密切观察患儿言语和语言的各个方面，包括表达的进展、理解能力、交流状态等，及时发现细微变化和问题。提供丰富多元且适宜的语言环境至关重要，通过积极与患儿交流互动、耐心倾听与鼓励表达，激发其语言发展的潜力。利用多种方式如阅读、讲故事、游戏等进行语言刺激。还要关注患儿情绪，给予心理支持，帮助其应对可能因障碍带来的困扰和焦虑。与家庭成员、老师等密切配合，形成统一的护理支持体系。同时要定期评估患儿的发展情况，根据结果调整护理策略和计划。持续的关爱、耐心和专业的护理措施有助于患儿言语和语言能力的逐步改善和提升，促进其更好地融入社会和成长。

↗ **参考文献**

［1］孟玲，李秀云，郑彩娥. 康复专科护士培训体系的构建与实践［J］. 中国护理管理，2018，18（6）：730-732.

［2］吕梦丹. 口肌训练结合语言认知训练在语言发育迟缓儿童康复中的应用效果［J］. 中国民康医学，2020，32（02）：80-81.

▍许　令

案例 41
言语和语言发育障碍 3

↗ 案例介绍

患儿男性，4 岁 6 个月。

主诉：反应迟，语言落后 2 年 6 个月余。

入院诊断：言语和语言发育障碍。

现病史：2 年 6 个月（2 岁时）余前发现患儿反应迟，仅会发 "a、yi" 音，认知水平落后，故至外院就诊，诊断为 "发育迟缓"，告知加强家庭教育，后于外院康复 1 年，进步缓慢，患儿 3 岁 6 个月时反应迟，不识大小、颜色、性状，仅会发 "m、a" 等音，康复 6 个疗程，呼名反应较前好转，可听从部分指令，可发 "baba、mama、baibai" 叠音，可发 "bu、yi、bang" 单音节字，现为求进一步治疗来院复诊，门诊以 "言语和语言发育障碍" 为诊断收入院。

既往史：平素体质可，无肝炎、结核等传染病史，无手术史，无外伤史，无输血史，无食物药物过敏史。预防接种按计划免疫进行。

↗ 查体

体格检查：T 36.3℃，P 100 次 / 分，R 20 次 / 分，BP 90/60 mmHg，Wt 18 kg。体格发育正常，营养良好，神志清晰，精神可。头颅正常。双眼睑正常，眼球正常，巩膜正常。双侧瞳孔等大等圆，对光反射正常，耳鼻无畸形，无异常分泌物。口唇红润，口腔黏膜光滑完整，双侧扁桃体无肿大，无充血、分泌物。咽腔黏膜无充血、红肿。

专科检查：反应可，对声音有反应，叫名反应可，与人眼神对视可，注意力不集中，对周围事物感兴趣，多动胆小，易烦躁，认母亲，认生人，认知模仿能力欠佳，可认识常见的简单物品、可识别部分五官，可执行简单指令，会按指令再见、拍手，可识大小、部分颜色、部分性状，可用勺子进食。集体活动参与欠佳，与家长互动少。知道大小便，不可独立完成，可独走，可跑跳，协调性差，会爬楼梯。语言差，可说部分单音节词，不会用语言表达自己的意愿、完成简单的对话，不会说完整的句子，数数只会 1、2；可以用手势和手指从 1 指到 9。

↗ 辅助检查

头颅 MRI（外院，2021-04-22）示，①未见明显异常；②透明隔间腔存在。

康复评定。儿童行为量表（2021-02-23）：Ⅰ社会退缩 12 分；Ⅱ忧郁 8 分；Ⅲ睡眠问题 2 分；Ⅳ躯体诉述 2 分；Ⅴ攻击 29 分；Ⅵ破坏 2 分；Ⅶ没有其他问题。

儿童感觉统合能力发展评定（外院，2021-06-06）示：前庭和双脑分化程度为中度，脑神经生理抑制状态为中度，本体感为中度。

↗ 诊疗经过

治疗：心理治疗、行为观察和治疗、作业疗法、手功能训练、言语训练、计算机言语疾病矫治、认知知觉功能障碍训练、儿童行为干预、感觉统合训练、引导式教育、针灸、电针。

↗ 护理诊断及措施

（1）语言沟通障碍：与智力低下有关。①当患儿有兴趣尝试沟通要耐心倾听；②利用一些技巧来增加理解，提供患儿认字和词的卡片、纸板、铅笔和纸，使用简洁语句，语速放慢，重复关键词；③指导家属保持单一的语言环境，避免多种方言共存，消除导致孩子发音混乱的口音；④合理控制孩子接触电子产品的时间，多和同龄孩子交流陪伴，在平时的日常生活中保持和孩子的语言沟通；⑤训练语言表达能力，从简单的字开始，循序渐进。

（2）社交障碍：与疾病本身有关。①针对患儿现阶段情况和以后预期目标，针对性地做生活方面的康复；②住院期间根据医嘱进行综合训练，重视口语训练，循序渐进，反复强化训练；③着重儿童整体发展，注意行为、情绪的管理。

（3）有受伤的危险：与认知低下无危险意识有关。①告知家属要 24 小时监护，不能离开视线，特别是不能单独乘坐电梯；②固定放置热水瓶，尖锐物品放于患儿拿不到的地方；③对可能造成外伤的物品进行包扎，并张贴警示标识；④加强对患儿及家属的宣教指导，告知患儿不做有危险性的动作，指导家属对患儿进行认知教育，重复且耐心，让患儿听懂指令。比如不能把扣子、硬币放进嘴里等指令。

（4）生活自理缺陷：与认知障碍有关。①通过色彩、光感、线条的刺激和重复，加强认知能力，从而提高患儿认知水平；②指导患儿进行日常行为能力的训练，如穿衣、吃饭等平时行为的锻炼，增强患儿生活自理能力；③和患儿家属讲解日常训练的重要性，加强平时锻炼及家庭训练，增强患儿自理能力；④使患儿提高自理能力和认知能力，尽可能地回归社会。

（5）知识缺乏：与文化程度、缺乏康复知识有关。①评估患儿家属相关知识缺乏程度，了解家属的需求；②向患儿家属讲解有关疾病的知识和疾病的相关注意事项；③和患儿家属一起讨论家庭康复的重要性，给患儿建立良好的语言环境，指导家属建立良好的家庭人际关系，让患儿生活在和谐温暖健康的家庭环境中，家长要利用各种机会与患儿说话，游戏时与患儿一起进行，寓教于乐，培养儿童良好的兴趣，持之以恒，使语言障碍的儿童获得良好的语言基础，利于疾病的恢复；④告知家属可根据患儿情况加强小组语言训练，增加群体及同龄人交流，提高语言与社交功能能力。

（6）心理状况的改变：与环境陌生有关。①为患儿提供安静舒适的病房环境，指导患儿及家属熟悉环境；②指导患儿家长安抚患儿情绪，给患儿舒适的接触，如怀抱、抚摸等，家属要学会控制自己的情绪，不要给患儿造成恐惧，没有安全感；③评估家属心理状况，责护多和家属沟通，及时发现不良情绪及心理问题；④建立良好的护患关系，与家属沟通时要耐心、细心，及时发现家属的心理变化并给予疏导。

↗ 小结

本次案例的护理对象为一个 4 岁 6 个月、言语和语言发育障碍的患儿。该患儿注意力不集中，认知模仿能力欠佳，集体活动参与欠佳，与家长互动少，语言差，可说部分单音节词，不会用语言表达自己的意愿等。怎样提高家庭康复，促进患儿语言、认知能力提高，快速适应学龄前期生活，融入集体中是护理重点。本案例患儿通过医院康复师康复介入，加上家属陪伴和家庭康复，认知模仿能力欠佳，语言差，可说简单短句，可进行简单对答，中间有停顿，可回答自己名字，语音欠清晰，可用简单字词表达自己的意愿，集体活动参与欠佳，与家长互动可。综上，使用科学合理的康复方法，对患儿语言和认知的提高有重要作用。

↗ 参考文献

［1］梁冠军，李明娣，张何威，等. 小组语言训练对言语发育障碍儿童语言和社交功能的影响［J］. 反射疗法与康复医学，2021，2（10）：131–133.

［2］李德林. 儿童语言障碍家庭早期干预思维模式［J］. 健康必读，2019，（26）：254.

▌邵秋岚

案例 42
言语和语言发育障碍 4

↗ 案例介绍

患儿男性，3 岁 7 个月。

入院日期：2024-05-08 15：08。

主诉：发现语言及认知落后 2 年 1 个月。

现病史：2 年 1 个月前（1 岁 6 个月时）患儿家属发现其发育落后，表现为反应迟，认知差，语言落后，不会叫"爸爸、妈妈"，未予康复治疗。现患儿 3 岁 7 个月反应迟，语言及认知落后，遂来就诊，门诊以"言语和语言发育障碍；全面性发育迟缓"为诊断收入院，近日来精神可，饮食可，睡眠可，大小便正常。

既往史：患儿生后 3 天即诊断为"先天性心脏病（室间隔缺损、房间隔缺损）"，1 岁时在外院手术治疗，术后恢复可（具体不详）；生后 1 周因"新生儿黄疸"在当地医院新生儿科住院，给予蓝光照射等对症治疗 5 天后好转出院（具体不详）；2023-06-21 夜间玩耍时突然出现双眼向右凝视、牙关紧闭、呼之不应，不伴有口唇青紫、口吐泡沫、四肢僵直抖动、大小便失禁，无发热，伴呕吐 1 次，呕吐物为胃内容物，持续 5~10 分钟自行缓解，未予干预，2 个月后就诊于当地医院，查脑电图示儿童异常视频脑电图，建议定期观察，后未再出现类似发作。平素体质差、易呼吸道感染；无肝炎、结核等传染病史，无外伤史，输血史不详。预防接种按计划免疫进行。

个人史：母孕期无有毒有害物质接触史；母孕 22 周四维彩超提示，胎儿右侧盆腔实质性包块，考虑右侧异位肾可能，胎儿胆囊偏小（9 mm×1 mm），1 个月后进行复查彩超仍提示右侧盆腔异位肾可能，胎儿胆囊偏小（11 mm×3 mm），遂行羊水穿刺染色体检查，未见明显异常；母孕期无并发症；无感染史；母孕期无用药史。患儿为第 1 胎第 1 产，母孕 34 周，经剖宫产娩出，羊水 Ⅱ 度污染，脐带螺旋 20 圈，胎盘、胎位未见明显异常，出生体重 2 750 g，出生后会哭，Apgar 评分 1 分钟 10 分，出生后约 5 分钟出现"间断呻吟"，转当地医院新生儿科，给予"抗感染、纠正低血糖、营养支持、呼吸机 nCPAP 供氧"等治疗 14 天，好转后出院，出院诊断"①新生儿肺炎；②新生儿高胆红素血症；③新生儿低血糖；④早产儿；⑤右眼球发育异常"。

家族史：患儿父母均身体健康，非近亲结婚。否认家族中有遗传病史、传染病史及类似疾病史。

↗ 查体

体格检查：T 36.2 ℃，P 96 次 / 分，R 24 次 / 分，Wt 14.7 kg。体格发育正常，营养不良，神志清晰，精神可。意识清醒，反应迟，追视稍迟，叫名反应可，注意力不集中，任性，认母亲，认生人，认知模仿能力较同龄儿落后，可认识常见的简单物品、可识别五官，可执行简单几个指令，会按指令再见、拍手，不会区分颜色、形状、大小等，不会模仿画一笔，自发乱画，语言落后，会有意识叫"爸爸、妈妈"等 10 个左右叠音，主动语言少，会仿说 2~3 字句，不会用语言表达自己的意愿、完成简单的对话，不会数数，集体活动参与欠佳，不能融入，会用勺子进食，狼藉多，大小便不会表示。控头可，双手抓物可、精细动作欠佳，独坐稳，可独走，会扶栏杆上下楼梯，双足不可蹦离地面，四肢肌张力尚可。

↗ 护理评估

同案例 40。

↗ 护理诊断

（1）社交障碍：与语言发育迟缓有关。

（2）语言沟通障碍：与疾病有关。

（3）焦虑：与家长知识缺乏有关。

（4）生活自理缺陷：与疾病有关。

↗ 护理措施

△ 治疗护理

（1）遵医嘱给予引导式教育、文体训练、言语训练、计算机言语疾病矫治，提高言语能力；给予儿童行为干预、行为观察，提高社交能力；给予作业疗法，提高智能发育。

（2）语言沟通障碍：①对患儿进行动作模仿训练：包括粗大动作模仿和嘴部动作模仿；②口型和发音训练：用夸张表情及口型引导、模仿训练；③通过对物体的形状、大小、颜色、软硬、气味、声音进行了解，利用皮肤的痛、温、触、压的感觉刺激，使就诊者充分注意外界的人与物的存在（如按摩球、温热水、凉水）；④注意力及追视训练：可用有声玩具等进行训练；⑤多与患儿进行促进视线接触的游戏：转圈圈、逗笑、躲猫猫等。游戏时要有眼神交流，通过游戏提高孩子主动参与的积极性，增加对人的注视，促进意识传递方法的学习。

△ 观察护理

（1）观察康复治疗后言语、认知、社交能力的改善情况。

（2）观察患儿生命体征变化，预防并发症的发生，每日测量体温1次，同时要注意观察患儿精神反应、体重及大小便情况。

△ 生活护理

（1）营造良好的语言环境，鼓励、赞美患儿，多与患儿交流等。

（2）多与患儿玩语言训练小游戏，但在玩的过程中减少分散注意力的东西，如在学习中，除教材和学习奖励（如糖果）外，不可摆放其他物品（如玩具等），根据患儿年龄设计相关游戏，使之更好地参与其中。

△ 心理护理

（1）密切关注患儿语言发育情况，在表达能力和理解能力两方面与同龄儿进行比较，若病情改善缓慢应及时寻找病因。

（2）语言发育迟缓患儿在学习和日常生活中会遇到很多困难，很容易导致患儿自闭，拒绝沟通，甚至出现孤独症等情况，应积极沟通，营造良好的环境。

△ 健康教育

指导家属运用行为矫正的正性强化法及消退法，与患儿一起看书，看书时可以用手指指向正在念或者看的内容，可以选择丰富图片与文字搭配的书籍，看的过程中适时对患儿进行鼓励和赞许，对于患儿多动行为一定程度上予以漠视。同时护士要关注患儿及家长心理，告知家长孩子是生病了，并不是"坏孩子、无可救药"，对于患儿以理解和鼓励为主，增强患儿的自信心和配合度。

↗ 小结

语言发育迟缓患儿应定时、定点进行训练，不可频繁更换治疗时间及相关治疗医师，因为患儿情况特殊，每次更换都需要很多时间重新适应，严重影响治疗效果。

↗ 参考文献

［1］赵永芹. 感觉统合训练干预儿童注意缺陷多动障碍的研究［D］. 青岛大学，2018.

刘欣欣

案例 43
运动障碍 1

↗ 案例介绍

患儿男性，2岁11个月。

入院日期：2024-06-11 10：27。

主诉：发现运动发育落后2年余，倒退1年余。

现病史：2年余前（4月龄时）于当地体检发现竖头不稳，追视欠灵活，双下肢肌张力高，于外院诊断为"发育落后"住院康复治疗1年，患儿1岁3月龄可独坐，可抓站，不会独站，后于外院诊断为"脑性瘫痪"住院康复治疗3个月，患儿可独站1分钟。现患儿2岁11个月，能短暂独站，能独走数步，双下肢肌张力高，精细动作欠佳，认知、语言发育落后，遂来就诊，门诊以"①运动障碍；②全面性发育迟缓"为诊断收入院。近日来精神可，饮食可，睡眠可，大小便正常。

既往史：1年余前家长自诉"新冠病毒感染"后出现发育倒退，表现为不会独站，认知、语言未发现明显倒退，就诊于外院，完善相关检查后建议继续康复治疗。11个月余前因仍不会独站独走，双下肢肌张力增高，精细动作欠佳，认知、语言发育落后，以"①运动障碍待查；遗传性痉挛型截瘫？②全面性发育迟缓"为诊断，给予康复治疗7个疗程，期间查家系全外显子检测，该基因关联的疾病是常染色体隐性遗传性截瘫30型、常染色显性痉挛型截瘫30型、遗传性感官神经病变2C型、NESCAV综合征，考虑诊断为"常染色显性痉挛型截瘫 30 型（KIF1A 基因相关）？"平素体质一般；无肝炎、结核等传染病接触史，无手术史，无外伤史，无输血史。预防接种按计划免疫进行。

个人史：母孕期无有毒、有害物质接触史；母孕 35 周发现胆汁酸增高，未给予治疗；无感染史，母孕期无用药史；患儿为第 2 胎第 2 产，母孕 37 周，因"母孕期胆汁酸增高"行剖宫产，羊水、胎位、脐带、胎盘未见明显异常，出生体重 2 900 g，生后哭声可，否认缺氧窒息史，否认病理性黄疸；4 个月抬头，6 个月主动抓物，10 个月独坐。生后至 6 个月混合喂养；现人工喂养。

家族史：患儿出生时父亲 29 岁，为当地医院检验科医生，智力正常，自幼运动功能发育落后，现独走时存在异常姿势，曾于外院就诊，考虑"痉挛型截瘫"，母亲 31 岁，染色体核型分析示：46，XX，（t11；17）（q14；q25），非近亲结婚。有 1 个姐姐，约 7 岁，体健。否认家族中传染病史。

↗ 查体

体格检查：T 36.5℃，P 108 次 / 分，R 24 次 / 分，Wt 15.5 kg。体格发育正常，营养不良，神志清晰，精神可。反应稍迟，表情丰富，追视灵活，叫名有反应，注意力不集中。认知模仿能力较同龄儿落后，可认识常见的简单物品、可识别五官，可执行简单指令。吞咽可，有流涎，语言落后，能说少量 4~5 字句子，不会用"你、我"，不能说出"笔、钥匙"等物品用途，发音欠清晰，喜欢与同龄儿玩耍，与家长互动可。双手抓物尚可，精细动作欠佳，可搭 4 层积木，不能模仿画"圆、垂直线"，可盖上瓶盖、不严。竖头稳，手支撑。会翻身，坐位拱背坐，平衡稍欠佳，高爬。短暂独站，能缓慢独走数步，双足外翻，独走时膝过伸、稍尖足，左足内旋、双下肢肌张力高。改良 Asworth 分级：双腓肠肌 3 级、双内收肌 2 级、双腘绳肌 1+ 级。踝阵挛可引出，腱反射亢进。

↗ 护理

△ 治疗护理

（1）遵医嘱给予经颅磁刺激治疗促进脑部循环；给予运动疗法、悬吊治疗、仪器平衡训练、生物反馈治疗、中频脉冲治疗、等速肌力训练提高肌力；给予推拿治疗减轻肌肉痉挛、降低肌张力、给予作业疗法、言语训练、计算机言语疾病矫治、认知知觉功能障碍训练等提高言语、认知及智能发育。

（2）躯体移动障碍：使患儿肢体呈功能位置；病情稳定后及早帮助患儿逐渐进行肢体的被动和主动功能锻炼，循序渐进；对患儿及家属进行轮椅使用指导训练。对患儿及家属进行床上转移、轴线翻身及床椅转移训练。

△ 观察护理

（1）密切观察患儿的运动功能，包括肢体的活动范围、协调性、肌张力等，看是否有异常改变。

（2）观察患儿生命体征变化，预防并发症的发生，每日测量体温一次，同时要注意观察患儿精神反应、体重及大小便情况。

△ 生活护理

患儿在睡眠时使用床栏，防止坠床，教育家长注意防护，减少孩子摔倒的机会，可在床栏边加棉垫防护，防止肢体受伤，教育父母做好对孩子的看护，在患儿活动时间，保持室内光线充足，对患儿和家属进行安全教育。康复训练后及时补充水分。必要时补充钙、铁、锌等微量元素，多晒太阳，促进骨骼发育。鼓励多活动，以使其适应高代谢的需求。

△ 心理护理

（1）建立信任：与患儿及家属建立良好的信任关系，了解他们的需求和期望。

（2）沟通技巧：使用适当的沟通技巧，如倾听、提问、反馈等，以促进有效的沟通。

（3）信息共享：与患儿及家属共享护理效果评估和反思的信息，确保他们了解护理进展和效果。

（4）鼓励参与：鼓励患儿及家属积极参与护理过程，提高他们的自我管理能力和信心。

△ 健康教育

（1）安全原则：确保患儿在运动过程中的安全，避免发生意外伤害。

（2）循序渐进原则：根据患儿的实际情况，逐步增加运动强度和难度，避免过度运动。

（3）全面性原则：针对患儿的运动障碍，制定全面的护理计划，包括身体、心理和社交方面的护理。

（4）长期持续性原则：小儿运动障碍的护理需要长期坚持，不能一蹴而就，需要持续不断地进行。

↗ 小结

以康复为主的多学科联合治疗，通过缓解痉挛及减轻痉挛相关的不适、改善关节活动度、改善平衡、预防和改善异常姿势、延缓肌力下降、改善尿急来提高社会参与能力和改善生活质量。长期有效的康复治疗，能最大限度地改善力量和步态，延缓运动功能下降，达到减少并发症、提高生活质量的目的。明确诊断后，需要全面评定，制订个体化康复计划，多学科综合管理，并终生康复治疗。

↗ 参考文献

［1］姜红芳，余永林，阮雯聪，等．儿童遗传性痉挛型截瘫临床与康复进展［J］．中国实用儿科杂志，2023，38（1）：19-23.

▎刘欣欣

案例 44
运动障碍 2

↗ 案例介绍

患儿男性，10 岁 3 个月。

主诉： 外伤后遗留运动障碍 3 个月余。

现病史： 3 个月前患儿车祸伤后出现意识障碍，于外院急诊就诊，提示多发颅骨骨折，行"右侧硬膜下血肿清除术 +ICP 植入术"，术后患儿间断出现发热，检查提示肺炎，予抗感染后效果欠佳，无法撤除呼吸机，故行气管切开，住院期间检测 ICP 提示颅内压增高，行"右侧去骨瓣减压术"，术后患儿仍有发热，伴抽搐表现，为求进一步诊治，转至外科 ICU，予亚低温保护、营养神经、降颅压、镇静、保肝、溶栓等综合治疗。患儿生命体征平稳，遗留运动障碍，气管切开状态，有康复指征，20 余天前转入院继续予以营养神经及综合康复训练，患儿顺利拔管，运动较前进步，现患儿可独站、独走，独走时左上肢摆动差，左下肢拖拽，左上肢可抬平肩，可屈肘，偶能抬腕，左手精细活动差，不能跑跳，可与人正常交流，语速偏慢，逻辑思维可，无明显烦躁及胡言乱语，现为进一步诊治，门诊以"运动障碍"收住院。患儿近期体温正常，仍诉右眼视力受限，具体描述不清，无流涕、咳嗽，无呕吐，腹泻，精神食纳可，大便正常，小便频数，无尿痛，尿色正常。

既往史： 8 岁时右下肢骨折病史，给予石膏固定。否认肝炎、结核等传染病史及接触史，否认食物药物过敏，否认手术史，于外院住院期间有输血史。

↗ 查体

体格检查：T 36.5 ℃，P 90 次 / 分，R 20 次 / 分，BP 101/71 mmHg，Wt 42.5 kg。神清，精神可，无咳嗽咳痰，无呕吐腹泻，食纳可，大小便正常。

专科检查：右侧头皮可见一手术瘢痕，颈前可见一纵行瘢痕，右侧头颅稍凹陷，右眼睑上抬受限，睑结膜正常，双侧瞳孔不等大，左侧 3 mm，对光反射灵敏，右侧 4 mm，对光反射稍迟钝，笑时口角向右侧歪斜，左侧鼻翼唇沟变浅，口唇无发绀，咽部无充血，扁桃体无肿大。呼吸平稳，双肺呼吸音稍粗，未闻及干、湿啰音，心率齐，心音有力，未闻及杂音，腹软，肝脾肋下未及，肢端暖。头颈、躯干肌力粗测 V 级，右侧肢体肌力 IV + 级，左上肢近端肌力 III 级，远端肌力 II 级，左下肢肌力 III + 级，双足踝肌张力增高，左上肢可上抬平肩，可屈肘，偶能抬腕，不能旋前、旋后，独走时左上肢摆动差，左下肢拖拽，躯干稳定性欠佳，腱反射正常，病理征阴性。

↗ 辅助检查

视觉诱发电位（2024-04-13）：右眼无光感，左眼振幅降低。核磁共振检查（2024-06-06）：颅脑外伤术后；右侧额颞顶叶软化萎缩，左侧额颞叶脑挫裂伤较前变化不大；双侧额颞部硬膜下积液，右侧颞部硬膜外出血较前吸收；副鼻窦及双侧中耳乳突内积液较前基本吸收。

↗ 诊断

诊断：①运动障碍；②右侧颅骨去骨瓣减压术后；③脑软化；④脑萎缩；⑤脑外疝形成；⑥惊厥发作；⑦左侧肋骨骨折恢复期；⑧中枢性面瘫；

⑨右眼外斜视；⑩右眼角膜斑翳；⑪右眼盲；⑫右眼视神经萎缩；⑬左眼外伤性视神经损伤？

↗ 诊疗经过

风险评估：跌落风险评估（高风险）、ADL 评估（轻度依赖）、血栓性疾病评估（低风险）、误吸风险评估（高风险）、压疮风险评估（低风险）。

治疗：普通针刺、PT、推拿、针灸、电疗、吞咽功能障碍训练（左侧面瘫）、手功能训练、作业疗法、电子生物反馈、小关节粘连传统松解术、关节松动训练、引导式教育训练。

用药：脑苷肌肽、乙酰谷酰胺、维生素 B、甲钴胺、鼠神经生长因子、妥布霉素、红霉素软膏、牛碱性成纤维细胞生长因子。

近期康复目标：独走稳，能跑跳，左上肢活动增多，左手活动灵活。

远期康复目标：可独立上学，回归社会。

↗ 护理

△ 康复护理

（1）躯体由于脑损伤和骨折，现存在运动障碍，躯干稳定性欠佳，给予核心稳定性训练。①骨盆平衡训练：通过稳定球等辅助工具进行骨盆平衡训练，帮助患儿在保持平衡的同时增强骨盆稳定性。②躯干肌肉强化训练：通过针对躯干肌肉的锻炼，增强患儿的躯干稳定性和肌肉力量。③核心稳定性训练：借助瑞士球等工具进行核心稳定性训练，注重对核心肌群的锻炼。④功能性活动训练：将核心稳定性训练融入日常生活中的功能性活动中，如走路、上下楼梯等，使患儿能够在实际运动中应用所学的稳定性技巧。给予运动障碍的姿势管理指导，进行抗痉挛体位摆放与指导，对患儿卧姿、站姿、辅助行走给予相应的指导，改善异常姿势，姿势管理可以对患儿日常姿势进行纠正和指导的过程，有利于纠正患儿的不良姿势，从而减少其由于异常姿势造成的关节、肌肉痉挛、变形等问题。训练要遵循循序渐进原则，从上肢肩关节、肘关节、腕关节及指关节；下肢则从髋关节至膝关节及踝关节；运动幅度从小到大。正确使用辅助器械，借助助行器加强下肢正确步态对大脑的反馈。

（2）患儿左侧上下肢肌力Ⅲ级，应评估和记录患儿活动耐受水平，制定活动方案，循序渐进，避免疲劳。指导患儿使用辅助设施，如床栏、扶手、拐杖等辅助工具完成自理活动。共同制定护理计划，加强患肢锻炼，逐步增加活动量，以达到增加其耐受水平的目的和刺激。

（3）患儿存在吞咽功能障碍，应进行口腔护理，预防口腔黏膜损伤与感染，注意患儿进食的姿势，进食时端坐或身体前倾60°。遵医嘱行吞咽功能训练，改善口面肌群运动，增强舌运动。吞咽功能逐渐恢复后，可对患儿用糊状食物进行直接摄食训练，通过改变食物的质地、性状，保持食物性状一致，密度均匀，黏性适当，以防发生呛咳，减少误吸风险，使患儿更安全地进食。

（4）给予日常生活能力指导，指导患儿尽量用右侧肢体带动左侧肢体进行日常饮水、进食、洗漱、穿衣、如厕等，指导患儿正确使用辅助器具如带调节环手柄的水杯、勺子等，选择适合的马桶，马桶旁可加扶手。指导患儿在日常练习时循序渐进，逐渐提高自理能力，建立信心，早日回归家庭和社会。

△ 安全护理

患儿由于右眼盲、视野缺损、左侧上下肢肌力Ⅲ级、独走时左上肢摆动差、左下肢拖拽等因素有可能出现受伤的危险，应悬挂跌倒、坠床、烫伤警示标识牌，加强患儿及家属的安全健康教育。教会家长正确使用床档，专人守护，避免路面湿滑，避免使用开水，去除周边危险因素，加强病房巡视。积极治疗导致视野缺损的原发病，遵医嘱使用眼药水、眼膏等保护眼睛，预防眼睛感染。患儿日常生活、学习应选择光线较明亮的暖光源地方进行，防止用眼过度，避免长时间看手机、平板、电脑、书籍。定期眼科随访，监测左眼的视力变化，以预防左眼视力受到影响。应多吃对视力好的食物（如胡萝卜等），日常饮食注意营养均衡，多吃富含维生素的食物。

△ 风险管理

（1）避免误吸，指导患儿进食时端坐或身体前倾 60°，让患儿尽量自主进食。选择容易咀嚼、易消化的食物。

（2）有血栓形成的风险，如无禁忌证，抬高左侧上肢和下肢，穿刺时避开左侧肢体，以免损伤血管内膜。尽可能多下床活动，做屈髋、屈膝和踝泵运动，必要时使用弹力袜或使用间歇充气加压装置。

（3）有姿势异常、骨骼畸形的风险，根据患儿情况定制个体化康复计划，给予抗痉挛体位摆放。指导患儿正确使用助行器，促进正常步态和姿势的恢复，当异常姿势出现时，指导患儿正确使用矫形器，以纠正异常姿势，促进正常姿势发育。

（4）有颅内出血、脑脊液鼻漏的风险，嘱患儿不要剧烈运动，以免引发脑脊液鼻漏和颅内出血。保持大便通畅，预防便秘，让患儿多吃含纤维素、维生素的食物，要喝足够量的水，多下床活动增加肠蠕动，大便时不要剧烈用力。

（5）有继发性癫痫的风险，癫痫发作时头偏向一侧，松开衣服防止舌咬伤，应保持呼吸道通畅并及时清除分泌物。床边备好吸氧、吸痰、抢救装置，使其处于备用状态。不要用力按压患儿，保护好患儿，避免二次伤害。遵医嘱用抗癫痫药物。

△ 心理护理

对于家长：向家属介绍疾病相关知识，使其了解疾病治疗过程，预后等。鼓励患儿及家属主动参与康复整个过程，树立康复的信心。合理接受患儿部分残疾，降低康复要求，明确康复目的是最大程度回归社会，提高生存质量，而不是执着于完全康复。利用叙事护理等方法进行心理指导。

对于患儿：患儿入院后，面对陌生的人及环境，易产生恐惧、焦虑、紧张的负性情绪，护理人员应安抚患儿情绪，并做到与患儿家属保持沟通，了解患儿情况，解除家属对于医护人员的不信任感。鼓励患儿提出内心所忧虑的事情，并耐心解释。给患儿更多的爱和关心。

△ 延续护理

（1）构建规范化的回访登记本，对患儿年龄、姓名、性别、家庭住址、入院时间、出院时间和肢体功能恢复具体状况及药物使用剂量与名称等相关信息进行登记。

（2）健康宣传教育，以理论知识讲授为重点，以操作护理方法为辅助，使患儿家属全面了解患儿日常生活的注意要点及康复训练的具体方法。

（3）康复训练，指导家属对患儿坐姿及站姿进行锻炼。

（4）饮食指导，护理工作人员要对患儿家属进行必要的指导，让患儿尽量多摄入富含热量与蛋白质且容易消化的食物，若患儿的吞咽功能未恢复正常，在饮食方面则需从容易消化的软食过渡至正常的软食。

↗ 小结

本次案例护理的对象为一位车祸术后出现运动障碍的患儿，该患儿运动、日常生活能力等明显落后，如何促进功能康复，提高生活质量是护理重点。通过采取个性化的康复护理、风险管理、安全管理、心理护理等，患儿情况较入院有明显改善，后期还需要通过延续护理关注患儿康复情况，使之能够早日回归社会。

↗ 参考文献

［1］钱晶晶，刘晟，唐胜华. 核心稳定性训练结合家庭姿势管理在痉挛型脑性瘫痪儿童康复中的应用［J］. 湖北科技学院学报（医学版），2024，38（02）：172-175.

［2］车凤凤，佟南，郝凤骄，等. 姿势管理，改善脑性瘫痪患儿运动功能［J］. 东方养生，2022（09）：114-115.

［3］杨俊芬. 关于小儿重症病毒性脑炎的康复护理对策及效果评价［J］. 国际医药卫生导报，2018，24（6）：802-804.

［4］夏丽娜. 预见性护理干预对重症监护室鼻饲患儿住院时间和并发症的影响［J］. 中国医药指南，2022，（1）：177-180.

［5］兰芳. 心理护理干预对脑性瘫痪儿童康复训练的效果观察［J］. 实用临床护理学电子杂志，2019，4（04）：65-69.

［6］贾晓晶. 以家庭为中心的延续护理在小儿脑性瘫痪康复护理中的效果［J］. 中国医药指南，2022，20（13）：182-184.

▮邵秋岚

案例 45
慢性意识障碍 1

⬈ 案例介绍

患儿男性，1 岁 8 个月。

入院日期：2024-06-03 08：48。

主诉：车祸外伤后意识障碍 1 年 1 个月余。

现病史：患儿 1 年 1 个月余前因车祸导致头部被撞击后出现意识丧失、四肢不自主抖动，至当地人民医院就诊。头颅 CT 检查示"颅内多发脑挫裂伤、创伤性蛛网膜下隙出血、右侧颞骨顶骨骨折"，给予积极抢救治疗（具体不详），后因反复抽搐、持续高热、呼吸急促转至外院 PICU 给予抗炎、抗癫痫、营养支持等综合治疗 27 天，生命体征稳定后于当院神经外科 ICU 行"脑出血外引流术"，脑组织膨起欠佳，后又在当地人民医院分别行"左侧大脑颞肌颞浅动脉贴敷术"及"脑外积水脑室腹腔分流术"，期间积极给予营养神经、补充营养、高压氧等治疗。患儿 1 岁 2 个月时因意识障碍、吞咽功能障碍、点头样拍动成串发作，遂来就诊，门诊以"脑外伤后遗症"为诊断收入院，给予昏迷促醒、营养支持，运动疗法、物理因子治疗、抗癫痫治疗 6 个疗程，营养增加，异常哭闹缓解，睡眠好转，四肢肌张力降低。现患儿 1 岁 8 个月因意识障碍、吞咽功能障碍、点头样抽动成串发作，遂来复诊，门诊以"①慢性意识障碍；②难治性癫痫"为诊断收入院。近日来精神欠佳，鼻胃管鼻饲喂养，睡眠尚可，大小便正常。

既往史：发病前体质可，无肝炎、结核等传染病史，有手术史。2023-05-12 于外院行"脑出血外引流术"，2023-06-10 于当地人民医院行"左侧大脑颞浅动脉贴敷术"，2023-10-14 于当地人民医院行"脑外积水脑室腹腔分流术"，有外伤史，2023-04-15 因车祸受外伤，有输血史，具体不详。预防接种车祸前按计划接种，车祸后未再接种。

个人史：母孕期无接触史，母孕期无并发症，无感染史，母孕期无用药史。患儿为第 1 胎第 1 产，足月，因"个人原因"行剖宫产，羊水未见明显异常，胎位未见明显异常，脐带绕颈 1 周，胎盘未见明显异常，出生体重 3 600 g。生后至车祸前母乳喂养；现鼻胃管鼻饲喂养。

家族史：患儿出生时父亲 26 岁，母亲 27 岁，均身体健康，非近亲结婚。否认家族中有遗传病史、传染病史及类似疾病史。

↗ 查体

体格检查：T 37℃，P 118 次 / 分，R 24 次 / 分，Wt 10.5 kg。体格发育正常，营养良好，精神可。植物状态，可自主睁眼，双眼无明确追视，对视觉惊吓无反应，对声音惊吓有眨眼反应，对声音无法定位，对伤害性刺激无法定位，可出现回撤性屈曲。叫名无反应，不认人，无模仿认知能力，无言语理解及表达能力，仅可无意识发音。可经口喂养糊状物，吞咽启动慢，咽反射亢进。对触觉敏感，接触其身体部位易激惹，四肢无不自主运动，头背屈，俯卧位不抬头，不会翻身，无法维持坐位，平衡无，双下肢不支撑，四肢肌张力增高，双前臂内旋，拇指内收，双手握拳，双侧踝阵挛阳性，双侧膝腱反射亢进，双侧 Babinski 征阳性。

↗ 护理评估

（1）了解患儿出现慢性意识障碍的病因。

（2）询问发病的时间、经过、病情进展情况及治疗经过。

（3）意识状态评估：①运用格拉斯哥昏迷评分（GCS）或儿童昏迷评

分（PCS）等工具，评估患儿的意识水平，包括睁眼反应、语言反应和运动反应等方面；②观察患儿对刺激的反应，如疼痛刺激、声音刺激、光刺激等，判断意识障碍的程度（浅昏迷、中昏迷、深昏迷）。

（4）生命体征监测：定时测量体温、脉搏、呼吸、血压，观察生命体征的变化，了解患儿的病情稳定性。注意有无体温过高或过低、脉搏快慢不齐、呼吸节律和深度异常、血压波动等情况。

（5）神经系统检查：观察瞳孔的大小、形状、对光反射情况，了解有无瞳孔散大、缩小、不等大等异常；检查肢体的肌力、肌张力、感觉功能、反射活动等，判断神经系统受损的程度和范围；观察有无抽搐、震颤、不自主运动等异常表现。

（6）营养状况评估：测量患儿的体重、身高、计算体重指数（BMI），评估营养状况；观察患儿的皮肤弹性、皮下脂肪厚度、肌肉萎缩程度等；检查有无贫血、低蛋白血症等营养不良的相关指标。

（7）皮肤完整性评估：检查患儿全身皮肤，尤其是受压部位（如骶尾部、足跟、肘部等），观察有无压疮、皮肤破损、湿疹等情况；评估皮肤的清洁度、干燥程度和温度。

（8）心理社会状况：了解患儿家长的心理状态，如焦虑、抑郁、恐惧、无助等，评估家长对患儿病情的认知和接受程度；评估家庭的经济状况、社会支持系统，了解家庭对患儿护理和治疗的承受能力和支持程度。

↗ 护理诊断

（1）意识障碍：与脑部损伤或疾病导致大脑功能受损有关。

（2）营养失调：低于机体需要量，与意识障碍导致吞咽困难、进食障碍、机体代谢率增加等有关。

（3）有皮肤完整性受损的危险：与意识障碍导致长期卧床、肢体活动受限、局部皮肤受压、营养不良等有关。

（4）清理呼吸道无效：与意识障碍导致咳嗽反射减弱、吞咽反射消失、呼吸道分泌物排出困难等有关。

（5）有感染的危险：与意识障碍导致机体免疫力下降、侵入性操作（如气管插管、导尿等）、长期卧床等有关。

（6）有废用综合征的危险：与意识障碍导致肢体活动受限、长期卧床、肌肉萎缩、关节僵硬等有关。

（7）照顾者角色紧张：与患儿病情严重、长期照顾负担重、对疾病预后的担忧等有关。

↗ 护理

△ 治疗护理

（1）遵医嘱给予迷走神经电刺激促进意识恢复、控制癫痫发作，给予运动疗法提高肌力，给予普通其他推拿降低肌张力，给予神经调控促进意识恢复，给予吞咽功能障碍训练等改善吞咽功能；继续给予丙戊酸钠口服液、托吡酯片、左乙拉西坦口服液、吡仑帕奈片控制癫痫发作。

（2）多感官刺激。①躯体感觉刺激：引导家长对患儿进行日常生活行为训练，如梳头、洗脸等，逐渐建立固定、熟悉的日常生活模式，输入对日常生活中物品与环境的感知觉，并进行反复、连续性、融入日常生活中的实践，最终达到加速恢复感知能力的目的；②听觉刺激：让家长轻轻呼唤患儿的名字，给患儿讲熟悉的故事，与患儿交谈 4~6 次 / 天，播放患儿喜欢的音乐和熟悉的歌曲，每次 30 min，4~6 次 / 天；③视觉刺激：将旋转彩灯置于室内，不断地变换颜色，每次 10~30 min，4~6 次 / 天。用彩色的布条包裹手电筒发光端，反复照射患儿眼部，每次 10 下，4~6 次 / 天；④嗅觉味觉刺激：将刺激性较强或较香的物品放在患儿的鼻孔前刺激患儿的嗅觉，每次 10 下，每下持续 1~2 min，4~6 次 / 天，选用酸、甜、苦、辣等不同味道的食品放在患儿的舌尖上，刺激味觉，每次 10 下，每下持续 30 s，4~6 次 / 天；⑤冷刺激：使用冰棉棒对患儿的咽部进行冷刺激，强化患儿的吞咽反射；⑥疼痛刺激：在鱼腰、神庭、百会、四神聪、太阳穴、人中、三阴交、涌泉、内关等穴位以一定的力度按压，每个部位 40~50 下，每下持续 30 s，1 次/天；⑦抚摸刺激：用毛巾将患儿的手掌包住，握住患儿的手腕，让患儿抚摸自己的脸、脖子和一侧手臂等部位，每个部位 8~10 下，4~6 次/天。在较为安全的环境下，让家长对患儿进行头面部、手掌、胸口等体表抚摸或者被动的关节活动，并结合适当的鼓励和抚慰，每次持续 10 min。

（3）肢体功能恢复：保持良好的肢体位置，做好早期康复护理，进行坐位、头控训练及吞咽器官基础训练；评估患儿肌力恢复能力，根据病情在床上被动活动，强度适中，循序渐进；评估患儿肌张力情况，实施按摩措施，按摩手法要轻，以降低神经肌肉兴奋性。

（4）吞咽障碍护理：因患儿意识障碍无法完成配合，因此吞咽训练以被动训练为主。对患儿下颌骨、双侧面颊部、唇周进行按摩，使用改良的振动棒摩擦口腔内颊部、舌部或面部，改善面部肌张力，使用冰棉棒在患儿口腔黏膜、腭弓及咽后壁等部位进行摩挲接触，刺激吞咽反射功能；使用吸舌器吸住患儿舌头，进行不同方向的牵拉运动，锻炼舌肌力量。

（5）保持呼吸道通畅，严密监测并记录生命体征及意识瞳孔变化；保持室内空气新鲜，每日通风 2 次，每次 15~20 min，保持室温在 18~22℃，湿度在 50%~60%；定期检查并协助患儿摆好舒适的体位，协助患儿翻身拍背和体位排痰，及时清除口鼻分泌物和吸痰。

（6）皮肤护理：建立翻身卡，每 2 小时翻身 1 次并记录，卧气垫床或按摩床；保持床单整洁、干燥，减少对皮肤的机械性刺激，保持肢体功能位，定时翻身、拍背，按摩骨突受压处；大小便后及时清洁，保持外阴部皮肤清洁干燥。

△ 观察护理

（1）意识状态：密切观察意识水平的变化，如昏迷程度是否加深或减轻。

（2）生命体征：包括体温、心率、呼吸、血压等，及时发现异常波动。

（3）瞳孔变化：观察瞳孔大小、形状、对光反射情况。

（4）肢体活动：注意有无自主运动、肢体强直或抽搐等。

（5）皮肤状况：检查皮肤有无压疮、破损、感染等。

△ 饮食护理

给予易消化吸收、含维生素、高蛋白质饮食，补充足够的水分，每日至少评估1次患儿摄食量，能量与蛋白摄入量每日在总需求量的50%~70%时，应提供口服营养补充作为额外的营养补充，并动态观察营养指标变化（身高、体重、BMI、肱三头肌皮褶厚度等）；加强口腔护理，口腔护理2~3次/天；每日评估皮肤的色泽及弹性；定期检测血糖、白蛋白、电解质、血红蛋白等指标。

△ 心理护理

同案例28。

△ 健康教育

（1）讲解意识障碍的相关知识，包括可能的原因、发展过程、预后情况等，让家长对病情有更清晰的认识。

（2）告知家长日常护理的要点，如正确的翻身方法、皮肤护理技巧、如何观察患儿的细微变化等。

（3）强调营养支持的重要性，指导家长合理安排患儿的饮食。

（4）指导家长如何配合康复训练，包括简单的肢体活动等。

（5）让家长了解可能出现的并发症及应对措施。

（6）讲解一些家庭安全注意事项，如防止患儿意外受伤等。

↗ 小结

在护理慢性意识障碍患儿时，需密切观察其意识状态、生命体征、瞳孔及肢体活动等变化。精心做好体位护理以预防压疮，确保气道通畅并及时清理分泌物。给予合理的营养支持，维持患儿的营养需求。重视口腔及大小便护理，保持清洁。在适当时候进行康复训练，促进功能恢复。营造安静舒适安全的环境，同时关注患儿家长的心理状态，给予他们支持与安慰。通过耐心细致的护理，尽量提高患儿的生存质量，为其康复创造良好条件，也让家长能更好地配合护理工作和应对患儿的状况。

📈 参考文献

［1］张皓，凌锋. 慢性意识障碍康复中国专家共识［J］. 中国康复理论与实践，2023，29（02）：125–139.

［2］杨艺，谢秋幼，何江弘，等. 《慢性意识障碍诊断与治疗中国专家共识》解读［J］. 临床神经外科杂志，2020，17（06）：601–604+610.

［3］中国吞咽障碍康复评估与治疗专家共识组. 中国吞咽障碍评估与治疗专家共识（2017 年版）第二部分 治疗与康复管理篇［J］. 中华物理医学与康复杂志，2018，40（1）：10.

▎许　令

案例 46
慢性意识障碍 2

↗ 案例介绍

患儿男性，9 岁。

入院日期：2024-08-20。

主诉：发热、抽搐后意识障碍 7 个月 13 天。

现病史：7 个月 13 天（2024-01-07）前发热、抽搐后出现意识丧失，当地医院给予气管插管辅助通气、镇静、抗感染等治疗，抽搐控制，意识未恢复，急诊转至外院 PICU 按"急性脑病、癫痫持续状态、呼吸衰竭、脓毒血症"等给予气管插管辅助呼吸、无创呼吸机辅助呼吸、抗感染、托珠单抗抗炎、镇静止抽、脏器保护、雾化吸入等治疗，病情稳定后转至当地区院康复科，给予音乐疗法、关节松动、吞咽功能训练等综合康复 40 天，刺激下可睁眼。2024-03-19 转至外院康复科按"昏迷、癫痫性意识障碍、急性脑病综合征、Dravet 综合征"等给予患儿头皮针、微针、呼吸训练、关节松动训练、吞咽功能训练、物理因子治疗、中医药治疗等综合康复 3 个疗程，吞咽功能改善，可自主睁眼。现患儿仅能自主睁眼，不能追视、追听，肌张力障碍，遂来就诊，门诊以"慢性意识障碍"为诊断收入院。近日来精神差，仅可进流食，睡眠尚可，大小便正常。

既往史：平素体质差，易呼吸道感染；患儿 7 个月时因"发热伴抽搐"至当地医院就诊，完善相关检查明确诊断为"癫痫"，规律服药及复诊，仍有间断发作，后于多家医院就诊调整药物，控制无发作约半年至发热、抽搐后意识丧失。患儿 1 岁 3 个月时因"不会独走、双下肢肌力差"于外院康复治疗 3 个月，独走稳定后出院；患儿 4 岁时因言语发育迟缓于外院综合康复 3 年余，言语表达能力提升。无肝炎、结核等传染病史，无手术史，无外伤史，无输血史。预防接种按计划免疫进行。

个人史：患儿为第 3 胎第 3 产，足月剖宫产出生，出生体重 3.05 kg，出生后轻度黄疸，未特殊治疗，母孕期无有毒有害物质接触史；母孕期无合并症；无感染史；母孕期无用药史；3 个月会抬头，6 个月会坐，1 岁 7 个月会独走，发病前智力语言发育均落后于同龄儿。现进流食。

家族史：患儿父母均身体健康，非近亲结婚。有 2 个姐姐，分别约 14 岁、11 岁，均体健。否认家族中有遗传病史、传染病史及类似疾病史。

↗ 查体

体格检查：T 36.6℃，P 82 次 / 分，R 22 次 / 分，BP 98/64 mmHg，Wt 25 kg。体格发育正常，营养中等，植物状态，精神差。可自主睁眼，双眼无明确追视，对视觉惊吓偶有反应，对声音惊吓有眨眼反应，对声音无法定位，对伤害性刺激无法定位。叫名无反应，不认人，无模仿认知能力，无言语理解及表达能力，偶可无意识发音。吞咽启动缓慢，仅可进流食。对触觉敏感，接触其身体部位易激惹，激惹紧张时四肢肌张力增高明显，头颈后伸，角弓反张，肢体硬性伸展，伴有扭转，放松或睡眠时上述症状可减轻，头控欠佳，俯卧位可短时抬头 60°，不会翻身，无法维持坐位及立位，四肢肌张力高，双肘关节轻度屈曲，轻度握拳，拇指内收，双侧尖足内翻（右侧著），左侧足背屈角快角、慢角均 0°、慢角 0°，右侧足背屈角快角、慢角均 45°，双侧膝腱反射亢进（右侧著），双侧 Babinski 征阳性（右侧著）。

↗ 护理

△ 治疗护理

1. 饮食调理

治疗期间，建议饮食清淡，不要吃辛辣刺激性的食物，如辣椒、大蒜等。同时，患儿可以适当吃营养丰富的食物，如鸡蛋、牛奶、瘦肉、鱼肉等。

2. 适当活动

如果患儿的生命体征稳定且神志清醒，可以帮助患儿主动活动和抬高肢体。另外，定时给患儿翻身、拍背和按摩。

3. 注意卫生

建议保持患儿的床单整洁干净，做好大小便护理，保持皮肤的清洁干燥，注意口腔卫生。

4. 避免受伤

如果患儿长期卧床，可以视患病情况增加保护性床栏，也可使用卧式气垫床。此外，如果患儿肢端发凉，可以用热水袋保温，但要注意避免烫伤。

5. 保持呼吸通畅

建议及时清除患儿口鼻处的分泌物，保持呼吸道通畅。必要时，可以给患儿插管并吸出分泌物。

△ 观察护理

（1）意识状态：密切观察意识水平的变化，如昏迷程度是否加深或减轻。

（2）生命体征：包括体温、心率、呼吸、血压等，及时发现异常波动。

（3）瞳孔变化：观察瞳孔大小、形状、对光反射情况。

（4）肢体活动：注意有无自主运动、肢体强直或抽搐等。

（5）皮肤状况：检查皮肤有无压疮、破损、感染等。

△ 饮食护理

给予易消化吸收、含维生素、高蛋白质饮食，补充足够的水分，每日至少评估 1 次患儿摄食量，能量与蛋白摄入量每日在总需求量的 50%~70% 时，应提供口服营养补充作为额外的营养补充，并动态观察营养指标变化（身高、体重、BMI、肱三头肌皮褶厚度等）；加强口腔护理，2~3 次/天；每日评估皮肤的色泽及弹性；定期检测血糖、白蛋白、电解质、血红蛋白等指标。

△ 心理护理

护理人员应保持自身良好形象与患儿接触，注意应目露慈光，时刻保持微笑，给患儿带来舒适感及亲切感，消除患儿对陌生人及陌生环境的不信任感及抗拒感，通过动作及语言对患儿进行鼓励，并且可通过牵手、拥抱等肢体语言提供患儿心理支持及关爱。此外，护理人员应及时疏导家长的抑郁、消极等负面情绪，告知家长该疾病成功治疗的案例，使其保持乐观积极心态，树立治疗信心。

△ 健康教育

1. 正确认识病情

健康宣教可以帮助患儿家属正确认识慢性意识障碍患儿的病情。由于患儿处于长期昏迷状态，家属可能感到无助、焦虑和绝望，容易产生负面情绪。通过宣教，可以帮助家属了解疾病的发生、发展过程，为患儿家属提供心理支持，正确看待患儿的现状和康复可能性，调整心态，积极面对治疗。

2. 采用多样化宣教方式

可以通过多样化的宣教方式向患儿家属进行健康宣教，如制作康复宣教视频、宣教手册、定期给患儿家属开展线下健康宣教等活动，为患儿家属讲解疾病的发生、发展及康复过程应注意的事项，示范护理及康复操作要点，解答患儿家属的疑问和困惑。

3. 指导护理措施

健康宣教可以指导患儿家属在康复过程中采取正确的护理措施。由于患儿长期卧床，可能导致肺部感染、压疮、肌肉萎缩等并发症。通过健康宣教，可以指导家属采取正确的护理措施，如定时翻身、按摩、呼吸功能锻炼等，从而提高患儿的康复效果。

↗ 小结

慢性意识障碍是指各种严重脑损伤后患儿长期存在的意识障碍状态，主要包括植物状态和微意识状态。这些患儿虽然有觉醒但意识水平降低，不能进行有意义的交流或遵嘱活动。慢性意识障碍的主要原因是大脑皮层和脑干的严重损伤，这些损伤可能由脑外伤、脑卒中、脑炎、溺水、心脏骤停等引起。总之，预防慢性意识障碍的发生需要从多个方面入手，包括遵守交通规则、预防脑卒中、预防溺水、预防其他意外事件、健康饮食和定期体检等。同时，也需要加强宣传教育，提高公众的预防意识，减少慢性意识障碍的发生风险。

↗ 参考文献

［1］张婧，韩亮，洪黎. 标准化前庭刺激应用于病毒性脑炎合并慢性意识障碍患儿的效果［J］. 中国疗养医学，2024，3（6）：20-23.

▎杨留林

案例 47
发育指标延迟

↗ 案例介绍

患儿男性，3 个月 24 天。

入院日期：2024-07-13 09：30。

主诉：出生至今 3 个月 24 天控头欠佳。

现病史：患儿为第 5 胎第 2 产，试管婴儿，母孕 38^{+1} 周，剖宫产，羊水未见明显异常，胎位未见明显异常，脐带未见明显异常，胎盘未见明显异常，出生体重 3 300 g，出生后哭声可，无出生后青紫窒息史、出生后苍白窒息史，Apgar 评分不详。生后黄疸时间长（2 个月余），给予口服药物对症治疗。早期有易惊、打挺等异常表现。患儿 3 月龄时因头后仰，控头欠佳，从儿科转至本科行康复治疗，治疗 1 个疗程后头背屈症状减轻，控头较前稳，追视追听较前灵敏。现患儿 3 个月 24 天竖头不稳，四肢力弱，遂来就诊，门诊以"发育指标延迟"为诊断收入院。近日来精神可，饮食可，睡眠可，大小便正常。

既往史：平素体质可；无肝炎、结核等传染病史，无手术史，无外伤史，无输血史。预防接种卡介苗 1 次，乙肝疫苗 1 次。

个人史：母孕期无接触史，母孕期无并发症，无感染史，母孕期无用药史，生后至今混合喂养。

家族史：患儿出生时父亲 38 岁，母亲 35 岁，均身体健康，非近亲结婚。有 1 个姐姐约 6 岁，有高热惊厥史，现发育迟缓。否认家族中有遗传病史、传染病史及类似疾病史。

↗ 查体

体格检查：T 36.2℃，P 132 次 / 分，R 34 次 / 分，Wt 7.2 kg。体格发育正常，营养良好，神志清晰，精神可。患儿反应稍迟，可注视、追视，对声音有寻声反应，认母不明确，易逗笑，偶能笑出声。控头欠佳，竖立位可短暂控头，俯卧位可短暂肘支撑，仰卧位拉起头与躯干呈一条直线。会吃手，看手少，喂奶时双手可触摸奶瓶，不能稳固抓握。坐位全前倾。扶站时下肢支撑力欠佳，可短暂支撑数秒，四肢力弱，肌张力无明显异常，腱反射可引出。

↗ 护理评估

（1）健康史：了解患儿家族中是否有类似疾病，询问就诊者的生产史，详细了解是否有脑瘫高风险病史，包括孕前期的高风险因素、孕期高风险因素、产后高风险因素，询问患儿的饮食及大小便情况，是否有食物、药物过敏等基本资料。

（2）体格检查：测量患儿生命体征，评估患儿精神状态、四肢活动情况、肌张力、肌力和是否出现病理反射等。

（3）心理评定：评估家长对该疾病的了解程度、护理知识的掌握程度、心理状况、焦虑程度，以及是否能积极配合治疗。

↗ 护理诊断

（1）运动障碍：与姿势异常及运动发育落后有关。

（2）认知 / 感知异常：与发育落后有关。

（3）焦虑：与家长担心疾病预后有关。

↗ 护理

△ 治疗护理

由专业的康复治疗师根据患儿的具体情况制定个性化的康复训练计划，

包括物理治疗、作业治疗、语言治疗和认知训练等。

运动障碍护理如下：

（1）运动训练。①粗大运动：根据小儿正常的发育顺序和就诊者具体的姿势水平、反射情况及肌张力水平开展干预。具体流程：抬头、支撑、翻身、坐、爬、跪、站、走；②精细运动：多感官刺激引导下的精细运动功能，主要为手眼协调和双手协调训练。如伸手、抓握、释放、传递等。

（2）功能训练。从简单到复杂、从被动到主动，促进肌肉、关节活动和改善肌张力和肌力，观察症状改善情况，及时调整康复训练计划。①体能运动训练：针对运动障碍和异常姿势进行训练；②技能训练：根据就诊者年龄制订各种功能训练计划，并选择适当的康复方法。

（3）感知觉训练。提供具有视、听、触丰富刺激的环境，获取周围环境的信息并适应环境，增强感受性和观察力。如颜色丰富的色卡、不同类型的音乐及不同手感的玩具和不同温度的物体。

△ 观察护理

（1）定期采用标准化的评估工具，如丹佛发育筛查测验（DDST）、贝利婴幼儿发展量表等，对患儿进行全面的发育评估，包括大运动、精细动作、语言、社交和认知等方面。

（2）详细记录患儿的发育数据，如身高、体重、头围等生长指标，以及各项发育技能的掌握情况，建立动态的发育档案。

（3）密切观察患儿的日常行为表现、情绪变化和学习能力，及时发现新出现的问题。

（4）密切观察患儿的生命体征及大小便情况。

△ 生活护理

（1）依据患儿的年龄、体重、身体状况和饮食偏好，制定个性化的营养计划，确保摄入充足的蛋白质、碳水化合物、脂肪、维生素和矿物质。

（2）帮助患儿建立规律的作息时间，保证每天有充足的睡眠时间，有利于大脑和身体的发育和恢复。创造安静、舒适、黑暗且温度适宜的睡眠环境，避免睡前过度兴奋或刺激。培养良好的睡眠习惯，如固定的睡前仪式、舒适的睡眠姿势等。

（3）预防感染：①加强患儿的个人卫生护理，教导其正确的洗手方法，保持口腔、皮肤和会阴部的清洁；②定期对患儿的生活用品和居住环境进行清洁和消毒，保持室内空气流通；③根据季节和气候的变化，及时为患儿增减衣物，避免着凉或过热；④避免带患儿去人员密集、通风不良的场所，减少感染的机会。

△ 心理护理

（1）对家长进行心理支持和疏导，减轻他们的心理压力和焦虑情绪，使家长能够以积极的心态陪伴患儿成长。

（2）为家长提供详细的护理指导和培训，包括康复训练方法、日常护理技巧、营养搭配等方面的知识，使家长能够在家庭中持续为患儿提供有效的护理。

（3）鼓励家长积极参与患儿的治疗和康复过程，加强亲子互动和情感交流，营造温馨、和谐的家庭氛围。

（4）建立家庭与医疗团队之间的良好沟通机制，及时反馈患儿的进展和问题，共同调整护理方案。

△ 健康教育

（1）安全教育：保证环境安全，增强家属安全防范意识，避免不良事件发生。

（2）康复指导：借助多媒体将科学、全面的疾病相关知识传输给就诊者家属，帮助家属掌握相应照护技能，促进就诊者康复；帮助家属形成正确的认知期待，减轻其焦虑、抑郁等消极情绪。

（3）制定康复计划：帮助家属制订切实可行的康复计划，提高患儿的生活质量。

↗ 小结

发育指标延迟是指儿童在生长发育过程中，某些方面的发育速度未能达到相应年龄阶段的正常水平。这可能涉及运动、语言、认知、社交等多个领域，对儿童的身心健康和未来发展产生重要影响。进行及时、有效的护理干预对于促进患儿的发育和康复至关重要。对发育指标延迟患儿的护理是一个综合性、长期性的过程，需要医护人员、家长和社会的共同努力。通过科学的评估与监测、合理的营养支持、有效的康复训练、贴心的心理护理、积极的家庭支持、良好的睡眠管理、严格的预防感染措施和定期的随访，能够为患儿创造良好的康复条件，最大程度地促进其发育，提高生活质量，为他们的未来发展奠定坚实的基础。

↗ 参考文献

［1］唐久来，王宝田，李晓捷. 脑性瘫痪早期诊断和脑性瘫痪高风险儿诊断及早期干预进展［J］. 中华实用儿科临床杂志，2018，33（15）：1121-1125.

［2］陈美慧，李晓捷，汤敬华，等. 多感官刺激治疗对全面性发育迟缓婴幼儿运动功能的疗效［J］. 中国儿童保健杂志，2020，28（11）：1197-1200.

［3］袁俊英，朱登纳. 小儿脑性瘫痪的家庭康复［M］. 中国人口出版社，2018：58-74.

［4］徐秀，邹小兵，柯晓燕，等. 孤独症谱系障碍婴幼儿家庭实施早期干预专家共识［J］. 中国循证儿科杂志，2021，16（5）：321-331.

▎许　令

案例 48
注意力缺陷多动障碍

↗ 案例介绍

患儿男性，6 岁 1 个月。

主诉：出生至今 6 岁 1 个月注意力障碍。

现病史：患儿为第 1 胎第 1 产，母孕 37 周，因"羊水少"行剖宫产，胎位未见明显异常，脐带绕颈 1 周，胎盘未见明显异常，出生体重3 000 g，出生后哭声可，无出生后青紫窒息史及苍白窒息史，Apgar 评分不详。黄疸明显，蓝光照射 7 天。4 岁大时因发育落后于外院治疗 2 年余，进步不明显，略退步。早期有易惊，手握拳，拇指内收，异常哭闹，全身松软等异常表现。现患儿 6 岁 1 个月注意力障碍、与周围人互动差，遂来就诊，门诊以"注意缺陷与多动障碍，学习困难"为诊断收入院。近日来精神可，饮食可，睡眠可，大小便正常。

既往史：平素体质可；无肝炎、结核等传染病史，无手术史，无外伤史，无输血史。预防接种按计划免疫进行。

个人史：母孕期无异常接触史，母孕期无并发症，母孕 3 个月有感染史，母孕期无用药史；出生后至 15 个月母乳喂养；现普食。

家族史：患儿出生时父亲 23 岁，母亲 23 岁，均身体健康，非近亲结婚。否认家族中有遗传病史、传染病史及类似疾病史。

↗ 查体

体格检查：T 36.1 ℃，P 84 次 / 分，R 20 次 / 分，BP 106/63 mmHg，Wt

26 kg。体格发育正常，营养良好，神志清晰，精神可。

专科检查：意识清醒，反应迟钝，表情单一，叫名反应迟，注意力不集中，对周围事物不感兴趣，多动任性，胆小，易烦躁。异常行为，喜欢拍打头，刻板行为，强迫行为明显，不攻击别人，认识家庭成员但亲近感差，认知模仿能力较同龄儿落后，可认识常见的简单物品、可识别五官，可执行简单指令，会按指令再见、拍手。会模仿写自己名字，吞咽可，无流涎，语言落后，会说 7~8 字的句子，单句尚可，发音不清晰，不会用语言表达自己的意愿、完成简单的对话，不会说完整的句子，会数 20 以内的数字，喜自言自语。集体活动参与欠佳，与家长互动少，精细动作欠佳。1 岁 1 个月会独走，单足跳跃，步态正常，偶尔摔倒，会爬楼梯，喜欢玩车，可分清颜色及图形，刻板行为存在，腱反射可引出。入院后完善头颅 MRI、基因检测未见明显异常。根据患儿病情，给予引导式教育训练、感觉统合治疗、作业疗法、言语训练、计算机言语疾病矫治、冲动行为干预、认知知觉功能障碍训练、沙盘治疗提高言语、认知及智能发育。

↗ 护理评估

（1）询问病史。

（2）访谈儿童及家长。

（3）幼儿园数据。

（4）辅助检查。

（5）精神神经检查。

（6）心理评定。

↗ 护理诊断

1. 社交障碍

社交障碍与情绪冲动和疾病本身有关。

2. 适应能力障碍

适应能力障碍与疾病本身有关。

↗ 护理

△ 治疗护理

1. 行矫正疗法

（1）正性强化法：通过表扬、赞许、奖赏等方式使小儿良好的行为得以持续。应用此方法前先确定要求小儿应改变的靶行为（不良行为）和需建立的适宜行为。当患儿出现这种良好行为时立即给予正性强化，使患儿感到欣快和满足，如带患儿进入公共场所之前要告诉小儿不该出现哪些不良行为和应遵守的行为规则。当出现不良行为前兆时应立即予以制止，对规范的行为立即给予赞许、表扬和奖励。

（2）消退法：治疗前需确定何种因素对患儿不良行为起着强化作用，再对其进行消退，如老师对小儿上课时坐不住、不停扭动身体的行为过于关注，就会使这一行为动作得以加强，出现次数增多。在不影响训练的情况下，如老师予以漠视，久之因失去关注而得不到巩固就会逐渐消失。

（3）处罚法：有助于减少或消除患儿的不良行为。但对于患儿的不良行为要避免开始就进行严厉的处罚，要坚持先鼓励后处罚的原则。处罚可采用暂时隔离法，使其明白行为的不适宜性，轻微处罚应与鼓励相结合。

2. 感觉统合训练

针对患儿的感觉统合失调，给予一些感统游戏训练。

（1）触觉与身体的协调训练：仰卧大笼球、倾斜垫上滚动。

（2）前庭感觉训练：平衡态平躺训练、平衡态跪坐或静坐摇晃训练、平衡态互相扶持训练、平衡态站立摇动训练、坐在旋转浴盆中的训练、空中升降机训练等。

（3）滑板训练：大滑板的手眼协调训练、滑板过河训练等。

3. 认知训练

主要训练该患儿的自我控制、自我制导、多加思考和解决问题的能力。训练目的在于让患儿养成"三思而后行"及在活动中养成"停下来，看一看，听一听，想一想"的习惯，加强自我调节。通过语言的自我指导、自我奖赏和自我表扬的方法，改善和矫正患儿行为问题。

4. 注意力训练

通过不同类型的训练游戏，提高患儿的注意力水平和控制能力，如数字消消乐、找不同、动物接龙、颜色切换挑战、形状迷宫、记忆矩阵、找出隐藏物体等。

5. 特殊教育项目

目的是要解决患儿在学校较易发生的沮丧和缺少学习动机问题。特殊教育并不是给患儿贴上落后或学习迟滞的标签，而是使其教育环境和方法适于患儿；合并用一些药物，促使患儿在学业中发掘自己的潜力，帮助他们提高学习成绩，使其学业水平与其智力水平保持一致。

6. 疏泄疗法

让患儿将不满情绪或对事物的不满全讲出来，对的加以肯定，错的加以指导纠正，使患儿心情舒畅，能同大人融洽相处和相互合作。利用适当机会让患儿多做户外活动，使部分旺盛精力宣泄出来，再回到课堂或做作业就会安静许多。动员患儿家长共同参与患儿行为指导，对患儿适宜的行为给予口头鼓励和实物奖励，对不适宜的行为加以惩罚，促使患儿纠正不良行为，长期坚持，强化行为矫正效果。

△ 观察护理

（1）观察患儿的情绪、注意力和自我控制能力改善情况。

（2）患儿的社交和适应能力能力改善情况。

（3）了解患儿在家庭中的表现，以及学习困难改善情况。

△ 心理护理

（1）理解与接纳：充分理解患儿并非故意调皮捣蛋，而是受疾病影响。接纳他们的行为表现，让患儿感受到被尊重和关爱。

（2）建立信任关系：以耐心、温和的态度与患儿交流，倾听他们的想法和感受，让患儿信任护理人员，愿意分享内心世界。

（3）情绪疏导：当患儿出现情绪波动时，帮助他们识别和表达情绪，通过合适的方式如绘画、倾诉等引导他们释放负面情绪。

（4）增强自信：关注患儿的每一个小进步，及时给予肯定和鼓励，让他们看到自己的能力和价值，逐步增强自信心。

（5）心理支持：给予患儿足够的安全感，让他们知道无论何时都有支持和依靠。帮助他们应对挫折和困难，培养坚韧的心理品质。

（6）放松训练：教患儿一些简单的放松技巧，如深呼吸、渐进性肌肉松弛等，帮助他们在情绪激动或紧张时能够自我调节。

（7）兴趣培养：发现患儿的兴趣爱好，鼓励他们投入其中，在兴趣活动中培养专注力和耐心，同时也能提升自我满足感。

（8）社交技能训练：通过角色扮演等方式，教导患儿如何与他人友好相处、表达自己、理解他人感受，提升社交能力，减少因社交问题带来的心理压力。

（9）家庭心理支持：对家长进行心理辅导，让他们了解患儿的心理需求，掌握正确的应对方法和沟通技巧，营造温馨和谐的家庭氛围。

△ 健康教育

（1）正确认识疾病：给家长讲解注意力缺陷多动障碍是一种神经发育障碍，不是患儿故意调皮捣蛋，也不是家长教育的问题。

（2）治疗的重要性：让家长明白综合治疗包括行为干预、心理治疗、药物治疗等的必要性，积极配合医生的治疗方案。

（3）家庭环境的营造：①建立规律的生活作息，包括固定的起床、睡觉、吃饭时间等。②减少环境中的干扰因素，如电视、手机等，为患儿创造安静、专注的学习和生活空间。③保持家庭氛围的和谐、稳定，避免争吵和冲突。

（4）行为管理技巧：①设定明确的规则和界限，让患儿清楚知道什么可以做，什么不可以做。②采用积极的强化策略，及时表扬患儿的良好行为。③对于不良行为，要保持冷静，采用温和而坚定的方式纠正。

（5）培养患儿的良好习惯：①帮助患儿建立良好的学习习惯，如制定学习计划、合理安排学习时间。②鼓励患儿参与家务劳动，培养责任感。③引导患儿发展兴趣爱好，提升专注力和耐心。

（6）关注患儿的情绪：①理解患儿可能面临的情绪困扰，如挫折感、自卑感等。②教会患儿识别和表达情绪，帮助他们学会情绪管理的方法。③给予患儿足够的情感支持和关爱。

（7）与学校的配合：①与患儿的老师保持密切沟通，让老师了解患儿的情况和需求。②共同制定适合患儿的教育计划和策略。③积极参加学校组织的家长培训和交流活动。

↗ 小结

对于注意力缺陷的患儿的康复护理采用健康教育与心理指导相结合的方法，整合了寓教于乐的护理理念，患儿易于接受，护理期间可保持高度注意力，有助于对护理内容的良好吸收。通过合理的康复训练可以提高注意力集中程度，从而学习成绩逐步提升，交友各方面习惯转好，受到的表扬变多，完成事情的效率提高，从一定程度上让孩子变得自信和轻松，让孩子心理得到健康的发展。

↗ 参考文献

同案例 35。

王　倩

案例 49
孤独症谱系障碍

↗ 案例介绍

患儿男性，2 岁 10 个月。

入院日期：2024-05-13 08：16。

主诉：发现语言落后 8 个月余。

现病史：8 个月余前发现患儿语言落后，不能成句言语，社交欠佳，予治疗，2 个月余前患儿因"①全面性发育迟缓；②孤独症谱系障碍"给予康复治疗 2 个疗程，患儿专注度较前改善。现患儿语言落后，社交欠佳，为进一步康复治疗，遂来复诊，门诊以"①全面性发育迟缓；②孤独症谱系障碍"为诊断收入院。近日来精神可，饮食可，睡眠可，大小便正常。

既往史：平素体质可；患儿 3 个月因"发育迟缓"，于外院康复治疗 1 个疗程，无肝炎、结等传染病史，无手术史，无外伤史，无输血史。预防接种按计划免疫进行。

个人史：母孕期无接触史，母孕期合并高血糖，母孕 1~2 月有"上呼吸道感染"史，母孕期应用过药（具体不详）；患儿为第 1 胎第 1 产，母孕 40 周，因"羊水早破、脐绕颈 2 周"剖宫产，胎位、胎盘未见明显异常，出生体重 3 400 g；4 个月抬头，6 个月独坐，13 个月独走。生后至 6 个月混合喂养；现普食。

家族史：患儿出生时父亲 27 岁，母亲 25 岁，均身体健康，非近亲结

婚。否认家族中有遗传病史、病史及类似疾病史。

↗ 查体

体格检查：T 36.7℃，P 100 次 / 分，R 26 次 / 分，Wt 16 kg。体格发育正常，营养良好，神志清晰，精神可。皮肤及黏膜色泽正常，温度和湿度正常，弹性正常，毛发正常。无水肿，无皮疹，无瘀点、紫癜、色多沉着、缺失。全身浅表淋巴结无肿大。头颅正常。双眼睑正常，眼球正常，巩膜正常。双侧瞳孔等大等圆，对光反射正常，耳鼻无畸形，无异常分泌物。口唇红润，口腔黏膜光滑完整，双侧扁桃体无肿大，无充血、分泌物。咽腔黏膜无充血红肿。颈部两侧对称，无强直，气管居中。双侧胸廓正常。呼吸节律正常，双肺听诊呼吸音清，未闻及干、湿性啰音。心律齐，心音可。腹部对称、平坦、柔软。肝脏肋缘下未触及，剑突下未触及。胆囊未触及，脾脏肋缘下未触及，肠鸣音正常。肛门及外生殖器未见异常。脊柱无畸形，脊柱活动度正常，无压痛、叩击痛。四肢无畸形，双下肢皮纹对称。

专科检查：意识清醒，反应稍迟，表情单一，叫名反应慢，注意力不集中，对周围事物不感兴趣，偏执，倔强。认知模仿能力较同龄儿落后，认识常见的简单物品，可识别五官，可执行简单指令。吞咽可，语言落后，不会说单词及叠词，不会成句言语，不能完成对话，集体活动参与欠佳，与家长互动少。精细动作、手眼协调能力、手部操作能力欠佳。竖头稳，仰卧对称，四肢伸展，拉起头前屈，会翻身，可独坐，可独站、独走，协调性欠佳，腱反射可引出。

↗ 护理

△ 治疗护理

（1）遵医嘱完善康复评定、血常规、尿常规、大便常规等相关检查和

评估，明确患儿发育程度。

（2）遵医嘱给予言语训练、认知知觉功能障碍训练、计算机言语矫正、作业疗法，改善患儿认知及言语水平；给予行为观察和治疗、感觉统合治疗，改善患儿本体感觉输入，改善患儿心理状态。

（3）儿童孤独症的治疗以教育和训练为主，药物治疗为辅。因孤独症儿童存在多方面的发育障碍及情绪行为异常，应当根据儿童的具体情况，采用教育干预、行为矫正、药物治疗等相结合的综合干预措施。

△ 教育和训练

教育干预的目的在于改善核心症状，同时促进智力发展，培养生活自理和独立生活能力，减轻残疾程度，改善生活质量，力争使部分患儿在成年后具有独立学习、工作和生活的能力。

1. 教育和训练原则化

（1）早期长程：应当早期诊断、早期干预、长期治疗，强调每日干预。对于可疑的患儿也应当及时进行教育干预。

（2）科学系统：应当使用明确有效的方法对患儿进行系统的教育干预，既包括针对孤独症谱系障碍（ASD）核心症状的干预训练，也包括促进患儿身体发育、防治疾病、减少滋扰行为、提高智能、促进生活自理能力和社会适应能力等方面的训练。

（3）个体训练：针对 ASD 患儿在症状、智力、行为等方面的问题，在评估的基础上开展有计划的个体训练。对于重度儿童孤独症患儿，早期训练时的师生比例应当为 1∶1。小组训练时也应当根据患儿的发育水平和行为特征进行分组。

（4）家庭参与：应当给予患儿家庭全方位的支持和教育，提高家庭参与程度，帮助家庭评估教育干预的适当性和可行性，并指导家庭选择科学的训练方法。家庭经济状况、父母心态、环境和社会支持均会影响患儿的预后。父母要接受事实，妥善处理患儿教育干预与生活、工作的关系。

2. 干预方法

（1）应用行为分析疗法（applied behavioral analysis，ABA）：是迄今为止最广为人知的综合干预模式之一。以正性强化、负性强化、区分强化、消退、分化训练、泛化训练、惩罚等技术为主，矫正孤独症儿童的各类异常行为，同时促进儿童各项能力的发展。强调高强度、个体化和系统化。

经典 ABA 的核心是行为回合训练法（discrete trial training，DTT），其特点是具体和实用，主要步骤包括训练者发出指令、儿童反应、训练者对反应做出应答和停顿，目前仍在使用。现代 ABA 在经典 ABA 的基础上融合其他技术，更强调情感与人际发展，根据不同的目标采取不同的步骤和方法。

ABA 用于促进 ASD 儿童能力发展、帮助儿童学习新技能时主要采取以下步骤：①任务分析与分解，对儿童行为和能力进行评估，对目标行为进行分析；②分解任务并逐步强化训练，在一定的时间内只进行某项分解任务的训练；③儿童每完成一个分解任务都必须给予奖励（正性强化），奖励物主要是食品、玩具，奖励随着儿童的进步逐渐隐退；④运用提示（prompt）和渐隐（fade）技术，根据儿童的能力给予不同程度的提示或帮助，随着儿童对所学内容的熟练程度提高，再逐渐减少提示和帮助；⑤两个任务训练之间需要短暂的休息。每周干预 20~40 个小时，每天 1~3 次，每次 3 小时。

（2）作业治疗（occupation therapy，OT）：目的是改善 ASD 儿童对感觉刺激的异常反应、运动协调能力及认知障碍，提高认知水平；培养 ASD 儿童的兴趣，提高其社会交往能力；提高日常生活活动能力。

增加感官刺激以利于感知觉发展，根据孤独症儿童的感知觉特点，可设计不同的训练内容，在训练中提供感觉刺激，促进感知觉发展。注意在训练中要尽可能多地运用直观训练器具，训练孤独症儿童抽象思维的不足。①视觉训练：视觉集中、光线刺激、找出物体长短等；②听觉训练：听觉集中、声音辨别、找出声源、跟着节拍训练、听音乐等；③触觉训练：袋中寻宝，分出冷、温、热物体等；④整体知觉和部分知觉训练：先训练认识客体的个别部分，然后训练认识客体的整体部分，最后训练既认识客体的个别部分又认识客体的整体部分；⑤空间知觉训练：包括形状知觉、大小知觉、方位知觉训练。形状训练顺序是圆形、方形、三角形、椭圆形、菱形、五角形、六角形、圆柱形，方位知觉训练顺序是上下、前后、自己身体部位的左右。

（3）感觉统合训练（SIT）：是利用儿童发育过程中神经系统的可塑性，通过听觉、视觉、基础感觉、平衡、空间知觉等方面的训练，刺激大脑功能，使儿童能够统合这些感觉，促进脑神经生理发展，并能做出适应性反应。SIT 用于 ASD 的治疗在国外存在争议，未被主流医学认可。

由于 ASD 儿童感觉统合水平不同，失调的表现也不同，训练要有针对性。主要包括触觉训练：球池、泥土、吹风、洗澡、小豆子或水放入小池中等训练；前庭系统训练：圆筒吊缆、圆木吊缆、大笼球、平衡台、独脚椅、羊角；本体感觉训练：趴地推球、脚踏车、小滑板、大滑板；触觉与身体协调训练：身体跷跷板、俯卧大笼球、俯卧大笼球抓东西；跳跃平衡训练：花式跳床、跳床＋手眼协调游戏。

（4）精细运动训练：训练需根据儿童的年龄和具体情况设计，有安全隐患的训练器材必须管理好，避免出现意外。可进行穿珠、剪纸、折纸、填图、画线、补线、粘贴、画图、手指操等精细运动训练。

（5）日常生活活动能力训练：训练原则包括实境实物训练，分类命名及一对一的概念，物品功能与关系概念，注意力集中、听指令行事，半结构式的生活作息及空间安排，增加生活经验。训练方法有饮食训练、更衣训练、洗漱训练、如厕训练等。

（6）结构化教学法（TEACCH）：孤独症及相关障碍儿童治疗教育课程，是当前西方国家获得最高评价的主流孤独症训练课程之一。以认知、行为理论为基础，针对孤独症儿童在语言、交流及感知觉运动等方面的缺陷进行有针对性的训练，实施个别化的治疗，适合在医院、康复训练机构开展，也适合在家庭中进行。能有效改善孤独症儿童社会交往、言语、感知觉、行为等方面的缺陷。结构化教学设计包括物质环境结构、作息时间结构、个别工作结构、视觉结构。

步骤：①根据不同训练内容安排训练场地，要强调视觉提示，即训练场所的特别布置，玩具及其他物品的特别摆放；②建立训练程序表，注重训练的程序化；③确定训练内容，包括儿童模仿、精细运动、知觉、认知、手眼协调、语言理解和表达、生活自理、社交及情绪情感等；④在教学方法上要求充分运用语言、身体姿势、提示、标签、图表、文字等各种方法增进儿童对训练内容的理解和掌握，同时运用行为强化原理和其他行为矫正技术帮助儿童克服异常行为，增加良好行为。

（7）图片交换交流系统（PECS）：是一套用于提高孤独症儿童沟通技能的方法，适合任何年龄的孤独症儿童。特点是关注孤独症儿童的沟通及社会交往能力。遵从个别化原则，即根据每个儿童的不同情况采取不同的策略，如对于理解力较强的儿童可以使用抽象一些的图片甚至文字，而对于理解力较弱的儿童则使用更为形象的图片或实物照片。PECS 由训练者、可视性媒介（图片、文字、沟通板）、设置的情境、被训练者构成。包括实物交换、扩大主动性、图片辨认、句子结构、对"你要什么"做出回应、回应和主动表达意见六个阶段。优点为用图片和实物来教儿童学习句子，操作简单易行，不需要复杂和高难的技巧训练；在设置的社会情境中，儿童能学到实用的语言及正确的沟通方式，以功能性语言来表达基本需求，在生活环境中做一般的交流；在训练中逐步理解问答的互动关系，从协助下的被动应答转为完全主动的表达。

（8）人际关系发展干预（RDI）：是人际关系训练的代表，着眼于孤独症儿童人际交往和适应能力的发展，运用系统的方法激发儿童产生运用社会性技能的动机，从而使儿童最终建立社会化关系的能力。同时 RDI 也强调父母的引导式参与，是一种在家庭开展的训练方法。通过父母与儿童之间的各种互动，促进其交流能力，特别是情感交流能力。改善儿童的共同注意力，提高儿童的人际交往能力。

步骤：①评估确定儿童人际关系发展水平；②根据评估结果，依照正常儿童人际关系发展的规律和次序，依次开展目光注视、社会参照、互动、协调、情感经验分享、享受友情等能力训练；③开展循序渐进的、多样化的游戏训练项目。活动多由父母或训练老师主导，内容包括各种互动游戏，如目光对视、表情辨别、捉迷藏、"两人三腿"、抛接球等。要求训练者在训练中表情丰富、夸张但不失真实，语调抑扬顿挫。

（9）社交能力训练（SST）：目的是提高 ASD 儿童的社会交往能力。可进行对视训练、面部表情训练、共享注意训练、模仿训练、用手与人交流训练、拥抱训练、游戏训练、轮流等待训练等。

（10）早期干预方法：从早期干预的基本思维出发，一方面要从儿童的缺陷行为着手，另一方面要从正常儿童成长的经验来考虑。早期干预的重点为模仿能力、沟通能力及游戏能力，早期干预是一个跨越医疗、教育与社会福利的专业，尤其强调家长的参与。包括地板时光、人际关系发展干预、文化游戏介入、Denver 模式。

1）地板时光：将人际关系和社会交往作为训练的主要内容，与 RDI 不同的是，地板时光训练是以儿童的活动和兴趣决定训练的内容，即以儿童为中心，而成人只是引导者。训练中，训练者在配合儿童活动的同时，不断制造变化、惊喜和困难，引导儿童在自由、愉快的时光中提高解决问题的能力和社会交往的能力。训练活动分布在日常生活的各个时段。目前此方法在美国获得较高评价。

实施步骤：观察（面部表情、声调、肢体动作、有无语言、情绪、交流、需求等）；接近，开放式的交流；跟随儿童的兴趣和目标；扩展游戏活动；让儿童闭合交流环节。

实施策略：以儿童的兴趣和活动为目标，并追随他们的目标去做；无论儿童出现什么行为，都要将它看成是有意义的，追随他们的目标，帮助他们做成他们想做的事；不管儿童主动做了什么活动、模仿了什么行为，干预者都要出现在他们面前，要投入他们的活动中；在与儿童交流过程中，不要打断或更改主题，坚持重复做游戏或者进行日常生活事务，只要这些是儿童可能做到且愿意做下去的即可；要灵活掌握，不断扩充儿童之间的互动，不要把儿童的回避或说"不"当成排斥活动来对待，而应该继续进行下去；坚持要求儿童对干预发起的互动做出回应，同时鼓励儿童闭合，即结束一个交流环节，再开启另一个交流环节。

2）文化游戏介入（PCI）：主要是以文化学习有关的能力为主要的介入目标，包括社会性趋向、相互调控、模仿、意图解读、游戏、会话与叙事等，介入的做法主要是以日常生活介入与游戏介入为主，在介入时，特别着重儿童的兴趣与主动性，让儿童亲身体验与建构各种日常文化活动，在游戏与日常生活中自然学会各种文化学习能力。训练原则为真正的爱和关怀、回应幼儿发出的任何信号、尊重幼儿想法及自发性行为，适时调整弹性，稳定幼儿的情绪，让他保持愉悦状态。除了要从游戏与日常生活中教会 ASD 儿童文化学习的能力外，也强调将当地的文化内涵传承给 ASD 儿童，而不是空有文化学习能力，而无文化的内涵；最后我们也要建构一个善意与接纳的助人文化来帮助 ASD 儿童。

3）Denver 模式（ABA+ 人际关系干预）：适用年龄为 12 个月至学龄前。核心特征为在自然状态下应用 ABA，发育顺序正常，父母积极参与，以互动游戏鼓励患儿，重点在人与人之间的互动和正面影响，在积极、有感情基础的关系中，学习语言和沟通技巧。课程覆盖领域为语言、联合注意、社交互动、精细运动、粗大运动、模仿、认知、游戏、生活自理。

4）社交故事（social story）：以讲故事的方式，向孤独症儿童仔细描述一个特定的社交处境，令他们明白在何种处境中应有何种行为，从而引导他们模仿正确的社交行为和态度。

主要由四种句子组成。①描述句：描述事情发生时周围环境的情况、参与的人群、他们的行为等；②透视句：形容事情发生时别人对它有何感受和看法，为何他们会做出描述句中的行为；③指示句：指出应有的行为和态度，提示孤独症儿童做出适当的反应；④控制句：使用一些特别的提示，使孤独症儿童能记起应做的行为，使他们能自发地做出适当的反应。每出现零至一句指示句或控制句，必须附有两句至五句描述句和（或）透视句。即社交故事中可以没有指示句及控制句，但必须要有描述句及透视句。

步骤：①确认一个问题行为；②找出可以改善该问题行为的适当社会技能；③收集适当行为的基准线；④协助儿童或教师编写社交故事；⑤视儿童能力和兴趣，使用必要的照片、图卡或图画；⑥要求儿童读或看社交故事，并演练适当行为；⑦收集介入的资料；⑧若两周内未改善，简单改变社交故事；⑨教导、维持和类化。

（11）语言训练（speech therapy，ST）包括以下几方面。

对儿童进行动作模仿训练，包括粗大动作模仿和嘴部动作模仿。

模仿儿童无意识的发音，促进儿童发音模仿。无论何时，只要儿童发出某个音节后立即模仿他刚才发过的音，并且观察他是否对你刚才发出相同的音做出了反应，通常有四种情况：①无反应；②停止发音，转向其他活动；③停止发音，观察对方；④停止发音后模仿对方发相同的音。第三、四种情况是训练者希望得到的结果，尤其是第四种情况。

1）口型和发音训练：在儿童有嘴部动作和一些身体大动作模仿能力的基础上，逐步过渡到口型、发音的模仿。对于年龄偏大的儿童，重在口型模仿训练，可用手、木片等辅助工具协助儿童做出正确的反应。对于年龄偏小的无语言孤独症儿童，重在自然环境中的发音模仿训练。

2）从儿童已会发的音入手训练儿童发音：分析儿童情况后，从能够发的音入手训练儿童的发音技能，对儿童进行长短音、组合音、声调训练，同时使用含爆破音的玩具、卡片作为语音训练辅助材料，在训练过程中训练儿童发音。

3）听觉统合训练（auditory integration training，AIT）：通过让儿童听经过处理的音乐来矫正听觉系统对声音处理失调（主要是听觉过敏）的现象，并刺激脑部活动，从而改善语言障碍、交往障碍、情绪失调和行为紊乱。听觉过敏儿童常常表现为捂耳，听到环境中某些声音会烦躁、哭泣、发脾气、摔东西，躲避某些声音，畏缩，因为环境噪音而制造噪音等。少数儿童出现短期的一过性不良反应，包括烦躁不安、情绪易激动、易哭泣、兴奋、躁动、自言自语、重复语言增加、刻板动作增加、容易疲劳、捂耳朵现象增加、食欲下降、食量减少、睡眠减少，但这些不良反应将会在治疗过程中及治疗后逐渐减少或消失。禁忌证：4 岁以下者、中耳充血或炎症、发热、高频耳聋者、戴助听器者、第一次治疗 9~12 个月以内者、脑电图异常者。

△ 药物治疗

尚缺乏针对儿童孤独症核心症状的药物，药物治疗为辅助性的对症治疗措施。

中医药治疗有运用针灸、汤剂等方法治疗儿童孤独症的个案报告，但治疗效果有待验证。

△ 观察护理

（1）密切观察患儿的认知、言语、运动功能及心理状态的变化，看是否有异常改变。

（2）观察患儿生命体征变化，预防并发症的发生，每日测量体温、脉搏、呼吸 1 次，每周监测体重及血压，同时要注意观察患儿的精神反应、体重及大小便情况。

△ 饮食护理

同案例 3。

△ 心理护理

（1）家长的态度是孤独症儿童康复的关键，家长要做到：①接受孩子患病的现实；②树立战胜困难的信心；③制订现实的努力目标；④培养孩子的独立性；⑤切忌过分投入。

（2）家长要承担起教育者的重担，对于孩子来说，家长一生兼有医生、护士、老师、父母四大角色。这就要求家长耐心、细致地了解孩子的病症，培养孩子的基本生活本领，安排好孩子的饮食起居，关注孩子的每一细微进步。有几点具体建议：①在家里尽可能保持有规律的日常生活；②保持教育方法的一致性；③及时奖励规范行为；④留意端倪，努力使不规范行为在发生之前化解；⑤要扬长避短，尽展其长；⑥要培养个人的兴趣、爱好。

（3）家庭的团结和相互支持是战胜困难的坚实基础，在家庭中提倡坦诚的交流，家庭成员不仅要及时交流有效的教育方法，更重要的是分享感情。如果大家能够宽容相待，分享感情，就能一起克服困难。团结、温馨、和睦的家庭会给孤独症儿童带来健康和快乐。

（4）家庭和孩子互相适应是长期而艰巨的任务，家庭的所有成员要理解、接纳孤独症儿童并与其保持沟通，积极配合机构，对孩子进行家庭教育和训练，随着孩子成长的各个时期的不同需要，家庭成员要不断进行调整，以互相适应。

△ 健康教育

ASD 儿童具有极强的可塑性，教与不教，教得是否得当，他们的发展方向是完全不同的。

（1）诊断和干预的时间：早期发现意义重大，已经证明，始于 2 岁以内的早期干预可以显著改善 ASD 的预后。对于轻度、智力正常或接近正常的 ASD 儿童，早期发现和早期干预尤为重要。

（2）早期言语交流能力：早期言语交流能力与 ASD 预后密切相关，早期（5 岁前）或在确诊为 ASD 之前已有较好言语功能者，预后一般较好。自幼有严重语言障碍，又未得到较好矫正者常预后不佳。

（3）病情严重程度及智力水平：ASD 儿童的预后受病情严重程度和智力水平影响很大。病情越重，智力越低，预后越差；反之，病情越轻，智力越高，预后越好。

（4）有无伴发疾病：ASD 儿童的预后还与伴发疾病相关。若儿童伴发脆性 X 染色体综合征、结节性硬化、精神发育迟滞、癫痫等疾病，预后较差。

（5）家庭的态度：只有家长的心态调整好，有了战胜困难的信心，为孩子制订合理的努力目标，夫妻默契配合训练孩子的独立能力，孩子的整体状况才能得到改善。

（6）社会的接纳程度：ASD 儿童即使接受了系统治疗，也会或多或少存在异常行为，仍然遭到人们的排斥，社会对 ASD 的接纳才是治疗 ASD 儿童最好的方法。

↗ 小结

ASD 是一类复杂的神经发育障碍性疾病，起病于婴幼儿早期，以社会交流交往障碍，重复、刻板行为和狭隘兴趣为主要特征，同时伴有感知觉异常，具有高度遗传性、异质性。近年来的流行病学调查数据显示，ASD 的患病率逐年上升，全球范围内的患病率已高达 1%。由于缺乏具有针对性的治疗方法，ASD 症状往往伴随终生，大部分 ASD 患儿预后较差，成年后不具备独立生活、学习和工作的能力，给家庭和社会带来极大的负担。与儿童时期相比，成年 ASD 患儿的生存需求更多，面临的挑战更大。因此，ASD 的预后和转归是我们需要关注的问题。

↗ 参考文献

［1］杜美玲，郭岚敏，邢晓，等. 孤独症谱系障碍成年期转归及影响因素的研究进展［J］. 中华精神科杂志，2023，56（04）：311-316.

［2］刘惠萍. 结构化教育与家庭康复训练护理模式在孤独症谱系障碍患儿中的应用效果［J］. 河南医学研究，2021，30（15）：2876-2878.

▋董　婵

第三章

儿童其他疾病的康复护理

案例 50
脊髓性肌萎缩症 1

↗ 案例介绍

患儿女性，3 岁 5 个月。

入院日期：2024-06-07 11：00。

主诉：出生至今 3 岁 5 个月双下肢支持力差。

现病史：患儿为第 2 胎第 2 产，母孕 39 周，经剖宫产娩出，出生体重 3 000 g，患儿 1 岁 7 个月时，因双下肢支持力差，不能独站、独走，在外院就诊，诊断为"全面性发育迟缓"康复治疗 4 个月，效果不佳。后在外院就诊，诊断"脊髓性肌萎缩症"，分别于 2022-08-28、2022-09-28、2022-10-28 及 2022-12-15 行 4 针诺西钠生钠鞘内注射治疗。后在外院康复治疗。患儿 2 岁 1 个月时，因双下肢支持力差，不能独走，按"脊髓性肌萎缩症"康复治疗，双下肢支持力较前有所好转。期间分别于 2023-04-08、2023-08-05、2023-12-07、2024-04-13 于神经内科行诺西钠生钠鞘内注射。现患儿已 3 岁 5 个月，双下肢支持力差，独走不协调，双足外翻，遂来复诊，门诊以"①康复医疗；②脊髓性肌萎缩症"为诊断收入院。近日来精神可，饮食可，睡眠可，大小便正常。

既往史：平素体质可；无肝炎、结核等传染病史，无手术史，无外伤史，无输血史。预防接种按计划免疫进行。

个人史：母孕期无异常接触史，无感染史，无用药史。羊水、胎位、脐带、胎盘未见明显异常，出生体重 3 000 g；3 个月抬头，4 个月主动抓物，6 个月独坐。生后至 12 个月母乳喂养；现普食。

家族史：父母均体健（脊髓性肌萎缩症基因携带者），否认家族其他成员中有遗传及传染病史，否认家族中有类似疾病发生。

↗ 查体

体格检查：T 36.8℃，P 90 次 / 分，R 26 次 / 分，Wt 11.4 kg。体格发育正常，营养良好，神志清晰，精神可。皮肤及黏膜色泽正常，温度和湿度正常，弹性正常，毛发正常。无水肿，无皮疹，无瘀点、紫癜、色素沉着、缺失。全身浅表淋巴结无肿大。头颅正常。双眼睑正常，眼球正常，巩膜正常。双侧瞳孔等大等圆，对光反射正常，耳鼻无畸形，无异常分泌物。口唇红润，口腔黏膜光滑完整，双侧扁桃体无肿大，无充血、分泌物。咽腔黏膜无充血、红肿。颈部两侧对称，无强直，气管居中。双侧胸廓正常。呼吸节律正常，双肺听诊呼吸音清，未闻及干、湿性啰音。心律齐，心音可。腹部对称，平坦，腹部柔软。肝脏肋缘下未触及，剑突下未触及。胆囊未触及，脾脏肋缘下未触及。肠鸣音正常。肛门及外生殖器未见异常。脊柱轻度侧弯，脊柱活动度正常，无压痛、叩击痛。四肢无畸形，双下肢皮纹对称。

专科检查：意识清醒，反应可，追听追视可，认知及模仿能力同同龄儿，能说完整句子，会背简单儿歌，能表达自己意愿，能与人交流，发音清晰。双手精细动作尚可，双上肢力量差，双上肢肌力Ⅳ + 级。竖头稳，俯卧位手支撑，可抬头 90°。会翻身，坐位自由玩耍，可手膝位爬。双下肢支持力差，可独站，双侧膝过伸，双足外翻，可在室内独走约 30 m，独走不协调、平衡差，双下肢近端肌力Ⅳ级，远端肌力Ⅳ级，腱反射未引出。

↗ 护理

△ 治疗护理

（1）遵医嘱完善康复评定、血常规、尿常规、大便常规、肝功能、肾功能等相关检查和评估，明确患儿发育程度。

（2）遵医嘱给予悬吊治疗、仪器平衡功能训练、运动疗法、推拿治疗、作业疗法、手功能训练、平衡功能训练等综合康复治疗。

（3）活动能力训练如下：

1）Ⅰ型患儿：康复目标为预防或延缓关节挛缩，维持肌肉的张力和关节活动度。Ⅰ型患儿发病急，进展快，肌肉严重无力，无法抬头，不能坐或者行走。护理以被动关节活动度训练为主。

2）Ⅱ型患儿：康复目标为提高躯干及四肢肌力，促进坐位下抗重力伸展，完善坐位平衡达到坐位下独立活动。指导家长进行仰卧位拉起训练、圆滚上坐位训练、球上坐位训练等提高坐位平衡能力。进行日常生活活动能力指导训练，如进食训练、更衣训练、如厕训练（包括床上、轮椅上），提高生活质量。

3）Ⅲ型患儿：康复目标为加强体位转换能力，提高独走能力，完善立位平衡，达到立位下独立活动。建议进行体位转换训练、立位平衡训练。维持日常活动，为扩大运动范围可以使用轻型轮椅。

（4）安全管理如下：

1）确认会增加患儿受伤的潜在因素，如认知或生理上的缺陷。

2）监测患儿走路时的步态、平衡感及疲倦程度。

3）以标示牌提醒医护人员有潜在危险性受伤的患儿。

4）向患儿/家长详细介绍医院、病房、病室及周围环境，以及正确使用床栏传呼系统。

5）保持病室及周围环境光线充足、宽敞、无障碍物，在晚间提供适当的照明器材。

6）保持地面清洁无明显积水。

7）使用正确的方法运送患儿。运送患儿时应注意轮椅及床角的固定。

8）使用正确的方法协助患儿移至轮椅、病床或厕所等。

9）告知患儿 / 家属跌倒时的应对方式及相关知识，以免造成伤害。

10）患儿应由家属 24 小时看护。

（5）预防感染：房间保持温度 22~24℃，湿度 55%~65%，每天开窗通风 2 次，每次半小时。尽量单间保护性隔离，不与感染重的患儿同病房。根据患儿情况及时添减衣物，避免受凉。护理操作集中进行，嘱患儿注意休息以增强抵抗力。推荐所有脊髓性肌萎缩症（SMA）患儿常规接种疫苗，还应包括呼吸道合胞病毒单克隆抗体、肺炎链球菌疫苗、流感疫苗。保持衣被清洁干燥，监测患儿体温，低热患儿给予温水擦浴，体温大于 38.5℃请示医生给予相应的处理，注意观察降温效果，每天口腔护理 2 次，防止鹅口疮的发生。

（6）定期评估呼吸功能。呼吸功能评估包括肺部查体、肺功能检查和多导睡眠图检测。肺部感染时需要使用吸痰机和咳痰机。家长可以通过头低足高位和拍背法促进排痰。建议进行免疫接种预防传染性疾病，包括肺炎、流感、百日咳疫苗等。存在睡眠呼吸暂停和低通气的患儿，尽早使用双水平气道正压通气呼吸机可以有效改善氧气交换，同时改善睡眠、食欲、体重、精神状态，避免内脏损害。

可以通过呼吸训练来改善呼吸和咳嗽能力。具体的训练方法：仰卧位时在腹部加适量沙袋训练膈肌；大声唱儿歌、吹气球、吹蜡烛；自主咳嗽训练，即让患儿用鼻快速吸气 2~3 次后用力咳嗽 1 次，反复进行。

△ 观察护理

（1）密切观察患儿的运动功能，包括肢体的活动范围、协调性、肌张力、力量是否改善，是否有异常改变。

（2）观察患儿生命体征变化，预防并发症的发生，每日测量体温、脉搏、呼吸1次，每周监测体重及血压，同时要注意观察患儿精神反应、体重及大小便情况，观察患儿用药后反应，发现异常情况要及时告知医生进行处理。

（3）观察患儿是否发生呼吸道感染、呼吸衰竭，是否发生营养不良。

（4）观察患儿及家长的心理变化。

△ 饮食护理

根据患儿年龄及进食困难程度实施饮食护理，保证充足的营养供应，给予高蛋白、富含维生素、高钙易消化的食物。尤其是在康复训练后及时补充水分。

△ 心理护理

患儿对世界和自身病情有初步的认知能力，容易产生自卑情绪，加强对患儿的心理干预非常重要。护士应主动关心患儿，向患儿及家属讲解疾病相关知识，指导其正确观察疾病的发展进程及时干预，提高其主观能动性，用好的案例帮助其树立战胜疾病的信心，有效疏导患儿和家长紧张和猜疑的情绪，改善患儿生存质量。

△ 健康教育

SMA作为一种严重的遗传性疾病，早期治疗能延缓病程进展并提高预后。但全球仅约3%的人群在出生时接受SMA基因筛查，包括美国、加拿大、澳大利亚及欧洲部分国家在内。中国也发布了新生儿SMA筛查专家共识，但筛查仍面临诸多困难，包括疾病认知度低、筛查费用高、治疗与康复普及困难等，这意味着多数SMA患儿在症状较严重时才得以确诊，加大了治疗难度及成本。随着SMA新药研发，SMA的临床特征也逐渐转变，Ⅰ型和Ⅱ型患儿有望进入成年，严重运动障碍患者有望减少，SMA患儿的家庭康复与护理需求和心理需求也逐渐引起重视。未来的研究应关注家庭康复护理、患儿及照顾者的生活质量和其他相关负担，以避免负担过重引发的精神障碍。临床医师、物理治疗师和照顾者应根据 SMA 患儿的具体情况制定个性化家庭康复计划，包括定期体能锻炼、营养干预、心理辅导等。长程规范的家庭康复护理可改善 SMA 患儿预后，减轻家庭负担，提高生活质量。

↗ 小结

SMA 的综合管理需要多学科团队的协作，这包括神经学医生、康复医师、物理治疗师、营养师、呼吸治疗师、心理咨询师和社会工作者等。多学科团队的合作可以提供全面的医疗和支持性护理，确保患儿获得最佳的治疗和管理。

↗ 参考文献

［1］冷明月，彭宏浩，吴至凤. 脊髓性肌萎缩症家庭康复与护理的研究进展［J］. 中国当代儿科杂志，2024，26（4）：420-424.

［2］李伟，仲一涵，李扬，等. 脊髓性肌萎缩症研究进展［J］. 东南大学学报（医学版），2023，42（6）：955-959.

▎董　婵

案例 51
脊髓性肌萎缩症 2

案例介绍

患儿女性，5 岁 5 个月。

入院日期：2024-06-03 11：25。

主诉：发现发育落后 4 年 8 个月，诊断脊髓性肌萎缩症 4 年余。

现病史：4 年 8 个月（2019-10）前发现患儿发育较同龄儿落后，2 年余前至外院行间断康复治疗，2023-04-05 至今先后行诺西那生钠鞘内注射和康复治疗。现为行进一步康复治疗前来就诊，门诊以"脊髓性肌萎缩症"为诊断收入院，自发病以来，神志清，精神可，食欲可，大小便正常。

既往史：4 年余前（2020-04）行肌电图及诱发电位检查示四肢被检肌均可见大量纤颤电位、正锐波及巨大电位，重收缩用力差；考虑四肢呈广泛神经源性损害（前角细胞病变可能性大）。后至外院完善基因检测示 SMN1 基因第 7、第 8 外显子拷贝数约为 0，确诊脊髓性肌萎缩症，未予特殊处理。2 年余前至外院行间断康复治疗，效果不佳。平素体质可，无肝炎、结核等传染病史，无传染病接触史，无手术史，无外伤史，无输血史。预防接种按计划免疫进行。

个人史：患儿为第 1 胎第 1 产，胎龄 40 周剖宫产娩出，生后哭声可，Apgar 评分不详，2018-12-17 出生，出生体重 3 400 g。出生后母乳喂养。新生儿筛查不详，眼底筛查未做。3 个月抬头，6 个月会坐，2 岁半可扶站，3 岁 7 个月可独站，现可短暂独站。语言发育正常。

家族史：父母均体健，患儿的姑奶 3 岁半会坐，4 岁会走。否认家族中有传染病史。

↗ 查体

体格检查：T 36.2℃，P 92 次 / 分，R 26 次 / 分，BP 90/58 mmHg，Wt 17.5 kg。体格发育正常，营养不良，神志清晰，精神可。现患儿意对答切题，会背古诗，会唱儿歌。不能独自手支撑，能独坐，只能歪屈曲头时手才能摸到头，不能将双手放到头上，仰卧位不能向坐位转换，可短暂独站，可扶物走数步，偶可独走 0~5 步，双上肢近端肌力 4- 级、远端肌力 4+ 级，双下肢近端肌力 3- 级、远端肌力 3+ 级，四肢肌张力低下。双侧膝腱及跟腱反射消失，病理征阴性。

↗ 护理

△ 治疗护理

（1）遵医嘱给予运动疗法、悬吊治疗、仪器平衡训练、推拿等提高肌力，给予作业疗法等改善患儿日常生活能力等综合康复治疗。

（2）呼吸功能和活动能力训练：用吹泡泡、吹气球、吹海螺等游戏（反复练习，感到疲劳就停止）行心肺功能锻炼，练习有效咳嗽、缩唇腹式呼吸、扩胸运动等方式增加患儿肺活量。根据患儿的耐受情况制定运动量，提高患儿的抵抗能力。可以使用反向肌肉锻炼法，每天凹侧单臂上举、凸侧侧曲 2 次，每次 30 下左右，锻炼患儿的凸侧肌肉。每天仰卧起坐 2 次，每次 20 下左右，达到锻炼腹肌的目的。训练患儿正确的姿势：站的时候挺胸收腹，脊背平直；坐姿要头正、足安、肩平、身直；躺的时候最好选择硬床板，保持侧卧姿势，双腿屈曲夹住抱枕，仰卧时腘窝内也要垫一个软枕。指导患儿及家属进行翻身训练，在患儿翻身时使脊柱保持直线状态，避免因翻身不正确加剧患儿的疼痛。家属给患儿翻身时要一手托肩、一手托臀，双手同时用力，使身体呈 45° 侧卧，避免脊柱扭曲成角。训练床上大小便，同时注意预防压疮的发生。

△ 观察护理

（1）患儿姿势管理及心理问题、营养问题。

（2）观察患儿生命体征变化，预防并发症的发生，每日测量体温 1 次，同时要注意观察患儿精神反应、体重及大小便情况。

△ 饮食护理

加强饮食护理，保证营养均衡，合理安排饮食，给予高蛋白、高维生素、高钙、易消化的食物，少食多餐，不得摄入甜食和豆浆等容易产气的食物。待病情稳定建议进行多学科会诊。注意饮食卫生，尤其在夏天，防止消化道感染。肠内营养被认为是危重患儿首选的营养方式，能保护胃黏膜，防止菌群移位，减少消化道并发症，必要时给予患儿静脉营养支持。对胃肠道有刺激作用的药物，密切观察其不良反应，出现腹痛、腹胀、恶心、呕吐等症状给予及时的处理。SMA 患儿因存在活动受限、肌肉含量偏少及骨密度下降等危险因素，骨折发生率较高，因此需关注骨骼健康相关的微量营养素如钙、镁和维生素 D。若钙的膳食摄入情况不能满足或已经出现钙缺乏疾病，可额外补充钙剂 400~1 000 mg/d。建议所有 SMA 儿童均补充维生素 D 400~800 IU/d，并根据血清维生素 D 值及骨骼健康状况确定最佳的补充剂量。

△ 心理护理

儿童由于肢体运动功能障碍，使儿童失去生活自理能力，并给家庭造成一定的经济困难，由于社会和家庭地位的改变，患儿受到社会的不公、排斥和不接纳，造成患儿的负罪感和羞耻感，而导致患儿产生负性的心理行为障碍。通过资料论文查询，有论文显示在肢体康复的同时，加入沙盘游戏治疗，有利于患儿身心健康成长，能提高患儿自信心、精神和认知状态，激发康复热情，积极配合治疗训练，这样才能保证患儿康复治疗取得更好的效果。

△ 健康教育

家长要密切观察患儿病情变化，注意观察生命体征、意识及患儿运动发育情况；年龄较大的患儿肌张力低，坐立不稳者要使用床档，专人看护，防止受伤。此类患儿应坚持运动功能训练，如仰卧位拉起训练头控能力，俯卧位训练头控及躯体抗重力伸展，做四肢关节的被动活动训练。要做好饮食和心理指导，正确科学解释该疾病，不夸大隐瞒，让家属有正确的认知。药物治疗和持续系统的康复需要坚持。

↗ 小结

多学科协作是 SMA 管理的关键，应根据患儿当前的功能状态和疾病严重程度配置个体化的多学科诊疗团队，动态邀请相关专业人员共同参与，制定有针对性的前瞻性康复策略，实施"医院－社区－家庭"的康复模式，使社区和家庭能够延续出院后康复，让 SMA 患儿得到长程规范的专业康复管理及居家照护，从而最大限度优化 SMA 患儿的功能状况及生活质量。

↗ 参考文献

［1］王丹，陈仲会，刘玲，等. 脊髓性肌萎缩Ⅲ型患儿护理 1 例［J］. 现代医药卫生，2020，36（12）：1951–1952.

［2］王文俏，毛姗姗，马鸣. 脊髓性肌萎缩症患儿营养管理研究进展［J］. 临床儿科杂志，2022，40（3）：235–240.

［3］中华预防医学会儿童保健分会. 中国儿童维生素 A、维生素 D 临床应用专家共识［J］. 中国儿童保健杂志，2021，29（1）：110–116.

▌刘欣欣

案例 52
急性横贯性脊髓炎合并Ⅱ度烫伤

↗ 案例介绍

患儿女性，12 岁。

入院日期：2022-11-09。

主诉：双下肢瘫痪伴大小便障碍 29 天。

现病史：患儿于 1 个月 9 天前受凉后出现反复发热、咳嗽，自行口服药物对症治疗未见好转，29 天前出现腰部及下肢疼痛、感觉异常，28 天前发展为下肢无力、不能行走、感觉消失、大小便困难，给予抗感染、免疫球蛋白、激素冲击等对症治疗后无好转，20 天前转院给予营养细胞、营养神经、减轻细胞水肿、抗感染、抗病毒、甲强龙激素冲击等治疗后，患儿仍双下肢瘫痪，脐水平以下感觉消失，大小便障碍。1 天前左下肢腹股沟下侧有 3.5 cm×8.5 cm 浅Ⅱ度的烫伤，周围散在大小不一水疱，为行进一步康复治疗收入院，诊断为"①截瘫；②急性横贯性脊髓炎恢复期；③神经源性膀胱；④神经源性直肠；⑤左侧Ⅱ度下肢烫伤"。

既往史：2022-11-08 被自己用密封袋装的中药烫伤；平素体质可；无肝炎、结核等传染病史，无手术史，无输血史。预防接种按计划免疫进行。

个人史：母孕期体健。患儿为第 1 胎第 1 产，足月剖宫产，出生体重 3.90 kg，出生日期为 2010-05-08，出生时无缺氧窒息史。2 个月会抬头，6 个月会坐。出生后至 6 个月母乳喂养，现普食。

家族史：患儿出生时父亲 23 岁，母亲 21 岁，均身体健康，非近亲结婚。有 1 个弟弟约 10 岁，体健。否认家族中有遗传病史、传染病史及类似疾病史。

↗ 查体

体格检查：T 36.3℃，P 84 次 / 分，R 20 次 / 分，BP 96/60 mmHg，Wt 38 kg。体格发育正常，营养良好，神志清晰，精神可。左下肢腹股沟下侧烫伤处皮肤红肿，大小为 3.5 cm × 8.5 cm，有散在大小不一水疱。

专科检查：患儿意识清楚，智力语言可。双上肢活动可，不能独坐，不能自行由仰卧位向坐位转换，双下肢无自主活动，双下肢及臀部肌肉松弛、萎缩，脐水平以下轻触觉、温度觉、痛觉、震动觉均消失。

↗ 辅助检查

腰椎 MRI：脊髓圆锥、马尾异常信号；腰段椎管内多发异常信号影；腰段椎管硬膜外异常强化影；腰骶部双侧竖脊肌及骶部皮下软组织水肿。胸椎 MRI：$T_{3\sim12}/L_1$ 椎体水平椎管内异常信号，炎症伴少量出血？脑脊液常规 + 生化示：蛋白定性 +++，体液有核细胞数 17.0×10^6/L，氯 110.0 mmol/L，谷草转氨酶 25 U/L，乳酸脱氢酶 89 U/L，乳酸 3.6 mmol/L，脑脊液总蛋白 1 342 mg/L，脑脊液白蛋白 582.6 mg/L。

↗ 诊疗经过

入院后完善双下肢静脉血管超声、膀胱彩超、残余尿量测定等相关检查、各项精神运动行为评估和检查等，以及血常规、肝肾心功能、电解质、血糖、维生素 D 等检验；继续口服激素治疗、逐渐减量，口服碳酸钙 D_3 片、维生素 D、枸橼酸钾颗粒补钾钙、定期监测电解质血糖等，给予口服维生素 B_1 片、甲钴胺片改善神经功能，口服乳果精口服液帮助排便；患儿存在烫伤，给予应用外用重组人碱性成纤维细胞生长因子凝胶促进烫伤恢复，并给予换药预防感染；给予功能训练、推拿、物理因子治疗、电动起立床训练、等速肌力训练、针灸等综合康复治疗改善运动功能。患儿经过39天的康复治疗，患儿感染的情况已好转，目前已可在无辅助下进行床上平移活动，已可自行小便，继续予神经源性肠道刺激，双下肢肌力为1级，于2022-12-17出院进行家庭康复。1个月后随访患儿予社区继续康复治疗。6个月随访时，患儿大小便恢复良好，能借助助行器自由活动。

⤢ 护理评估

1. 监测生命体征

体温、血压、心率等。

2. 运动功能评估

评估肢体的肌力、肌张力、关节活动度，观察有无肌肉萎缩、痉挛等情况；评估患儿的运动功能。

3. 评估患儿的主神经功能

观察排尿、排便功能，有无尿潴留、尿失禁、便秘等。

4. 心理社会评估

评估患儿的心理状态，如有无焦虑、抑郁、恐惧等情绪。了解患儿对疾病的认知和接受程度，以及家庭和社会支持情况。

5. 其他

评估患儿的日常生活活动能力。

⤢ 护理诊断

1. 躯体活动障碍

躯体活动障碍与髓损伤所致的运动障碍有关。

2. 排尿功能障碍

排尿功能障碍与脊髓损伤导致的神经控制失调有关。

3. 排便形态紊乱

因脊髓损伤影响肠道神经支配所致。

4. 自理能力缺陷

自理能力缺陷与双下肢截瘫导致的日常活动受限有关。

5. 皮肤完整性受损

皮肤完整性受损与烫伤有关。

6. 皮肤完整性受损的危险

皮肤完整性受损的危险与长期卧床、大小便失禁有关。

7. 焦虑

由身体功能障碍、生活方式改变等引起。

8. 知识缺乏

缺乏关于疾病护理、康复训练和自我管理的知识。

9. 潜在并发症

尿路感染、肺部感染。

↗ 护理

△ 治疗护理

（1）遵医嘱给予二级护理，普食，平时给予神经源性膀胱和神经源性肠道刺激训练，提高患儿膀胱和肠道的反射活动；留置导尿；加强皮肤护理，预防压疮；每 2 小时翻身，预防下肢血栓形成。

（2）早期确诊病因，抓住黄金期，科学有效地实施康复训练，促进患儿肢体康复。

1）体位摆放：患儿处于恢复期，根据患儿受损的平面，主要是下肢良肢位摆放，抑制异常姿势。患儿仰卧位时，髋、膝、踝下垫枕，下肢髋伸直，无内、外旋，膝稍屈曲 20°~30°，足保持中立位，踝处于 90°；侧卧位时，下肢屈曲位，肢体下均垫长枕，背后用长枕靠住，保持侧卧位。

2）被动运动：帮助患儿做好关节、肢体的被动活动，避免由于活动受限、长期卧床对其造成不良影响。入院后即开始给瘫痪肢体进行功能训练，不断提高患儿下肢肌肉力量，防止出现肌肉萎缩，改善患儿肌肉痉挛的状态。专业的康复人员帮助患儿对下肢进行推拿，顺序为由上至下，同时帮助患儿下肢各个关节采取相同的手法进行推拿。平时给予患儿肌肉按摩，从肢体的近端依次反复向远端轻捏肌肉，2~3 次 / 天；关节活动由大关节开始至小关节，依次做抬高、伸屈、内收、外展活动。

3）主动运动：根据患儿的主观感受，平时由上肢带动下肢进行运动，包括卧床的翻身训练、坐位平衡训练、轮椅转移训练、床上及床边转移等。在患儿病情逐渐好转之后，下肢可进行由机器人协助的站立平衡训练和步行训练等。

4）针灸治疗：应用针灸联合康复训练对患儿下肢肌力的恢复有积极作用，针灸能够刺激患儿的相关穴位，使其肌肉麻木、紧张、瘫痪与疼痛等症状减轻，肢体障碍进一步改善，两种治疗方法联合使用进一步提高治疗效果，促进患儿康复。常由针灸医师根据患儿的病情选取的穴位主要是中脘、气海、关元、中级、双天枢、水道、梁丘、足三里、三阴交、外关、手三里、曲池、下极泉、双侧的风池和百劳穴等，并根据患儿的耐受程度随时调整针刺部位。

（3）动态监测大小便控制情况，提高肠道功能。

1）排尿护理：患儿因急性横贯性脊髓炎导致神经源性膀胱，无法自主排尿，早期留置导尿管，每日会阴护理 2 次，严格按照无菌操作原则，便后温开水擦洗会阴，保持会力容量评定系统进行每日监测患儿的膀胱容量和残余尿量，并根据监测情况开始饮水计划和间歇导尿，监测导尿有利于监测患儿膀胱残余尿量并可训练膀胱的充盈与收缩；在传统膀胱功能训练的基础上进行针灸，能有效改善脊髓炎患儿的膀胱功能，恢复患儿正确的排尿方式。针灸治疗的部位分别在腰俞、腰阳关、悬枢、命门、双肾俞、膀胱俞、大肠俞、环跳及委阳穴位，每日 1 次，每次 30 分钟，10 天为 1 个疗程，2 个疗程后评价效果。

2）排便护理：患儿因存在神经源性肠道障碍，平时指导家属每日 2 次在患儿进食后顺时针环形按摩腹部促进患儿排便，或者在乙状结肠部由近心端向远心端做环形按摩，每次 5~10 min。责任护士每日 1 次为患儿进行手指直肠刺激，双手戴手套，立于患儿病床右侧，将石蜡油充分润滑右手中指或食指，患儿的肛周也用石蜡油行充分润滑，将经过润湿的手指轻轻伸入患儿肛门 2~3 cm 处，将直肠壁向肛门方向进行牵拉，然后以手指指腹紧贴于患儿肠壁处沿顺时针方向进行环状刺激，每次刺激 15~20 s，控制刺激时间在 1 min 内，每隔 2 min 后可再次进行，最多连续刺激 6 次。刺激过程注意询问患儿的主观感受，提高患儿肠道的反应度。

（4）日常生活活动能力指导训练。

1）床椅转移训练：患儿上肢力量较好，训练时使用轮椅进行移动，包括前进、后退、转弯等操作。指导患儿进行床上的体位转移，如从仰卧位到侧卧位，逐步过渡到床上转移到轮椅上等。

2）家务活动训练：根据患儿的能力，适当安排一些简单的家务活动，如整理玩具、折叠衣物等。

（5）烫伤创面护理：患儿烫伤感染期入单间保护性隔离，医务人员平时需严格注意无菌操作。遵医嘱每日 2 次以碘伏溶液轻柔消毒创面，每日 1 次采用无菌针头在烫伤处大水疱边缘位置刺破小孔，用无菌注射器进行抽吸液体，用无菌棉签由远端向小孔处轻轻挤压，挤出残余渗出液，每日 1 次以外用重组人碱性成纤维细胞生长因子凝胶均匀涂抹创面，促进皮肤与黏膜创面组织修复，加速创面肉芽组织生长和上皮细胞增殖，从而缩短创面愈合时间。最后用无菌敷料覆盖，平时注意避免手部的抓挠，促进烫伤创面的恢复。

（6）皮肤护理：做好压疮的预防和护理。患儿长期卧床，应避免压疮的发生，2 小时翻身 1 次，保持皮肤清洁干燥，床单位整洁平整，每日用温水擦浴。

（7）进行呼吸锻炼指导，预防坠积性肺炎。患儿取平卧位或半卧位。保持室内空气新鲜，温湿度适宜，室内地面和生活物品定时清洗、消毒。鼓励患儿自主呼吸，指导深吸气，缩唇呼气，延长呼气时间，增加呼气末压，增加气体交换时间，防止肺萎缩。定时翻身、叩背，促进痰液排出。定时进行口腔护理，预防口腔感染。

△ 观察护理

（1）观察患儿小便的颜色、性状和量，有无出现尿液混浊、沉淀、絮状物等情况。

（2）观察残余尿量的情况。

（3）观察烫伤的恢复情况。

（4）观察有无压疮及感染。

△ 生活护理

（1）排便的护理：该患儿长期卧床，食欲减退，胃肠蠕动减慢，排便无力，易引起排便困难和便秘。每日进行腹部环形按摩，嘱患儿多吃蔬菜、水果及粗纤维食物，并给予番泻叶代茶饮。必要时遵医嘱给予肥皂水清洁灌肠以助排便。

（2）睡眠的护理：受各种监护仪器的影响，患儿的睡姿不舒服，翻身不便等机体状态的约束，心情烦躁，使患儿不能有完整的睡眠。我们将患儿安排单人房间，护理工作集中进行，减少探视，定时放窗帘，做好晚间护理。护士巡视病房动作要轻，做好病房管理工作，不在病房内喧哗，调暗灯光，给患儿一个安静的睡眠环境，必要时遵医嘱给予镇静剂。

（3）加强营养：注意调整饮食，加强营养，给予高蛋白、高热量、高维生素、易消化的食物，多食蔬菜、水果等，适当补钙。如有便秘可以顺时针按摩腹部，必要时加用缓泻剂。

△ 心理护理

因患儿是青少年期急性发病，出现截瘫、尿潴留、排便困难等病情变化，孩子处于青春期，内心比较脆弱、敏感等，导致患儿出现羞耻感，甚至出现半夜哭泣、抗拒康复治疗的情况。每当与患儿家属在床边交谈时，避免与患儿讨论其病情情况，平时采用积极的沟通方式，让其发泄心中的不快，鼓励患儿积极地面对，并且查阅文献与患儿分享治疗成功的案例；适当给患儿听舒缓音乐，播放一些正能量的视频；与家属建立良好的护患关系，指导家属如何与患儿相处、如何照顾患儿的情绪。该类患儿治疗时间长，病情表现复杂，治疗费用大，患儿和家属的情绪容易受到影响，多与患儿和家属接触，应将心理护理贯穿患儿整个住院周期，运用共情、倾听、外化等方法，充分尊重、理解，给予人文关怀，建立良好的护患关系。

△ 健康教育

出院前根据患儿下肢肌张力分级、饮食喜好情况，制定出院随访计划。责任护士通过建立沟通群，用通俗易懂的语言进行健康宣教，并播放家庭康复训练视频，细心指导患儿逐步掌握康复训练的技巧。教会家属神经源性膀胱和神经源性肠道刺激训练方法。每天做好康复日记的记录，包括尿量、大便次数及量、康复训练的内容等。出院后，护士通过电话和社交软件动态了解患儿的康复情况，指导、鼓励患儿坚持康复训练。随访 6 个月时，患儿大小便恢复良好，能借助助行器自由活动。

↗ 小结

急性横贯性脊髓炎为自身免疫类疾病，起病急，发展速度快，常在数小时至 3 天内完全瘫痪，尤其发生于青少年时期，对患儿及患儿家庭造成巨大的冲击。急性期目前在临床治疗上只能对症使用抗生素和激素冲剂疗法，抗生素使用后还易导致耐药性，暂无特效药治疗此类疾病。怀有高度同情心，加强工作责任心，及时发现，尽早治疗并发症，加强沟通，重视早期康复训练，对促进肢体功能恢复，缩短病程，提高患儿生活自理能力及生活质量具有积极意义。

↗ 参考文献

［1］孙亚男，靳向前，刘志成，等. 针灸和康复训练对脑梗死恢复期偏瘫肌力恢复的影响分析［J］. 黑龙江医药，2022，35（3）：640-642.

▎王 倩

案例 53
脊髓性肌萎缩症合并脊柱侧弯

案例介绍

患儿男性，4 岁 5 个月。

主诉：确诊脊髓型肌萎缩症 2 年余，行康复治疗。

现病史：慢性病程，患儿 1 岁 7 个月因发育落后 7 个月，肢体不自主震颤就诊于外院，完善基因检测确诊为脊髓性肌萎缩症（Ⅱ型），此后患儿逐渐出现不能独站、不会爬、进食时间长、喂养困难、脊柱侧弯的症状。2022-02 至 2022-04 于神经内科行诺西那生钠鞘内注射治疗 4 次，至今间断在儿童康复科行康复治疗。于 2022-07 为求进一步康复治疗，门诊以"脊髓性肌萎缩症（Ⅱ型）、中度营养不良、脊柱侧弯"收入院再次治疗。患儿近日来精神可，饮食可，睡眠可，大小便正常。

既往史：平素体质可，无抽搐病史，无肝炎、结核等传染病史，无传染病接触史，无手术史，无外伤史，无输血史。按计划免疫进行预防接种。

个人史：为第 1 胎第 1 产，足月自然分娩，生后哭声可，Apgar 评分不详，出生体重 4 350 g，新生儿筛查结果正常。3 个月抬头，4 个月翻身，6 个月会坐，10 个月扶站，1 岁 3 个月会说成句话。

家族史：父母均体健，1 个弟弟 2 岁，体健。否认家族中有遗传及传染病史，否认家族中有类似疾病发生。

↗ 查体

体格检查：T 36.6℃，P 100 次 / 分，R 28 次 / 分，BP 88/58 mmHg，H 106 cm，Wt 14.5 kg，年龄别体重 Z 值 –1.35，年龄别身高（长）Z 值 0.09，身高（长）别体重 Z 值 –2.03。神志清楚，精神可。

专科检查：认知理解能力可，能完成简单交流，可独坐，膝关节稍屈曲，可四点跪支撑，不会爬，不能独站，能扶物站立，不能由仰卧位向坐位转换，四肢肌力低下，双上肢肌力 4 级，双下肢远端肌力 3 级，近端肌力 2 级，仰卧位时双下肢可抬离床面，双侧膝腱及跟腱反射不能引出。

↗ 辅助检查

全脊柱正侧位片提示脊柱侧弯，骨质疏松。2022–07–14 查体：T 38.9℃，P 118 次 / 分，R 30 次 / 分，咳嗽，少量白色黏液状痰液，血常规提示白细胞 23.7×10^9/L，中性粒细胞百分比 76.9%，两肺呼吸音粗，胸片示肺部纹理增多。经抗生素、止咳、化痰等对症治疗，5 天后患儿情况好转，继续进行康复治疗。康复科医护团队针对患儿营养、运动能力、语言、认知、日常生活能力进行综合评估，根据评估结果为患儿制定个体化康复计划，促进 SMA 患儿的全面康复。

↗ 护理评估

1. 健康史

了解患儿家族中是否有类似疾病，询问患儿的生产史。

2. 身体状况

测量患儿的生命体征，检查患儿的精神状态、四肢活动情况、肌力改变情况、有无肌肉骨骼畸形等。询问家长患儿的进食及大小便情况。

3. 心理 – 社会状态

评估家长对该疾病的了解程度、护理知识的掌握程度，是否能积极配合治疗。

↗ 护理诊断

1．躯体活动障碍

躯体活动障碍与患儿异常姿势及运动障碍有关。

2．吞咽障碍

吞咽障碍与疾病造成的吞咽功能受累有关。

3．有感染的危险

有感染的危险与呼吸肌受累导致的反复呼吸道感染有关。

4．营养失调：低于机体需要量

营养失调与进食困难，摄入不足有关。

↗ 护理

△ 治疗护理

1．躯体活动障碍

运动功能训练对于该患儿而言，适当的运动在维持肌肉力量、降低残疾程度、预防关节挛缩和肌肉骨骼畸形，以及改善生活质量等方面的作用依然至关重要。该患儿可以独坐，推荐进行腰腹部躯干肌群力量训练以改善坐姿耐受及减少脊柱侧凸，基于肌肉功能进行相应的肢体主动助力、抗重力或渐进式抗阻肌力训练等改善肌力，通过游泳、轮椅运动等有氧运动提高活动耐力及范围，使用手臂支撑设备辅助上肢活动，使用智能机器人辅助步行训练和移动设备等辅助步行。

2．吞咽功能训练

（1）唇功能训练：让患儿对镜独立紧闭口唇练习，或用压板放于双唇间练习，要求双唇夹住压舌板，训练改善口腔闭合功能，减少食物或水从口中漏出。同时做缩唇、展唇训练，加强唇力量。

（2）颊肌、咀嚼肌功能训练：可用吹气球、吹口哨和口腔按摩来训练颊肌、咀嚼肌。

（3）舌肌运动训练：让患儿伸舌及侧顶颊部，或以舌尖舔吮口唇周围。

3. 预防感染

（1）该患儿抵抗力较差，此次住院期间出现急性支气管炎，因此保持病房整洁、清洁十分重要，病房每日通风两次，30分钟/次，紫外线消毒1次，每次40分钟以上，同时保持病房环境温湿度适宜，温度在18~22℃，湿度在50%~60%。因该患儿活动受限，应为患儿做好日常皮肤护理，勤剪指甲，勤清洗，勤观察，勤翻身，保持皮肤清洁干燥，为患儿穿棉质柔软宽松的衣服。当体温升高时（<38.5℃）应多饮水，清淡饮食，温水擦浴进行降温，同时密切观察体温变化。体温超过38.5℃时，及时报告医生，遵医嘱给予布洛芬、对乙酰氨基酚等退烧药物对症治疗，密切观察脉搏、心率、呼吸的变化。

（2）呼吸道护理：该患儿在住院期间出现急性支气管炎，有咳嗽、咳痰症状，遵医嘱为患儿进行雾化吸入等治疗，除此之外，要辅助患儿咳嗽，将双手放在患儿腹部横膈处，轻柔地向上施加压力，帮助患儿横膈向上移动，使其呼吸更有力，2~4次/天。同时进行背部叩击协助排痰，患儿右侧卧位，左手扶住患儿，右手拱起如碗状，以腕力轻柔而迅速地从下至上、由外至内叩击左侧前胸、腋下、肩胛区、肩胛下。叩击后如痰液，多需要即刻吸痰，避免痰液阻塞患儿呼吸道。

（3）呼吸道训练指导：推荐SMA患儿主动用力、抗阻呼气与吸气，如吹蜡烛、唱歌、朗诵等游戏方式进行呼吸肌肌力训练，进行上肢、肩胛骨各个方向的主被动活动和胸廓活动以维持胸廓顺应性。同时在住院期间教会患儿正确咳嗽，指导家属如何正确拍背并协助患儿排痰。需要注意的是呼吸功能锻炼的方法及强度要根据患儿情况进行个体化选择，避免出现呼吸困难及疲劳。

4. 营养护理

该患儿入院时首先对患儿进行营养评定，评定方法包括 Z 评分和百分位数，指标有年龄别体质量、身高别体质量和和年龄别体质指数。经营养测评，该患儿有营养不良风险，活动受限，肌力下降，进食时间延长，胃肠道蠕动减慢，胃排空延迟，因此在康复治疗中增加内科推拿项目，针对患儿脾胃弱进行推拿。该患儿主要以经口进食为主，有研究提出 SMA 患儿宏量营养素摄入量（碳水化合物、蛋白质、脂肪需求量）与健康儿童相比无显著区别，具体可参照《中国居民膳食营养素参考摄入量》，但有文献报道需适当限制脂肪摄入量，一方面因高脂肪食物延缓胃排空并增加胃食管反流风险，另一方面因 SMA 患儿的脂肪代谢和脂肪酸 β - 氧化能力降低，更易发生血脂紊乱和肝脏脂肪变性。因此该患儿饮食应以易消化、富含高蛋白、高维生素为主，适当限制脂肪摄入，少食多餐。适当补充膳食纤维，以防便秘。此外，该患儿有骨质疏松的情况，日常需补充钙剂和维生素 A、维生素 D，多晒太阳，促进钙和维生素 D 的吸收。

5. 安全管理

（1）确认会增加患儿受伤的潜在因素。

（2）向家长详细介绍医院、病房、病室及周围环境，以及正确使用床栏呼叫系统。

（3）保持病室及周围环境光线充足、宽敞、无障碍物，在晚间提供适当的照明器材。

（4）保持地面清洁无明显积水。

（5）住院期间注意患儿的安全，指导家属 24 小时看护。正确使用轮椅及推车，推车过程中必须佩戴安全带，患儿卧床时应拉起围挡，家属全天陪护，不留患儿一人在房间内。

6. 预防感染

房间保持温度 22~24℃，湿度 55%~65%，每天开窗通风 2 次，每次半小时。尽量单间保护性隔离，不与感染重的患儿同病房。根据患儿情况及时添减衣物，避免受凉。护理操作集中进行，嘱患儿注意休息以增强抵抗力。推荐所有 SMA 患儿常规接种疫苗，还应包括呼吸道合胞病毒单克隆抗体、肺炎链球菌疫苗、流感疫苗。保持衣被清洁干燥，监测患儿体温，低热患儿给予温水擦浴，体温大于 38.5℃，请示医生给予相应的处理，注意观察降温效果，每天口腔护理 2 次，防止鹅口疮的发生。

△ 观察护理

（1）患儿肢体力量是否改善。

（2）是否发生呼吸道感染、呼吸衰竭。

（3）是否发生营养不良。

△ 心理护理

患儿对世界和自身病情有初步的认知能力，容易产生自卑情绪，加强对患儿的心理干预非常重要。护士应主动关心患儿，向患儿及家属讲解疾病相关知识，指导其正确观察疾病的发展进程及时干预，提高其主观能动性，用好的案例帮助其树立战胜疾病的信心，有效疏导患儿和家长紧张、猜疑的情绪，改善患儿生存质量。

△ 健康教育

（1）向家长详细介绍 Ⅱ 型脊髓性肌萎缩症的病因、发病机制和临床表现。让家长了解这是一种由于基因突变导致的神经肌肉疾病，主要影响肌肉力量和运动功能。

（2）解释疾病的进展特点，包括可能出现的肌肉无力加重、呼吸功能下降等情况，使家长对孩子的病情发展有心理准备。

（3）强调康复训练的重要性，包括物理治疗、作业治疗和言语治疗等。指导家长如何在家中协助孩子进行简单的康复训练，如肢体活动、呼吸练习等。

（4）提供营养均衡的饮食建议，保证孩子摄入足够的蛋白质、维生素和矿物质。根据孩子的吞咽和消化能力，调整食物的质地和喂养方式。

（5）指导家长观察孩子的呼吸状况，如呼吸频率、呼吸困难的迹象等。指导正确的排痰方法，必要时介绍使用呼吸辅助设备的注意事项。

（6）由于孩子活动受限，容易出现压疮，告知家长定期为孩子翻身、保持皮肤清洁干燥的重要性。

↗ 小结

脊髓性肌萎缩症是一种全生命周期疾病，全生命周期疾病必定需要实现疾病的全病程管理，目前，SMA 的临床治疗与管理有了突破性进展，SMA 疾病的治疗和康复也得到了国家和社会的重视，但是 SMA 患儿多元需求需要不同主体资源支持，更需要兼具长效性和专业性的社会网络支持，那么从护理上来讲，建立全周期、全方位、多学科协作、长期管理的护理模式与网络支持是势在必行，这样才能真正提升 SMA 患儿与家庭的生活质量，实现真正的全面康复。

↗ 参考文献

［1］冷明月，彭宏浩，吴至凤. 脊髓性肌萎缩症家庭康复与护理的研究进展［J］. 中国当代儿科杂志，2024，26（4）：420-424.

［2］中华医学会儿科学分会康复学组，中国康复医学会物理治疗专委会. 脊髓性肌萎缩症康复管理专家共识［J］. 中华儿科杂志，2022，60（9）：883-887.

▌王　倩

案例 54
腓骨肌萎缩症 1

案例介绍

患儿男性，7 岁。

主诉：全身无力 6 年。

现病史：患儿为第 1 胎第 1 产，孕 39 周，因"妊娠高血压"行剖宫产，羊水、胎位、脐带、胎盘未见明显异常，出生体重 3.05 kg，生后会哭，哭声可，出生时未见明显异常。患儿 1 岁前发育正常，1 岁时出现发育倒退，以前翻身，1 岁时不会翻身，患儿 1 岁 5 个月起行间断康复至今，现患儿 7 岁可以独坐，全身无力，四肢肌肉萎缩，要求康复训练，门诊以"轴突型腓骨肌萎缩"为诊断收入院。近日来无抽搐发生，精神可，饮食可，睡眠可，大小便正常。

既往史：平素体质可；无肝炎、结核等传染病史，无手术史，无外伤史，无输血史。预防接种按计划免疫进行。

个人史：母孕期无异常接触史，无先兆流产史，无感染史，孕期无用药史，妊娠期后期有高血压。3 个月抬头，3 个月翻身，6 个月独坐，后出现发育倒退，现可以自由坐位，可以扶物站立，生后至 6 个月母乳喂养；现普食。

家族史：父亲 31 岁，母亲 31 岁，均身体健康，非近亲结婚。1 个妹妹

2 岁，体健，否认家族中有遗传病史、传染病史及类似脑性瘫痪病史。

↗ 查体

体格检查：T 36.1 ℃，P 94 次 / 分，R 22 次 / 分，BP 94/62 mmHg，H 106 cm，Wt 16.5 kg，年龄别体重 Z 值 –3.18，年龄别身高（长）Z 值 –3.58，BMI Z 值 –0.73，营养不良风险。患儿反应可，对答切题，会陈述、复述小故事，可识别部分数字，会点数数字，不会书写。双手可指腹捏物，双手协调性操作受限。四肢肌肉萎缩明显。会耸肩，颈椎前倾，圆肩，胸椎后凸。肩关节外展 60°，肘关节屈伸 0~150°，腕关节屈伸不能，双侧垂腕、手掌尺曲状，五指可外展内收，对指动作不能完成。患儿从仰卧到坐位转换需较大帮助，坐位有一定的平衡，可以扶物行走，侧方行走时腿以水平移动为主，需要侧方辅助，行走距离短，全脊柱无明显侧屈，双足外翻，跟骨后翻。四肢肌力低：屈肘、伸肘肌群肌力Ⅳ级，屈髋肌群Ⅲ级，伸膝、屈膝肌群Ⅳ级。肱二头肌、肱三头肌、桡骨膜、膝腱、跟腱反射未引出，部分肌腱存在挛缩，脑膜刺激征（–），病理征未引出。

↗ 辅助检查

头颅磁共振（外院，2017–12–16）：双侧额部脑外间隙增宽；肌电图 / 诱发电位检查（外院，2017–12–16）：脑干听觉诱发电位左、右耳各波潜伏期、间期、波幅均正常；视觉诱发电位正常；左、右正中神经周围运动神经传导波幅从远端 – 近端进行性降低（近端明显）；左尺神经、右尺神经、桡神经周围运动神经传导波幅明显降低；左侧肌皮神经、腋神经周围运动神经传导波幅降低；右侧肌皮神经、腋神经周围运动神经可见传导；肌电图（外院，2018–05–25）：四肢神经运动传导波幅明显减低，四肢神经感觉传导波幅降低，四肢感觉及运动神经传导速度降低 30~40 m/s。四肢被检肌均可见纤颤电位，正锐波及巨大电位，重收缩用力可。考虑广泛神经源性损害；肌电图（本院，2018–05–26）：四肢呈广泛神经源性变；基因检测（2018-10-11）：MORC2c.260C ＞ T（pSer87Leu）（杂合变异，新生变异）。

↗ 诊断

诊断：①腓骨肌萎缩症；②消化不良；③便秘；④营养不良。

↗ 诊疗经过

根据患儿病情，给予运动训练增加肌肉力量；给予关节松动训练促进关节活动；给予平衡训练促进协调能力训练，稳定脊柱稳定性训练；通过作业疗法促进患儿手部精细运动能力的发展，帮助提高日常生活技能，提高生活自理能力；给予肌电电子生物反馈、推拿治疗刺激肌肉收缩，减缓肌肉萎缩。患儿便秘、消化不良，给予口服益生菌、乳果糖口服液和神曲消食口服液。

↗ 护理评估

1. 运动功能评估

评估患儿的肌肉力量、关节活动范围、运动功能等。

2. 感觉功能评估

测试触觉、痛觉、温度觉等感觉，确定是否存在感觉减退或缺失。

3. 呼吸功能评估

评估呼吸频率、深度和节律，观察是否存在呼吸困难。

4. 日常生活能力评估

观察儿童穿衣、洗漱、进食等日常生活活动的能力和独立性。

↗ 护理诊断

1. 躯体活动障碍

躯体活动障碍与姿势异常及运动障碍有关。

2. 自理能力缺陷

自理能力缺陷与运动障碍有关。

3. 有感染的危险

有感染的危险与免疫力低下有关。

4. 营养失调：低于机体需要量

营养失调与患儿消化不良、摄入不足有关。

↗ 护理

△ 治疗护理

1. 物理治疗

（1）利用各种理疗仪器，如电疗、热疗等，缓解肌肉疼痛和不适。

（2）进行肌肉按摩，促进血液循环和肌肉放松。

2. 运动训练

（1）协助患儿进行适度的被动运动，如关节的屈伸活动，预防关节僵硬和肌肉萎缩的进一步加重。

（2）鼓励患儿在能力范围内进行主动运动，如尝试抬腿、伸展四肢等，保持一定的肌肉力量和关节灵活度。

（3）渐进性的肌肉力量训练，可先从轻度的抗阻训练开始。

（4）关节活动度训练，维持关节的正常活动范围。

（5）平衡和协调训练，帮助患儿提高身体控制能力。

3. 作业治疗

（1）训练日常生活活动能力，如穿衣、洗漱、进食等，提高生活自理能力。

（2）根据患儿的兴趣和能力进行一些手工活动训练，增强手的灵活性。

4. 康复辅具适配

（1）配备合适的矫形器、支具等，辅助站立和行走，改善身体姿势。

（2）提供轮椅等移动辅助工具，方便患儿出行。

5. 呼吸训练

进行呼吸肌训练，预防呼吸功能下降。

6. 小儿推拿

该患儿消化不良、便秘，给予小儿内科推拿，采用补脾经、清胃经、下推七节骨、揉脐、摩腹等手法，患儿饮食及排便情况较前明显改善。

7. 预防感染

患儿抵抗力较差，预防感染尤其重要，因此保持病房整洁十分重要，病房每日通风2次，30分/次，紫外线消毒1次，每次40分钟以上，同时保持病房环境温湿度适宜，温度在18~22℃，湿度在50%~60%。为患儿做好日常皮肤护理，勤剪指甲，勤清洗，勤观察，勤翻身，保持皮肤清洁干燥，为患儿穿棉质、柔软、宽松的衣服。

△ 观察护理

（1）观察四肢肌肉力量的变化，四肢肌肉无力、萎缩情况。

（2）观察足的形态，有无足下垂等现象。

（3）观察有无呼吸功能的改变，是否容易出现呼吸急促等情况。

（4）观察患儿的情绪状态，是否因疾病出现焦虑、自卑等心理问题。

（5）观察有无感染。

△ 生活护理

（1）提供辅助器具，如助行器、轮椅等，方便患儿训练及出行。

（2）确保居住环境安全，减少跌倒等意外发生的风险，如移除障碍物、安装扶手等。

（3）协助患儿保持良好的体位，定时翻身，防止压疮形成。

（4）保证患儿均衡饮食，摄入足够的蛋白质、维生素等营养物质，维持身体的正常代谢和功能。

△ 心理护理

（1）关注患儿的心理状态，给予心理支持和安慰，帮助患儿树立信心，积极面对疾病。

（2）鼓励患儿参与社交活动，避免因疾病产生孤独、抑郁等不良情绪。

△ 健康教育

（1）要让家长充分了解疾病的特点、发展过程和可能出现的症状，包括肌肉无力、萎缩的进展情况等，使他们对患儿的病情有清晰的认识。

（2）告知家长日常护理的重要性，如保持患儿肢体的正确姿势，协助进行适度的被动运动，预防关节僵硬和畸形。

（3）强调营养均衡的饮食对患儿健康的意义，确保患儿摄入足够的蛋白质、维生素和矿物质等。

（4）提醒家长要关注患儿的心理状态，给予患儿足够的关爱和支持，帮助其建立积极的心态，同时也要注意自身的心理调节。

（5）向家长介绍康复训练的方法和意义，鼓励他们积极配合康复治疗师，在家中也持续进行适合患儿的康复训练。

（6）指导家长如何应对可能出现的并发症，例如，如何预防跌倒、如何观察呼吸功能变化等。

（7）让家长了解辅助器具的使用和选择，如矫形器、轮椅等，以提高患儿的生活质量。

（8）了解家长有无再生育计划，提供相关的遗传咨询和建议。

↗ 小结

目前，尽管人类在腓骨肌萎缩症的基因学研究中取得了很大的进步，但对这种疾病的治疗研究尚处于起步阶段，没有任何干预证明可以治愈这种疾病，康复治疗是目前该病治疗的一个重要支柱，运动疗法和矫形器辅助治疗均证明可以改善上下肢运动功能，使生活质量得以改善。如何根据腓骨肌萎缩症临床症状的不同，选取最合适的运动疗法，以及如何选择合适的矫形器支持治疗，以达到对症支持治疗和功能保持，都值得今后更加深入地开展临床研究。

↗ 参考文献

［1］黄玉柱，李晓捷，周丽，等．运动疗法和矫形器治疗对于腓骨肌萎缩症康复的研究进展［J］．医学理论与实践，2020，33（6）：891-893.

▌王　倩

案例 55
腓骨肌萎缩症 2

案例介绍

患儿男性，4 岁 1 个月。

入院日期：2024-01-10 09：17。

主诉：发现独走姿势异常 1 年余。

现病史：1 年余前发现独走姿势异常，下肢无力，易疲劳，踝关节背曲欠佳，就诊于外院，予以康复治疗，疗效欠佳，就诊外院，行肌电图示，多发性周围神经损害，运动和感觉神经均受累，远端著。基因检测到 MFN2 基因的 1 个变异，关联疾病为遗传性运动和感觉神经病 6A 型伴视神经萎缩系，考虑诊断为"腓骨肌萎缩症"。3 个月前患儿独走姿势异常，下肢无力，下肢远端肌肉萎缩，遂来就诊，诊断为"①康复医疗；②遗传性运动感觉神经病"，予以综合康复治疗 3 个疗程，患儿肌力较前改善。现患儿为进一步治疗，再次入院，门诊以"①康复医疗；②遗传性运动感觉神经病"为诊断收入院，近日来精神可，饮食可，睡眠可，大小便正常。

既往史：平素体质差；1 个月 20 天患"重症肺炎"，于当地医院治疗 1 个月。无肝炎、结核等传染病史，无手术史，无外伤史，无输血史。预防接种按计划免疫进行。

个人史：母孕期无接触史；母孕后期合并"高血糖"，母孕合并乙型病毒性肝炎，曾应用乙肝阻断药物治疗（具体不详），患儿为第 2 胎第 2

产，母孕 39 周，剖宫产，羊水、胎位、脐带、胎盘未见明显异常，出生体重 3 500 g；出生后至 2 岁生长发育同同龄儿，出生后至 6 个月人工喂养；现普食。

家族史：患儿出生时父亲 28 岁，母亲 29 岁，均身体健康，非近亲结婚。有 1 个哥哥约 10 岁，体健。否认家族中有遗传病史、传染病史及类似疾病史。

↗ 查体

体格检查：T 36.4℃，P 94 次 / 分，R 21 次 / 分，BP 94/66 mmHg，Wt 18 kg。体格发育正常，营养中等，神志清晰，精神可。皮肤及黏膜色泽正常，温度和湿度正常，弹性正常，毛发正常。无水肿，无皮疹，无瘀点、紫癜、色素沉着、缺失。全身浅表淋巴结无肿大。头颅正常。双眼睑正常，眼球正常，巩膜正常。双侧瞳孔等大等圆，对光反射正常，耳鼻无畸形，无异常分泌物。口唇红润，口腔黏膜光滑完整，双侧扁桃体无肿大，无充血、分泌物。咽腔黏膜无充血、红肿。颈部两侧对称，无强直，气管居中。双侧胸廓正常。呼吸节律正常，双肺听诊呼吸音清，未闻及干、湿性啰音。心律齐，心音可。腹部对称，平坦，腹部柔软。肝脏肋缘下未触及，剑突下未触及。胆囊未触及，脾脏肋缘下未触及。肠鸣音正常。肛门及外生殖器未见异常。脊柱无畸形，脊柱活动度正常，无压痛、叩击痛。四肢无畸形，双下肢皮纹对称。

专科检查：反应可，可进行言语交流，认知理解能力可，可与人互动，日常生活能力及自理能力欠佳。手部目的性操作及手眼协调能力欠佳。竖头稳，可独站，独走不稳，独走步态异常，坐、站体位转换能力欠佳，单脚负重不能，不能连续上楼梯，蹦跑跳欠佳，膝外翻，X 型腿，下肢肌力低，双下肢肌力 4-，踝背曲欠佳，高足弓，下肢感觉功能减退，腱反射减弱。

↗ 护理

△ 治疗护理

（1）遵医嘱完善康复评定、血常规、尿常规、大便常规等相关检查和评估，明确患儿发育程度。

（2）遵医嘱给予运动疗法、悬吊治疗、仪器平衡功能训练、推拿治疗，改善关节活动度，提高肌力；给予蜡疗，缓解肌肉痉挛；给予电诊疗及生物反馈治疗，促进神经恢复，提高肌力，延缓肌肉萎缩；给予感觉统合治疗，促进本体感觉输入，提高患儿平衡能力。

（3）对症和支持疗法：强调支持疗法。

（4）康复训练改善肌肉功能，康复治疗以改善行走能力和生活质量为基本目标，在腓骨肌萎缩症疾病管理中占主导地位，包括力量训练和拉伸训练以维持肌力、防止肌萎缩，以及适当的辅具（矫形器）以鼓励患儿活动并提高安全性，同时嘱咐患儿控制体重，避免肥胖增加运动负担。运动锻炼是康复治疗的重要环节，包括耐力训练、力量训练和拉伸训练，以维持肌力、提高有氧运动能力、改进体能、保持运动幅度、避免关节挛缩为目标，其中，耐力训练和力量训练以近端未受累肌肉为主，如膝关节伸曲、髋关节伸展和外展等，增加行走过程中对远端肌无力的代偿、改善运动功能。

1）运动疗法：以增强肌力为目的，重点是根据受损肌肉萎缩情况设计加强主动肌力训练。根据病损肌肉的肌力情况选取不同的训练模式，对患儿进行被动运动、助力运动、主动运动、抗阻运动等，可结合日常生活活动协同治疗。根据患儿病情的程度，可以逐渐增加训练的强度和时间。

2）物理因子治疗：包括温热疗法、生物反馈、激光疗法、水疗等。操作的原则应从轻刺激开始逐渐增强，并严格控制强度，切勿超出患儿的承受范围。对于肌无力、肌萎缩，可以电针疗法选取足阳明经结合五脏背俞穴（肺俞、心俞、肝俞、脾俞、肾俞），通行经络气血，疏通局部阻滞，恢复神经肌肉功能。

3）日常生活活动能力训练：根据患儿的实际情况安排日常生活活动，能力训练与增强肌力训练相结合同步进行。也可借助沙袋和减重步态进行训练等。

4）关节挛缩畸形的治疗：可应用夹板、矫形鞋和矫形器支具，维持关节功能位与稳定性，预防和矫正畸形。

（5）外科手术矫形：患儿进入青春期，可进行手术减轻弓形足及足下垂，以及根据病情进行膝关节融合术。

（6）中医治疗：根据中医理论，在治疗上加用中医中药进行辨证论治，对康复起着保驾护航的作用。

△ 观察护理

（1）观察患儿治疗后的运动功能、生长发育恢复情况。

（2）观察患儿的心理状况、焦虑状态是否缓解。

（3）观察患儿自理能力的整体恢复，是否回归家庭和社会。

△ 生活护理

腓骨肌萎缩症与饮食的关联不大，主要目的是合理控制总热量，合理营养物质分配，合理餐次分配，使患儿全面营养。目前没有治疗腓骨肌萎缩症的特效药，但在医生的指导下可以日常服用一些促进神经生长和恢复的药物。注意了解各类药物的作用、剂量、用法、不良反应和注意事项，遵医嘱正确服用。

△ 心理护理

主动、热情地与就诊者家属沟通，及时为家长讲解疾病相关知识和护理常识，使家属全面理解该疾病的基本医学知识，如不同年龄段临床表现和照护重点，以便理解和接纳就诊者的症状，减轻心理负担，能在患儿积极治疗时及时进行肯定，帮助树立康复的信心，减轻焦虑情绪。罕见病的治疗效果存在很多不确定因素，长期的康复治疗使家属的信心不足，应多主动与家属沟通就诊者的病情，分享成功治疗的案例，取得他们的依赖与信任，从而提高治疗依从性。定期评估家庭动态，注意就诊者的心理健康，必要时及时行心理评估，心理科及家属协同处理。

△ 健康教育

腓骨肌萎缩症患儿的护理以减轻不适、延缓病情进展为主，日常注意休息和锻炼，服用促神经生长和恢复的药物时要注意药物的不良反应，每年定期复查神经电生理检查，同时也要注意患儿的心理疏导。有足部畸形患儿可戴矫正器适度锻炼，有助于延缓肌肉萎缩。平时注意肌肉的力量和拉伸训练，但注意不要过度训练避免二度损伤。指导家长进行康复训练和治疗，并教会其家庭康复的方法，为患儿做肢体的被动训练，加强观察患儿异常姿势的改善情况，平时康复训练时应避免患儿意外受伤的情况发生，以免造成患儿的恐惧心理，增加患儿心理负担，影响患儿治疗效果。教会家长掌握家庭康复要领，向家长宣教早期干预训练的意义，提高治疗依从性，鼓励家长参加健康知识讲堂，耐心解决家长提出的相关问题，帮助患儿改善异常姿势，培养就诊者良好的语言环境，养成良好的生活习惯和行为模式。

↗ 小结

腓骨肌萎缩症是最常见的周围神经遗传性疾病，具有显著的临床表型和遗传表型异质性。随着二代测序等基因检测技术的发展和普及，越来越多的腓骨肌萎缩症致病基因和新发突变位点被发现和克隆，极大地丰富了腓骨肌萎缩症的基因谱。康复训练治疗和外科矫形手术治疗仍是腓骨肌萎缩症的主要治疗手段，针对发病机制中重要靶点的多种特异性治疗药物的研究处于临床试验阶段或临床前研究阶段，有望在将来为腓骨肌萎缩症的治疗带来新的突破。

↗ **参考文献**

［1］中华医学会骨科学分会足踝外科学组，国际矫形与创伤外科学会中国部足踝外科学会，中国医疗保健国际交流促进会骨科分会足踝外科学部，等．腓骨肌萎缩症外科治疗专家共识［J］．中华骨与关节外科杂志，2022，15（9）：641-651．

［2］贺慧芬，王萌，郭爱红，等．腓骨肌萎缩症的治疗研究进展［J］．临床医学研究与实践，2021，6（6）：196-198．

［3］姚晓黎，何若洁．腓骨肌萎缩症的诊治［J］．中华神经科杂志，2024，57（03）：290-297．

董　婵

案例 56
斜颈

案例介绍

患儿男性，4个月4天。

入院日期：2024-06-11 12：15。

主诉：出生至今4个月4天头向右侧歪斜。

现病史：患儿为第2胎第1产，母孕40周，阴道自然分娩，入院半小时后出生，羊水、胎位、脐带、胎盘未见明显异常，出生体重3 700 g，哭声可，无出生后青紫窒息史、出生后苍白窒息史，Apgar评分不详。生后7天出现皮肤发黄，胆红素12 μmol/L，1个月时自行消退。早期有易惊等异常表现。2个月练习抬头时发现患儿头向右侧歪斜，未给予处理。现患儿4个月4天头向右侧歪斜，遂来就诊，门诊以"斜颈"为诊断收入院。近日来精神可，饮食可，睡眠可，大小便正常。

既往史：平素体质可；无肝炎、结核等传染病史，无手术史，无外伤史，无输血史。预防接种卡介苗，乙肝疫苗2次，百白破疫苗1次。

个人史：母孕期无接触史：母孕期无并发症；无感染史；母孕期无用药史。2个月抬头，3个月主动抓物。生后至今母乳喂养。

家族史：患儿出生时父亲26岁，母亲26岁，均身体健康，非近亲结婚。否认家族中有遗传病史、传染病史及类似疾病史。

↗ 查体

体格检查：T 36.8℃，P 110 次 / 分，R 26 次 / 分，Wt 8 kg。体格发育正常，营养良好，神志清晰，精神可。患儿意识清醒，俯卧位抬头 90°，头歪向右侧，面部偏向左侧，右侧面部偏小，扶坐位头歪向右侧，偏离中线 40°~45°，扶坐时左肩较右侧偏高，触诊右侧后斜角肌、颈最长肌、头最长肌、头夹肌、肩胛提肌、颈夹肌、斜方肌、头半棘肌均较左侧硬，反应可，表情丰富，追视灵活，对声音有反应，追听有反应，易逗笑，注意力集中，对周围事物感兴趣，认母亲，认生。双手抓物欠灵活。竖头头控制欠佳，仰卧对称，四肢伸展，拉起头与躯干成一条直线，俯卧位可抬头 90°。肘支撑。会翻身，左侧翻身不灵活，坐位半前倾。扶立位双下肢支撑力差，步态正常，四肢肌力欠佳 4 级，四肢肌张力尚可，内收肌角 70°，腘窝角 120°，足背屈角 60°，围巾征肘尖可达正中线，腱反射可引出。

↗ 诊疗经过

进一步完善全脊柱 X 线片，必要时行全脊柱 CT 三维重建等相关检查，斜颈可能与多种病因相关，需排除类脑性瘫痪疾病，而类脑性瘫痪疾病可能与多种病因相关，包括内分泌或遗传及代谢病，进一步完善甲状腺功能、肝肾心功能等相关检验，必要时行基因检测；根据患儿病情，给予斜颈推拿治疗、蜡疗、低频电疗减轻肌肉痉挛、降低肌张力。

↗ 护理评估

1. 健康史

（1）了解患儿出生时有无难产、产伤史，是否存在胎位不正等情况。

（2）询问家族中有无类似疾病史。

（3）了解患儿发病的时间、症状出现的进展情况。

2. 身体状况

（1）局部症状评估如下：

1）观察患儿头部向患侧倾斜、面部向健侧旋转的程度。

2）检查患侧胸锁乳突肌有无肿块，肿块的大小、质地、边界、活动度等；对于无肿块的患儿，评估胸锁乳突肌的紧张度、挛缩程度。

3）查看患儿颜面部是否对称，有无患侧眼裂变小、面部短而扁平等。

（2）颈椎活动度评估：帮助患儿活动头部，检查颈椎向各个方向的活动范围，了解有无活动受限。

（3）伴随症状评估如下：

1）观察患儿有无视力障碍、斜视等眼部问题。

2）检查患儿有无脊柱侧弯等其他骨骼肌肉系统的异常。

3）患儿颈部肿块的位置、大小、形状、软硬度、活动面是否光滑及有无压痛等。

（4）了解家长对疾病的认知程度、心理负担及对治疗和护理的期望。

⟋ 护理诊断

1. 躯体活动障碍

躯体活动障碍与颈部向患侧做矫正畸形的活动受限有关。

2. 疼痛

疼痛与胸锁乳突肌挛缩、肿块压迫有关。

3. 社会交往障碍

社会交往障碍与斜颈造成的颈面部畸形有关。

4. 知识缺乏

患儿父母缺乏疾病相关的知识。

5. 焦虑

焦虑与家长担心患儿疾病预后、治疗效果有关。

↗ 护理

△ 治疗护理

（1）保证患儿睡眠时姿势正确，可利用沙袋或特制枕头固定头部于矫正位。

（2）给患儿提供舒适的睡眠环境，避免颈部过度屈伸或旋转。

（3）注意患儿的日常保暖，特别是颈部。

（4）家庭康复指导如下：

1）清醒时矫正方案：患儿家长将患儿横抱时，使其颜面转向患侧；患儿竖抱时，用下颌和手扶正患儿的头颈，使其呈被动体位相反的姿势进行纠正。

2）睡眠时矫正方案：患儿取仰卧位，头颈中立位，将 10 cm×20 cm 的小米袋垫于健侧头枕部，并将其颜面转向患侧约 45°，被动挤压患侧头枕部，持续矫正至患儿双侧头枕部对称时可撤出米袋。

3）颈部肌肉锻炼：引导患儿练习抬头，使患儿取俯卧位，使其颜面向患侧斜上方视物，每次 5~10 min，每日 3 次。具体锻炼时间及频次可依据患儿身体状况进行调整。患儿 6~12 个月期间，可引导其进行坐、趴、爬，使患儿的头颈部自主向患侧斜上方视物，并引导患儿用患侧手抓物，每次 10 min，每日 3 次。纠正患儿至头颈无歪斜时可停止。

4）牵拉肌肉：使患儿头颈向健侧拉伸 15~20 次，每日 3 次。

5）冯氏捏脊：引导患儿家长对患儿进行冯氏捏脊。拇指伸直，双手半握空拳，从长强穴开始轻推皮肤，沿着督脉自下而上双手交替捏、推、捻、放、提直至大椎穴，完成 1 次捏脊。每日 1 次，捏脊 6 天后休息 6 天，循环操作。

△ 观察护理

（1）密切观察患儿颈部歪斜的程度、姿势变化，看是否有加重或改善的趋势。

（2）注意观察患侧颈部肿块的大小、质地、有无压痛等。

（3）观察患儿面部发育是否对称，包括眼睛大小、脸颊是否对称等。

（4）观察患儿日常的吃奶、睡眠等状态，是否因斜颈而受到影响。

△ 饮食护理

（1）哺乳时可交替在两侧，避免长期单侧哺乳。

（2）哺乳时注意观察患儿颈部姿势，避免加重斜颈。

（3）要注意患儿的吃奶情况，观察是否有消化不良等异常表现。随着患儿的成长，到了添加辅食的阶段时，要按照循序渐进的原则合理添加辅食。

△ 心理护理

（1）倾听与理解：给予家长充分的时间倾诉他们的担忧、焦虑和困惑，表达对他们心情的理解和认同。

（2）提供信息支持：详细讲解斜颈的治疗过程、预后情况等，让家长心中有底，减少因未知而产生的恐惧和不安。

（3）建立信任关系：医护人员以专业、负责的态度与家长交流，让家长感受到可靠，从而建立起信任。

（4）帮助应对压力：引导家长合理释放压力，如建议他们适当放松、参与一些自己喜欢的活动来缓解紧张情绪。

（5）分享成功案例：介绍一些经过治疗后康复良好的斜颈患儿案例，让家长看到希望，增添积极情绪。

（6）促进家庭支持：鼓励家庭成员之间相互支持、鼓励，共同营造良好的家庭氛围，利于家长保持良好的心理状态。

（7）关注家长情绪变化：持续关注家长的情绪变化，及时发现并处理可能出现的心理问题。

（8）多安抚患儿，减少哭闹。

△ 健康教育

（1）讲解斜颈的基本知识，包括病因、表现、治疗方法和预后等，让家长对此病有清晰的认识。

（2）告知家长坚持治疗的重要性，包括康复训练等，不能随意中断。

（3）指导家长如何在家中协助进行康复训练，如正确的姿势纠正、颈部伸展和转动练习等，详细说明动作要点和注意事项。

（4）强调日常护理要点，如保持患儿颈部清洁，避免颈部受伤等。

（5）提醒家长定期带患儿复诊，以便及时评估治疗效果和调整治疗方案。

↗ 小结

对于斜颈患儿的护理而言，重点在于全面且持续的关注。要仔细观察患儿颈部歪斜的动态变化、患侧肿块情况及面部的对称性等，同时注重其日常的生活状态。康复训练护理要精心且规范，帮助患儿坚持进行有效的训练。在日常生活中，务必保持患儿颈部的清洁，选择适宜的枕头来辅助，抱患儿及与其互动时都要格外注意颈部的保护，还要给予患儿充分的心理支持和安抚，促进其身心的良好恢复和发展。

↗ 参考文献

［1］余延云，陈雅恒，林阳，等. 物理因子治疗和康复护理在肌性斜颈康复治疗中的应用价值研究［J］. 中国实用医药，2020，15（06）：186-188.

［2］王凌啸，袁俊梅，赵玉霞，等. 手法推拿联合家庭康复干预在小儿先天性肌性斜颈中的应用效果［J］. 深圳中西医结合杂志，2023，33（19）：56-58.

▌许 令

案例 57
甲基丙二酸血症

↗ 案例介绍

患儿女性，13 岁。

入院日期：2023-12-01 15：38。

主诉：发现运动落后 1 年余，确诊"甲基丙二酸血症合并型" 1 年。

现病史：1 年余前发现患儿步态异常，独走不稳，就诊于当地医院，未明确诊断。1 年前就诊于外院，行血串联质谱示甲基丙二酸血症，诊断为"①甲基丙二酸血症合并型；②共济失调"，予以肌注羟钴胺 10 mg，4 日 1 次，左卡尼丁 10 mL，1 日 3 次，甜菜碱 500 mg，1 日 3 次，亚叶酸钙片 7.5 mg，1 日 1 次，患儿症状好转。10 月余前患儿因"运动障碍、甲基丙二酸血症"，给予综合康复治疗 9 个疗程，患儿症状改善。现患儿独走不稳，步态异常，为进一步治疗，再次入院，门诊以"①运动障碍；②甲基丙二酸血症"为诊断收入院。近日来精神可，饮食可，睡眠可，大小便正常。

既往史：平素体质可；无肝炎、结核等传染病史，无手术史，无外伤史，无输血史。预防接种按计划免疫进行。

个人史：母孕期无接触史，母孕期无并发症，无感染史，母孕期无用药史；患儿为第 2 胎第 2 产，母孕 40 周，剖宫产，羊水、胎位、脐带、胎盘未见明显异常，出生体重 2 700 g；发病前生长发育正常。出生后至 6 个月母乳喂养；现普食。

家族史：患儿出生时父亲 21 岁，母亲 19 岁，均身体健康，非近亲结婚。有 1 个哥哥约 14 岁，体健。否认家族中有遗传病史、传染病史及类似疾病史。

↗ 查体

体格检查：T 36.3 ℃，P 80 次 / 分，R 20 次 / 分，BP 100/68 mmHg，Wt 38 kg。体格发育正常，营养中等，神志清晰，精神可。皮肤及黏膜色泽正常，温度和湿度正常，弹性正常，毛发正常。无水肿，无皮疹，无瘀点、紫癜、色素沉着、缺失。全身浅表淋巴结无肿大。头颅正常。双眼睑正常，眼球正常，巩膜正常。双侧瞳孔等大等圆，对光反射正常，耳鼻无畸形，无异常分泌物。口唇红润，口腔黏膜光滑完整，双侧扁桃体无肿大，无充血、分泌物。咽腔黏膜无充血、红肿。颈部两侧对称，无强直，气管居中。双侧胸廓正常。呼吸节律正常，双肺听诊呼吸音清，未闻及干、湿性啰音。心律齐，心音可。腹部对称，平坦，腹部柔软。肝脏肋缘下未触及，剑突下未触及。胆囊未触及，脾脏肋缘下未触及。肠鸣音正常。肛门及外生殖器未见异常。脊柱无畸形，脊柱活动度正常，无压痛、叩击痛。四肢无畸形，双下肢皮纹对称。

专科检查：反应可，可进行正常言语交流，手部可进行目的性操作，竖头稳，可独站、独走，独走不稳，步态异常，体位转换欠佳，蹲下、蹲起欠灵活，不会跑跳，指鼻试验欠稳准，不能走直线，轮替动作欠灵活，自理能力及日常生活能力落后，踝关节背屈欠佳，上肢肌力 V 级，下肢肌力 Ⅳ 级，下肢肌张力偏高，踝阵挛阳性，病理征未引出，腱反射可引出。

↗ 护理

△ 治疗护理

（1）遵医嘱完善康复评定、血常规、尿常规、大便常规等相关检查和

评估，明确患儿发育程度。

（2）遵医嘱给予羟钴胺 10 mg 肌肉注射，3 日 1 次，甜菜碱 500 mg，1 日 1 次。

（3）遵医嘱给予运动疗法，提高肌力；予以悬吊治疗、仪器平衡功能训练，提高肌力，改善患儿步态；予以推拿治疗，缓解痉挛，改善关节活动度，通经活络，改善患儿体质。

（4）治疗原则为减少代谢毒物的生成和（或）加速其清除，主要方法包括限制某些饮食摄入及通过药物等方法进行治疗，并对酸中毒等并发症进行处理。针对患儿肌肉无力及智能运动落后等特点，需进行相应的康复治疗。

1）甲基丙二酸血症的急性期治疗：甲基丙二酸血症急性期治疗应以补液、纠酸为主，同时应限制蛋白质摄入，供给适当的热量。如果出现低血糖，可先行静脉注射葡萄糖 1~2 g/kg，随后补充 10% 的葡萄糖溶液。若持续高氨血症（血氨 > 600 μmol/L），则需要通过腹透或血液透析去除毒性代谢物。为稳定病情可用左旋肉碱 100~300 mg/（kg·d），静滴或口服；维生素 B_{12} 1 mg/d，肌注，连续 3~6 天。

2）甲基丙二酸血症的长期治疗。①维生素 B_{12}：用于维生素 B_{12} 有效型的长期维持治疗，每周肌内注射 1 mg，1~2 次，部分患儿可口服甲基钴胺素 500~1 000 μg/d。羟钴胺治疗后，约 90% 的 cb1A 患儿症状好转，40% 的 cb1B 患儿体内甲基丙二酸水平降低。②左旋肉碱：促进甲基丙二酸和酯酰肉碱排泄，增加机体对自然蛋白的耐受性，常用剂量为 50~100 mg/（kg·d），急性期可增至 300 mg/（kg·d），口服或静脉滴注。③甜菜碱：用于合并同型半胱氨酸血症患儿，500~1 000 mg/d，口服。④叶酸：用于合并贫血或同型半胱氨酸血症患儿，10~30 mg/d，口服。⑤维生素 B_6：12~30 mg/d，口服。⑥甲硝唑（10~20 mg/kg，tid）或新霉素（50 mg/kg，tid），可减少肠道细菌产生的丙酸，但长期应用可引起肠道菌群紊乱，应慎用。⑦氨基甲酰谷氨酸［50~100 mg/（kg·d）］及苯甲酸钠（150~250 mg/d）治疗，可改善高氨血症及高甘氨酸血症。⑧应急时使用胰岛素或生长激素，可增加蛋白及脂质合成并改善体内代谢。

（5）做好基础护理，加强口腔护理。告知家长及时更换衣物，保持皮肤清洁，做好皮肤护理。保持床单位干净、整洁，室内空气清新，定时开窗通风，紫外线消毒，防止交叉感染。

（6）运动障碍如下：

1）康复治疗师会诊，对患儿进行运动功能评估，治疗组成员共同为患儿拟定一个康复锻炼计划，鼓励患儿经常进行行走，每日至少3次。

2）住院期间进行肢体功能训练，从简单到复杂，从被动到主动的肢体锻炼，促进肌肉、关节活动，改善肌张力，抑制异常姿势。

（7）患儿生活自理能力缺陷如下：

1）患儿在睡眠时应使用床栏，防止坠床。

2）住院期间协助患儿洗漱、饮食、大小便、个人卫生等生活护理，将患儿的食物放在方便患儿拿取的位置。

3）患儿活动期间，保持活动空间光线充足，防止跌倒。

（8）安全管理：入院时及时对患儿进行评估，根据患儿情况给家长进行防跌倒、坠床、烫伤等安全宣教，做到专人护理，防止患儿受伤。

△ 观察护理

（1）密切观察患儿的运动功能，包括肢体的活动范围、协调性、肌张力等，看是否有异常改变。

（2）观察患儿生命体征变化，预防并发症的发生，每日测量体温、脉搏、呼吸1次，每周监测体重及血压，同时要注意观察患儿精神反应、体重及大小便情况，观察患儿用药后的反应，发现异常情况要及时告知医生进行处理。

△ 生活护理

饮食治疗：原则是低蛋白、高能饮食，减少毒性代谢产物的蓄积。使用不含异亮氨酸、缬氨酸、苏氨酸和蛋氨酸的特殊配方奶粉或蛋白粉。由于这些氨基酸为必需氨基酸，故特殊配方奶粉不能作为蛋白质的唯一来源，应进食少量天然蛋白质。维生素 B_{12} 无效型患儿以饮食治疗为主，天然蛋白质摄入量控制在 0.8~1.2 g/（kg·d），婴幼儿期的蛋白质总摄入量应保证在 2.5~3.0 g/（kg·d），儿童每天 30~40 g，成人每天 50~65 g，不足部分由特殊奶粉或蛋白粉补充。维生素 B_{12} 有效型患儿的蛋白饮食限制不需过于严格，尤其对于合并同型半胱氨酸血症患儿，维生素 B_{12} 治疗效果显著，大部分患儿不需要特殊奶粉治疗，对于确实需要者，由于自身蛋氨酸合成障碍，在使用过程中需要监测血液中蛋氨酸浓度，以防蛋氨酸缺乏。

△ 饮食护理

指导家长合理喂养，保证充足的营养供应，给予低蛋白高能饮食。对于学龄期儿童，指导家长丰富饮食种类，补充钙、铁、锌等微量元素，多晒太阳，促进骨骼发育。

△ 健康教育

患儿存在肌肉松软无力、智能运动落后等特点，可以选择运动疗法、作业疗法、脑电治疗、中频脉冲电治疗、生物反馈等康复疗法维持并促进孩子的智能运动发育。康复治疗是一项长期、艰巨的任务，做好患儿家长的健康教育工作十分重要，直接关系到患儿康复治疗的效果。护理人员可采取多种手段加强对患儿家长的宣教，对引起该病的原因、如何进行康复治疗及效果等予以详细、耐心的宣教，使其不丢失治疗信心，意识到家庭配合治疗与护理对康复的重要性，提升护理依从性。同时，家长应注意患儿进步的迹象，挖掘其康复潜力，持续进行相应指导及教育，促进患儿不断进步。加强与患儿的交流沟通，使其能充分感受到来自外界的温暖、关爱与鼓励，这样有利于提升患儿对医护工作的依从性。

↗ 小结

存在运动及平衡功能障碍等问题的患儿，进行下肢肌力训练，并注意加强本体感觉功能训练、核心力量训练等康复治疗，对于肌张力增高的患儿予以手法牵伸、自我牵伸等方法缓解肌张力；根据患儿自身情况，通过步态训练仪调整步速及坡度，从而改善步行能力。接受康复治疗的患儿平衡能力、运动能力均有提高，且与健康相关的生命质量评分明显提高，康复治疗对于改善患儿的症状是有益的。

↗ 参考文献

［1］李艳艳，李欣，周璇. 晚发型甲基丙二酸血症临床特征与综合康复治疗［J］. 中国康复医学杂志，2023，38（12）：1683-1688.

［2］韩伟娟，付培培，丁瑛雪. 两例同胞甲基丙二酸血症患儿的临床资料及基因检测分析［J］. 山东医药，2023，63（9）：61-64.

▌董　婵

案例 58
天使人综合征

⬈ 案例介绍

患儿女性，1 岁 7 个月。

入院日期：2024-06-03 08：37。

主诉：发现发育落后 1 年 4 个月余，确诊"天使人综合征"4 个月余。

现病史：4 个月余前至外省就诊，查基因检测示，15q11.2q13.1 杂合缺失，确诊为天使人综合征，遂来就诊，诊断为"①康复医疗；②天使人综合征"，予以综合康复治疗 3 个疗程，期间因高热出现抽搐，经综合康复治疗，患儿反应能力及下肢肌力较前改善。现为进一步行康复治疗来院复诊，门诊以"①康复医疗；②天使人综合征"收入院。近日来精神可，饮食可，睡眠可，大小便正常。

既往史：患儿 1 年 4 个月余前发现头围偏小，竖头不稳，遂至外院就诊，未予特殊处理。1 年 1 个月余前因腰部力量差，不能维持坐位，遂间断行推拿治疗，治疗效果欠佳。平素体质可，生后因误吸羊水，在 NICU 住院治疗 9 天；6 个月时因肺炎在当地住院治疗 7 天；无肝炎、结核等传染病史，无传染病接触史，无手术史，无外伤史，无输血史。接种疫苗按计划免疫进行。

个人史：患儿为第 2 胎第 2 产，胎龄 37 周自然分娩，出生后哭声低，Apgar 评分不详，出生体重 3 000 g，出生日期为 2022-10-18。出生后母乳喂养。新生儿筛查已做，结果正常。3个月抬头，1岁会腹爬，现不会独站、独走。

家族史：父母均体健，有1个哥哥4岁，体健，否认家族中有遗传及传染病史，否认家族中有类似疾病发生。

↗ 查体

体格检查：T 36.6℃，P 108次/分，R 32次/分，Wt 8.4 kg。体格发育正常，营养不良，神志清晰，精神可。意识清醒，头颅小，皮肤白皙，下巴尖，睡眠障碍，夜间清醒1小时，反应迟钝，表情呆滞，可追视追听，叫名有反应，注意力不集中，对周围事物不感兴趣，胆小。认母亲，认知模仿能力较同龄儿落后，不认识常见的简单物品，不可识别五官，不可执行简单指令，不会按指令再见、拍手。语言落后，无意识地叫"爸爸、妈妈"，集体活动参与欠佳，与家长互动少。双手可主动抓物，不会指腹捏物，竖头稳，仰卧对称，四肢伸展，拉起头前屈，俯卧位可抬头 < 90°。不会支撑。会翻身，可独坐，平衡差，不会爬。扶立位双下肢支撑力差，可扶站，不会扶走，不会独站、独走，四肢肌力低，腱反射可引出。

↗ 护理

△ 治疗护理

（1）遵医嘱给予认知知觉功能障碍训练、言语训练、计算机言语矫正、作业疗法、提高患儿认知模仿能力，改善患儿语言理解及表达能力；给予推拿治疗、引导式教育、感觉统合治疗等综合康复治疗，提高患儿体质，改善患儿本体感觉输入。

（2）睡眠护理：患儿有睡眠障碍，也是天使人综合征伴随的一种神经发育问题。我们应观察家长日间照顾孩子的方法，观察孩子睡眠时间和状态，制定睡眠计划，在白天减少睡眠时间，睡前利用讲故事、听儿歌的方式帮助患儿入睡。因为有规律的睡眠也能在一定程度上减轻天使人综合征患儿在神经方面的表现。

（3）加强语言沟通训练：天使人综合征患儿的言语障碍较为严重，除日常的生活能力训练以外，应加强语言沟通能力的训练和构音训练，家属一定要有耐心，多与患儿沟通，鼓励患儿多说话，给予及时的夸奖。多说些患儿感兴趣的话，引起患儿的关注，让患儿尽可能发音说话。可以给患儿大声朗读故事，或者家属领着读，可以从一个音节开始练习发音，逐渐加强到一个字、一句话，循序渐进的练习。

△ 观察护理

（1）密切观察患儿的运动功能，包括肢体的活动范围、协调性、肌张力等，看是否有异常改变。

（2）观察患儿生命体征变化，预防并发症的发生，每日测量体温一次，同时要注意观察患儿精神反应、体重及大小便情况。

△ 饮食护理

根据患儿饮食习惯及喜好，安排易消化、营养丰富的流质或半流质饮食。或者由专门的营养师为患儿提供营养餐，保证营养供给。春天多带患儿到户外，多接触阳光，有助于钙的吸收，利于孩子的生长。

△ 心理护理

（1）对患儿父母进行早期心理干预，促使其尽快由悲伤转变为认可，树立治疗疾病的信心，配合治疗。

（2）与患儿多沟通，多表扬，调动其积极性，培养其克服困难的信心，树立积极向上的人生态度，磨炼出不屈不挠的性格。

（3）进行日常生活能力的训练，鼓励患儿与正常儿童一起参与集体活动，防止产生自卑及孤独心理，使其早日回归社会。

△ 健康教育

（1）告知家长，目前尚无有效治疗，但一定程度的康复训练有助于改善运动、语言等功能，提高患儿生活质量。

（2）患儿的癫痫发作在婴幼儿期严重，到青春期时看似减轻，但随着年龄增长，癫痫可能进一步加重，目前针对癫痫发作有多种抗癫痫药物可供选择，如丙戊酸钠、苯二氮䓬类药物、托吡酯、左乙拉西坦等，发作难以控制时还可采用生酮饮食。

（3）基因治疗也在试验当中，如使用端粒酶抑制剂和反义寡核苷酸等激活父系相关基因，补充母系相关基因缺陷，达到治疗的目的。

↗ 小结

天使人综合征只能干预，不能治愈，所以天使人综合征的治疗和护理是临床工作中的难点之一。作为护理人员，应掌握其临床表现、治疗方法、病程及预后等，加强生活护理及物理治疗干预，做好照护者的健康教育，提高患儿的生活质量。

↗ 参考文献

［1］姜梨梨，李佳乐. 1例天使综合征患儿的护理［J］. 当代护士（下旬刊），2020，27（5）：111-112.

▌刘欣欣

案例 59
Prader-Willi 综合征

↗ 案例介绍

患儿女性，6 岁 1 个月。

入院日期：2024-07-13。

主诉：出生至今 6 岁 1 个月运动、认知落后。

现病史：患儿为第 1 胎第 1 产，孕足月因"羊水早破 13 小时"行剖宫产，羊水Ⅲ度污染，胎位、脐带、胎盘未见明显异常，出生体重 2 500 g，生后会哭，哭声可。生后未发现明显黄疸。早期有哺乳困难、全身松软等异常表现。患儿新生儿期因"发热"于外院 NICU 住院期间诊断为 Prader-Willi 综合征，于家中加强喂养，未行特殊干预。10 个月 27 天反应迟，独坐不能，双下肢支撑差，期间行间断康复。现患儿 6 岁 1 个月运动技能落后，脊柱侧弯，语言表达为词组居多，少量短句，认知落后，门诊以"Prader-Willi 综合征"为诊断收入院。患儿近日来精神可，饮食可，睡眠可，大小便正常。

既往史：平素体质可，出生后第 7 天曾因"肺炎"住院治疗，2017-05 曾因"发热"于应急病区住院，诊断为"体温调节功能失常"；2021-07 于外院行"舌系带切开术"；无中毒史，无惊厥史，无颅内出血史，无脑（膜）炎史，无输血史，无传染病史，无食物药物过敏史，预防接种至 6 岁。

个人史：母孕期无异常接触史，无先兆流产史，无感染史，孕期无用药史，妊娠期无并发症；5 个月抬头，7 个月主动抓物，1 岁 2 个月可独坐，1 岁 6 个月可靠墙站，1 岁 11 个月可扶物走，2 岁 6 个月可独走，1 岁 2 个月有模仿意识，5 岁可简单发音；现普食。

家族史：患儿出生时父亲 32 岁，母亲 32 岁，均身体健康，非近亲结婚。否认家族中有遗传病史、传染病史及类似疾病史。

↗ 查体

体格检查：T 36.5 ℃，P 102 次 / 分，R 26 次 / 分，BP 92/62 mmHg，Wt 25 kg。体格发育正常，营养良好，神志清晰，精神可。特殊面容，皮肤白皙，食欲旺盛需控制饮食，肥胖，小手小脚。意识清醒，对视尚可，对答切题，可指认图片，辨识 5 以内的数字，归类、数列及空间结构的辨识难以完成。回答问题内容少，词汇量少，表达以词组为主，少量短句，语言及认知功能落后，主动沟通少，参与同龄儿游戏主动性不足，情绪行为控制较差，任性，易急躁，有时有强迫行为（扣指尖），无狭隘兴趣及暴力问题。双手协调性操作欠佳，空间及速度相关的操作完成度差。会独走、快速跑、双脚跳，单脚跳存在困难，站立位骨盆双侧等高，双肩不等高，脊柱侧弯。会独立完成吃饭、喝水，穿脱衣裤鞋袜，系扣子、拉链、鞋带不能独立完成，洗漱、梳头等均由家属完成。四肢肌力欠佳，浅感觉对称存在，双侧膝腱反射可引出。

↗ 辅助检查

染色体微阵列（外院，2016-07-18）示：arr（hg19）15q11.2q13.1（22，770，421-28946，446）X1 缺失，长度 6.3 Mb。

基因单亲双体分析（外院，2016-10-20）提示患儿基因支持 Prader-Willi 综合征，患儿突变可能为新发突变。

头颅 MRI（2018-12-12）示：①侧脑室后角旁异常信号，考虑脑白质髓鞘化不良；②额叶斑点状脱髓鞘病变。

全脊柱正侧位片及双下肢正位片（2022-07-04）示：胸腰段椎体轻度侧弯（略向左侧弯曲）；双下肢未见明显骨质异常。

语言评估（2022-07-05）示：语言发育迟缓；经 S-S 法检查，理解处于 4-2 三词句阶段，表达处于 3-2 阶段；吞咽功能未见明显异常。

↗ 护理评估

1. 身体状况评估

评估患儿的身高、体重、头围等生长指标，观察是否存在生长迟缓或过度肥胖的情况；身体外观：检查面部特征，如杏仁眼、窄鼻梁等特殊面容；观察手脚大小、皮肤褶皱等。

2. 饮食与营养评估

评估患儿的食欲情况、饮食习惯、营养状况等。评估患儿的智力水平、有无行为问题。

3. 运动能力

评估患儿的大运动（如行走、跑跳）和精细运动（如抓握、书写）能力。

4. 家庭与心理 – 社会支持评估

了解家庭的经济状况、家庭成员对患儿的照顾能力和态度。评估是否能获得社区、医疗机构等的支持和帮助。

↗ 护理诊断

1. 语言沟通障碍

语言沟通障碍与患儿认知落后有关。

2. 社交障碍

社交障碍与语言发育迟缓、情绪行为控制较差有关。

3. 躯体活动障碍

躯体活动障碍与四肢肌力欠佳有关。

4. 营养失调：高于机体需要量

营养失调与患儿食欲旺盛有关。

↗ 护理

△ 治疗护理

1. 药物治疗

遵医嘱使用生长激素，帮助患儿改善肌肉组织发育、改善肌力、改善摄食能力并尽早纠正生长激素代谢紊乱情况。

2. 语言训练

（1）语言治疗师定期评估患儿的语言能力，制定个性化的语言训练方案。

（2）进行口部肌肉运动训练，如吹气球、咀嚼硬物等，改善发音不清的问题。

（3）增加词汇量的学习，通过图片、实物、故事等方式进行词汇教学。

（4）进行语言表达训练，鼓励患儿多说多练，纠正语言表达中的错误和不流畅之处。

3. 认知训练

（1）设计适合患儿认知水平的游戏和活动，如拼图、数字游戏、逻辑推理题等，以提高记忆力、计算能力和逻辑思维能力。

（2）制定学习计划，定期复习和巩固所学知识，逐渐增加学习的难度和广度。

4. 情绪行为管理

（1）建立良好的沟通方式，尊重患儿的感受，耐心倾听其诉求。

（2）当患儿出现情绪问题时，采用转移注意力、安抚等方法进行疏导，避免强制要求和批评。

（3）制定行为规则，明确哪些行为是可以接受的，哪些是不可以的，对良好行为及时给予奖励。

（4）与家长合作，共同关注患儿的情绪行为变化，提供一致的教育和引导。

5. 社交技能培养

（1）从简单的打招呼、微笑开始，逐步培养患儿主动与人交流的能力。

（2）鼓励患儿参与小组活动，如绘画小组、手工小组等，提高他们与同龄人合作和分享的能力。

6. 运动康复训练

（1）制定个性化的运动训练计划，包括平衡训练、肌力训练和协调训练。

（2）每天进行一定时间的站立训练，通过靠墙站立、头顶书本等方式纠正身体姿势，改善脊柱侧弯和双肩不等高的问题。

（3）利用器械进行四肢及核心肌群的肌力训练，如哑铃、弹力带等，逐渐增加训练强度和时间。

（4）进行针对性的协调训练，如跳绳、踢毽子等，提高运动的协调性和精准度。

7. 饮食护理

（1）严格控制患儿的饮食摄入量，制定合理的饮食计划，避免高热量、高脂肪、高糖分的食物。

（2）增加蔬菜、水果、蛋白质等营养丰富的食物摄入，保证营养均衡。

（3）培养患儿良好的饮食习惯，定时定量进餐，避免暴饮暴食。

△ 观察护理

（1）定期评估患儿的身体姿势、肌力、运动能力等指标，观察脊柱侧弯、双肩平衡度、上下楼梯能力和单脚跳能力的改善情况。

（2）通过认知测试、学习成绩等评估认知功能的提升情况。

（3）语言治疗师定期评估患儿的语言能力，包括词汇量、语言表达流畅性、发音准确性等方面的变化。

（4）观察患儿的情绪行为表现，记录不良情绪行为的发生频率和严重程度，评估情绪控制能力的改善情况。

△ 心理护理

（1）建立信任关系：与患儿进行充分的接触和交流，以温和、亲切的态度对待他们，让患儿感受到安全和被接纳，从而建立起信任。

（2）接纳患儿的情绪：由于疾病的影响，患儿可能会出现情绪不稳定、易冲动、任性等情况，护理人员和家长要理解这些情绪的产生并非患儿故意为之，而是疾病所致，要以包容的心态接纳他们的情绪表达。

（3）积极的鼓励和表扬：关注患儿的每一点进步和努力，及时给予具体、真诚的鼓励和表扬，增强他们的自信心和成就感。

（4）提供情感支持：耐心倾听患儿的心声和需求，给予情感上的回应和支持，让他们感受到被关心和爱护。

（5）促进社交互动：鼓励患儿与同龄人交往，组织一些适合他们参与的集体活动，帮助他们建立良好的人际关系，增强社会适应能力。

（6）家长的心理支持：对家长进行心理疏导和支持，让他们能够以积极的心态面对孩子的疾病，为患儿提供稳定、健康的家庭氛围。

△ 健康教育

（1）建立健康的饮食习惯：家长应制定合理的饮食计划，确保患儿摄入足够的营养，同时避免过度进食。可以通过分餐制、减少高热量食物摄入等方式来控制患儿的食欲。

（2）鼓励患儿进行运动锻炼：适当的运动锻炼有助于促进患儿的生长发育和能量消耗。家长应根据患儿的年龄和身体状况选择合适的运动方式，例如快步走、慢跑、骑车、体操、游泳、跳舞等，并鼓励患儿坚持锻炼。

（3）提供心理支持：指导家长应关注患儿的心理状态，提供必要的心理支持和疏导。可以通过与患儿沟通、鼓励患儿参与社交活动等方式来增强患儿的自信心和自尊心。

（4）定期随访和复查：Prader-Willi 综合征是一种需要长期治疗的慢性疾病。家长应定期带患儿到医院进行随访和复查，及时了解患儿的病情变化和治疗效果。

↗ 小结

经过间断康复，患儿在言语认知上取得了很大进步，可指认图片，可点数，会阅读、书写。PWS 的认知障碍方面的研究较少，但已有研究也能给予我们一些启示。在今后的工作中，我们需准确识别 PWS 患儿在智力、认知、社交等方面的具体缺陷，以制定具体的治疗、护理、康复策略。由于患儿的智力水平低下，可能需要更多的医疗、社会支持，以及在教育方面需要更耐心和更缓慢的康复节奏。同时，患儿的语言理解和表达差、执行功能低，因此认知训练方式应尽量多样化以助于患儿的理解，提高训练效率，使患儿能尽早适应社会，融入社会。

↗ 参考文献

［1］贺恋词，孙蓉，刘建华，等. Prader-Willi 综合征认知障碍分析［J］. 四川医学，2024，45（4）：448-452.

❚ 王　倩

案例 60
进行性肌营养不良

↗ 案例介绍

患儿男性，7 岁。

入院日期：2024-07-10 15：58。

主诉：确诊"进行性肌营养不良"6 年 9 个月余。

现病史：患儿于 6 岁 9 个月余前（3 月龄）因"支气管肺炎"于小儿消化科住院治疗时发现肌酶升高，肌酸激酶 18 639 U/L，肌酸肌酶同工酶 443 U/L，肌红蛋白 362.6 μg/L，谷丙转氨酶 401 U/L，谷草转氨酶 429 U/L，考虑"进行性肌营养不良？"完善基因结果（2016-12-19）示，发现受检者 DMD 基因 45~50 号外显子缺失变异，未发现受检者其母、姐姐 DMD 基因存在大片段变异。未就诊。自发病至今，患儿双下肢呈进行性无力，现不能走远路，上楼梯需扶楼梯。门诊以"进行性肌营养不良"收入。自发病以来，神志清，精神可，大小便正常。

既往史：平素体质欠佳，生后无缺氧窒息，无肝炎、结核等传染病史，无传染病接触史，无手术史，无外伤史，无输血史。预防接种：按计划免疫进行。

个人史：患儿为第 2 胎第 2 产，足月剖宫产，出生体重 3.65 kg，出生日期为 2016-08-11，出生时无缺氧窒息史，出生后母乳喂养。母孕期体健，3 个月会抬头，6 个月会坐，8 个月会爬，1 周岁会走。

家族史：父母均体健，有 1 个姐姐，体健，否认家族中有遗传及传染病史，否认家族中有类似疾病发生。

↗ 查体

体格检查：T 36.6℃，P 76 次 / 分，R 20 次 / 分 ，Wt 21.5 kg。体格发育正常，营养良好，神志清晰，精神可。对答流利，定向力、判断力、计算力正常，逻辑思维能力正常，蹲下能扶膝盖站起，双下肢腓肠肌假性肥大，Gowers 征阳性。双上肢近端肌力 3+，远端肌力 5−，双下肢近端肌力 3+，远端肌力 5−，双侧膝腱反射、跟腱反射均未引出，双侧病理征阴性。

↗ 护理评估

1. 健康史

了解患儿家族中是否有类似疾病，询问就诊者的生产史，包括孕前期的高风险因素、孕期高风险因素、产后高风险因素，询问患儿的饮食及大小便情况、是否有食物药物过敏等基本资料。

2. 体格检查

测量患儿生命体征，评估患儿精神状态、四肢活动情况、肌张力、肌力和是否出现病理反射等。

3. 心理评定

评估家长对该疾病的了解程度、护理知识的掌握程度、心理状况及焦虑程度、是否能积极配合治疗。

4. 鉴别诊断

主要需与脊肌萎缩症、慢性多发性肌炎和线粒体肌病等进行鉴别。除临床病史和表现外，血清酶测定、肌电图和肌活检的结果在协助鉴别诊断上有重要价值。

（1）少年型脊肌萎缩症（Kugelberg–Welander 病）。一般为幼年期至青春期起病，表现为进行性肢体近端肌无力和萎缩，故易与 DMD/BMD 相混淆。但本病男女均可罹患，多伴有肌束震颤，根据血清酶测定、肌电图及肌肉病理检查等特点，一般鉴别并不困难。

（2）多发性肌炎须与肢带型肌营养不良相区别。多发性肌炎一般进展较快，肌无力的程度比肌萎缩明显，常有肌痛，无家族遗传史，且应用皮质类固醇治疗往往效果较好。通过肌肉活检可以明确鉴别。

（3）重症肌无力一般根据肌肉力弱、呈波动性和易疲劳性，以及应用抗胆碱酯酶药物效应良好及肌电图低频重复刺激出现递减现象等特点，与眼咽型肌营养不良进行鉴别。

↗ 护理诊断

1. 运动障碍

运动障碍与姿势异常及运动发育落后有关。

2. 认知／感知异常

认知／感知异常与发育落后有关。

3. 焦虑

焦虑与家长担心疾病预后有关。

↗ 护理

△ 治疗护理

（1）由专业的康复治疗师根据患儿的情况制定个性化的康复训练计划，根据患儿病情，给予运动疗法、悬吊治疗、仪器平衡训练、等速肌力训练提高肌力；给予推拿治疗、蜡疗减轻肌肉痉挛，降低肌张力。

（2）功能训练：从简单到复杂、从被动到主动，促进肌肉、关节活动和改善肌张力和肌力，观察症状改善情况，及时调整康复训练计划。

1）体能运动训练：针对运动障碍和异常姿势进行训练。

2）技能训练：根据就诊者年龄制订各种功能训练计划，并选择适当的康复方法。

△ 饮食护理

（1）饮食宜清淡、营养丰富，忌食或少食油腻、厚味、过热、伤津耗液及损伤脾胃之品，可多食鱼类、蛋类、鸡肉、瘦猪肉等，但不可太过，以免损伤脾胃。白菜、豆芽、西红柿、山楂、广柑、枣子之类的蔬菜水果可以适当多食一些。

（2）坚持体育锻炼，自我按摩以增加活动，促进血液循环，防止肌肉萎缩，但应适度，不可过劳。积极与疾病做斗争，坚持适当的娱乐活动，促使患儿建立乐观、开朗的情绪，树立以坚强毅力战胜疾病的信心。

（3）采用力所能及的锻炼，亦不要过劳：上肢可练习抬举、俯卧撑、扩胸等；腰部可练习仰卧起坐；下肢可练习起蹲、上楼、跳跃、侧压腿等；注意防止挛缩，对膝关节、跟腱关节热敷后适当牵引；假肥大部位的按摩以揉法为主；防止脊柱畸形，保持良好坐姿，劳累后宜平卧休息。

（4）进行性肌营养不良症容易头晕、面无血色，最好先补血，吃一些红枣炖猪蹄之类的营养丰富的食物，早餐喝牛奶用鸡蛋冲入热水中放一些红糖也可以喝。

△ 环境护理

要为患儿创造一个良好的生活环境，室内要保持清洁安静，经常通风换气，室内可以养一些花草，使室内空气保持新鲜。要注意防潮和防寒，因该患胸廓出现畸形，影响其呼吸功能，加上身体抵抗力较差，易引起上呼吸道感染，所以应积极预防和治疗。

△ 心理护理

同案例 54。

△ 健康教育

1. 安全教育

保证环境安全，增强家属安全防范意识，避免不良事件发生。

2. 康复指导

借助多媒体将科学、全面的疾病相关知识传输给就诊者家属，帮助家属掌握相应照护技能，促进就诊者康复；帮助家属形成正确的认知期待，减轻其焦虑、抑郁等消极情绪。

3. 制定康复计划

进行性肌营养不良是一种遗传性疾病，根据现在的医学手段，无根治方法。该患通过良好的家庭护理家庭照顾，延缓了疾病发展，从而提高了生活质量。

在病情初期：患儿以肌无力为主，当尚未出现肌萎缩就开始肌肉锻炼，以上肢屈伸、外展、内收、内外旋为主，还可练习拾举、俯卧撑、扩胸等活动；下肢可练习起蹲、登楼梯、跳跃等活动，这样可延缓肩胛带肌及骨盆萎缩，同时要进行腰背肌、腹肌锻炼，如仰卧、起坐，防止脊柱侧弯及变形。随着病情发展，该患儿出现肌萎缩，家长便用按摩器给患儿进行全身按摩，然后用手对上肢、下肢进行揉捏，每天早晚各 1 次，30 分 / 次，这样可促进血液循环，加快代谢产物的排出，消除肌肉纤维的肿胀，防止肌萎缩的进展。

若病情进一步加重，出现走路困难，胸廓畸形，主要措施有：①保持功能位置，该患儿双足由于腓肠肌缩短使足内翻、下垂，卧床时在其脚下放一挡板，让患儿双脚踏在挡板上，双脚向上屈曲。坐位时让双脚踩在地面上，并保持功能位。②防止关节挛缩，肌萎缩造成关节活动范围减少，对关节进行按摩，2 次 / 天，为矫正畸形，进行被动搬压活动等。

↗ 小结

DMD 是 X 染色体 P21 上的 dystrophin 基因缺失或突变引起的神经肌肉系统疾病，严重影响患儿生活质量，常于 20 岁左右死于呼吸衰竭及心功能衰竭。虽然 DMD 目前尚不能根治，但早期积极的综合干预可明显提高患儿生活质量，延长生存时间。目前公认有效的治疗策略是糖皮质激素结合早期积极康复锻炼，可以明显改善患儿预后，降低 DMD 患儿病死率。患儿运动功能处于稳定期或平台期（4~6 岁）时是进行激素治疗的最佳时机，因此 DMD 的早期诊断显得尤为重要，以免错过最佳干预时机。

↗ 参考文献

［1］陈贤娥，陈琅，吴丽娟，等. 儿童进行性肌营养不良临床特征及基因分析［J］. 中国现代医生，2020，58（15）：66-68.

［2］史惟，李惠，苏怡，等. 杜氏进行性肌营养不良患儿运动功能与下肢肌力的相关性研究［J］. 中国康复医学杂志，2018，33（12）：1440-1443.

▎刘欣欣